·四川大学精品立项教材·

病原生物学实验指导

主　编　李婉宜　陈建平

四川大学出版社
SICHUAN UNIVERSITY PRESS

图书在版编目（CIP）数据

病原生物学实验指导 / 李婉宜，陈建平主编．— 成
都：四川大学出版社，2023.12
四川大学精品立项教材
ISBN 978-7-5690-6486-5

Ⅰ．①病⋯ Ⅱ．①李⋯ ②陈⋯ Ⅲ．①病原微生物－
实验－高等学校－教材 Ⅳ．① R37-33

中国国家版本馆 CIP 数据核字（2023）第 241013 号

书　　名：病原生物学实验指导
　　　　　Bingyuan Shengwuxue Shiyan Zhidao
主　　编：李婉宜　陈建平
丛 书 名：四川大学精品立项教材

选题策划：周　艳
责任编辑：倪德君
责任校对：周维彬
装帧设计：墨创文化
责任印制：王　炜

出版发行：四川大学出版社有限责任公司
　　　　　地址：成都市一环路南一段 24 号（610065）
　　　　　电话：（028）85408311（发行部）、85400276（总编室）
　　　　　电子邮箱：scupress@vip.163.com
　　　　　网址：https://press.scu.edu.cn
印前制作：四川胜翔数码印务设计有限公司
印刷装订：成都市新都华兴印务有限公司

成品尺寸：185mm×260mm
印　　张：20.75
字　　数：498 千字

版　　次：2024 年 1 月 第 1 版
印　　次：2024 年 1 月 第 1 次印刷
定　　价：68.00 元

扫码获取数字资源

四川大学出版社
微信公众号

编委会

前　言

　　随着现代生命科学的飞速发展和各种新型实验技术的不断涌现，高校对医学实验教学提出了更高的要求。改革传统实验教学模式，在实践中加强对学生创新能力的培养，是目前医学实验教学改革的首要任务。为了适应国家的学科调整和病原生物学的发展，使实验教学成为不依赖于理论教学的独立教学体系，培养学生的创新意识和创新能力，我们在查阅国内外相关资料、参考兄弟院校实验教程、总结多年实验教学经验的基础上，结合本学科特点，修订编写了这本《病原生物学实验指导》。

　　本教材定位于病原生物学实验教学，立足于多数高校的实验室条件，按照专业培养特点和要求，让学生可通过不同板块的必选实验项目和自选实验项目相结合来选修实验课程。本教材依据学科特点，分为概论、微生物学基础实验、人体寄生虫学基础实验和病原生物学综合设计性实验四篇，共125个实验。实验项目选择上既保留了大多数传统、经典的实验内容，也依据病原生物学的新进展，结合高校教学改革和科研实际，适当增加了一些比较成熟的新实验和新技术，突出了其综合性和创新性的特色。在具体编写中，注重理论知识和基本技术的有机结合，尽量做到所列实验材料方便易得，方法切实可行，对实验结果的叙述准确清楚，使教材内容既有广度又有一定深度。

　　本教材主要供高校医学类本科及专科生使用，也可作为病原生物学专业的研究生、进修生、青年教师和实验技术人员的参考用书。我们希望通过学习本教材，读者可系统掌握病原生物学实验的基本方法和操作技术，树立有菌观念，强化无菌操作及实验室生物安全，加深读者对病原生物学基础理论的理解和认识，并启迪读者的科学思维和创新意识，培养读者独立分析和解决实际问题的能力。

　　本教材的编写出版，不仅得到了各地同行和前辈专家的关心和鼎力帮助，也得到了四川大学出版社、各位编委所在单位、四川大学华西基础医学与法医学院、四川大学华西医学基础实验教学示范中心的大力支持，参加编写的各位老师贡献了智慧，分享了经验，并付出了辛勤的劳动，谨在此一并表示衷心的感谢！

　　本教材是集体智慧的结晶，其出版和使用如果能促进医学实验教学改革的探索，能对读者的学业和事业有所帮助，我们将倍感欣慰。受限于我们的学术水平和写作能力，以及医学知识不断更新的客观情况，本教材虽经反复审阅和修改，但难免存在疏漏之处，殷切盼望读者在使用过程中多提宝贵意见和建议，以使本教材在修订过程中日臻完善。

李婉宜　陈建平

2023 年 12 月

目　录

第一篇　概　论

第二篇　微生物学基础实验

第三篇　人体寄生虫学基础实验

第四篇　病原生物学综合设计性实验

第一篇　概　论

　　本篇先介绍了病原生物学实验的内涵、学习目的和要求，以及病原生物学实验技术的发展历程和病原生物学实验室的生物安全。然后，较为全面地介绍了病原生物学实验常用实验器材的准备、常用仪器的使用与维护、常用培养基及试剂的配制，为后续具体实验项目的实施奠定理论基础。

第一章　病原生物学实验与实验室生物安全

　　病原生物学是国务院学位委员会在学科调整过程中将医学微生物学和人体寄生虫学整合后形成的一门新学科，主要研究与人体健康有关的病原生物的形态结构特点、生命活动规律及其与人体和外环境的相互作用关系。病原生物对人类健康危害极大，据世界卫生组织（WHO）统计，全世界每年约有 1500 万人死于各类感染性疾病，其中危害最大的艾滋病（AIDS）每天新增感染病例约 6000 例，全球似蚓蛔线虫感染率约 22%，世界人口中约有 40% 还生活在疟疾流行区。因此，我们必须高度重视对病原生物的研究，努力找到相关感染性疾病的早期诊断方法、有效预防和治疗措施，以控制或消灭病原生物所致疾病，保障人类健康。

　　病原生物学实验是基础医学的重要学科，也是一门技术性很强的实验学科，其独树一帜的实验技术在学科发展中占据着突出的位置。病原生物学实验技术包括病原学检查、免疫学检查和分子生物学检查三大方面的各项检查技术，是医药类学生必具的基本技能，也是推动病原生物学学科发展的重要动力。因此，在学习本课程时，要求学生掌握各项实验的基本原理和实验方法，着重锻炼学生的观察能力、操作能力、思维能力和对知识的运用能力，为将来的学习和工作奠定坚实基础。

第一节　病原生物学实验

　　医学学科的发展往往与其实验技术的突破和应用密切相关，病原生物学的发展也是如此。如果没有荷兰科学家列文虎克（Antonie Philips van Leeuwenhoek）磨制的第一部显微镜，就没有当今各类显微镜的存在，人们就无法观察到各种形体微小的病原生物；如果没有德国科学家科赫（Robert Koch）发明的固体培养基，人们就无法获得各种细菌的纯培养物，也就无法对细菌进行系统研究；如果没有组织或细胞培养技术，人们就不可能对病毒进行深入研究。由此可见，病原生物学的发展与实验技术的应用密不可分。因此，在学习病原生物学理论课知识的同时，必须重视病原生物学实验技术的学习。

一、病原生物学实验技术的发展简史

纵观我国医学教育的历程，病原生物学实验课程开设的时间并不长，但病原生物学实验技术却始终与医学微生物学和人体寄生虫学两门课程相伴而行，且有着悠久的发展历史。为了方便学习和理解病原生物学实验技术的发展简史，我们将其概括为以下两个时期。

（一）实验时期

人们在经验时期之后，开始运用各种实验手段对各种病原生物进行观察和研究。首先观察到微生物的是荷兰科学家列文虎克，他于 1676 年用自制的可放大 266 倍的原始显微镜（图 1-1），不仅在牙垢、粪便、雨水、井水等标本中观察到许多呈球形、杆状或螺旋状的活动的微小生物体，还在自己的粪便中发现了蓝氏贾第鞭毛虫，这是人类历史上第一个被发现的致病性原虫。1729 年，意大利植物学家米凯利（Pier Antonio Micheli）用显微镜观察到真菌的形态。他们的发现为微生物的存在提供了科学依据。

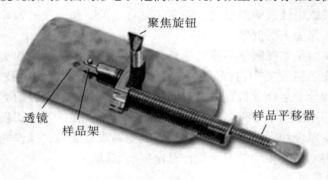

图 1-1　列文虎克的原始显微镜

19 世纪 60 年代，法国科学家巴斯德（Louis Pasteur）在探索葡萄酒发酸变质的原因时，通过著名的曲颈瓶实验（图 1-2），首次证明有机物质的发酵和腐败都是由微生物引起的，发酵是酵母作用的结果，而葡萄酒发酸变质是被其他杂菌污染所致。他的研究推翻了当时占统治地位的"自然发生学说"，建立了"病菌学说"，开创了微生物学研究的生理学时代，为微生物学学科的发展做出了不可磨灭的贡献。他创立的巴氏消毒法成功解决了葡萄酒发酸变质的问题，至今仍被用于酒类和牛奶的消毒。在巴斯德的启迪之下，英国外科医生李斯特（Joseph Lister）创立了石炭酸喷洒手术室、煮沸处理手术器械、术前洗手等措施，为消毒灭菌及无菌操作奠定了基础，极大地促进了外科学的发展。

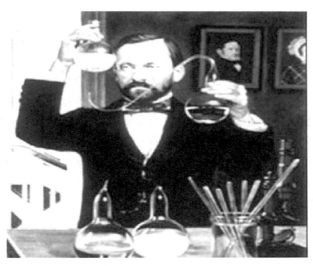

图 1-2 巴斯德的曲颈瓶实验

病原生物学实验时期的另一位杰出代表人物是德国学者科赫。他发明了固体培养基，使从标本中分离细菌的纯培养物成为可能，并创立了细菌染色方法和实验动物感染方法。在 19 世纪最后 20 年里，科赫和他带动下的一大批学者相继发现并成功分离了许多对人类致病的重要病原菌，如炭疽芽孢杆菌、白喉棒状杆菌、结核分枝杆菌、伤寒沙门菌、霍乱弧菌等。他提出的科赫法则（Koch's postulates）至今仍为多种感染性疾病新病原生物的发现提供着理论指导和实验依据。在这一时期，俄国学者伊万诺夫斯基（Dmitri Iwanowski）发现患烟草花叶病的烟叶的汁液通过细菌滤器后，滤液仍保留了传染性，英国学者特沃特（Frederick Twort）和加拿大科学家埃雷尔（Félix d'Herelle）先后发现杀死细菌的病毒——噬菌体，英国细菌学家弗莱明（Alexander Fleming）发现青霉菌代谢产物的抑菌现象，等等。他们都是善于在实验中发现问题和解决问题的科学工作者，也都为病原生物学的发展做出了巨大贡献。

19 世纪后期至 20 世纪中叶，以寄生虫查找、形态描述和生活史发现为主要内容的人体寄生虫学研究广泛开展，许多重要发现在这一时期完成，如华支睾吸虫形态的描述、班氏丝虫通过蚊媒传播的发现等，人体寄生虫学开始逐渐形成自己的学科理论和体系，并将原虫学、蠕虫学和昆虫学纳入人体寄生虫学的范畴。1902 年，罗斯（Ronald Ross）因发现按蚊传播疟原虫获第二届诺贝尔生理学或医学奖；1907 年，拉韦朗（Charles Louis Alphonse Laveran）因对原生动物（疟原虫）的研究与发现获第七届诺贝尔生理学或医学奖。

但 1918 年之前，大多数寄生虫的研究都局限在其形态及生活史上，与疾病关系的研究甚少。这方面的研究人员不仅以动物学家居多，而且他们的研究内容也主要停留在动物学分类方面。

（二）现代时期

20 世纪中叶以来，随着物理学、化学、生物化学、遗传学、分子生物学、免疫学、生物信息学等学科的发展，用于病原生物实验研究的技术也得到了快速发展，实验技术的发展反过来又推动了病原生物学的发展。运用电子显微镜、各种标记方法、分子生物学、色谱分析、基因测序及分析、电子计算机等新技术，人们又发现了很多病原微生物，包括军团菌、幽门螺杆菌、空肠弯曲菌、霍乱弧菌 O139 血清群、大肠埃希菌 O157：H7 血清型、肺炎衣原体、伯氏疏螺旋体、人类免疫缺陷病毒、多种肝炎病毒、轮状病毒、西尼罗病毒、尼帕病毒、SARS 冠状病毒等。其中多种病原微生物引起了新发传染病的暴发，甚至世界性的大流行。

人体寄生虫学实验技术的发展，进一步促进了以寄生虫实验学为主要内容的学科发展。在寄生虫的虫株分离、代谢过程、驱虫药物的发现及作用机制等方面取得众多重要成果。20 世纪 70 年代以后，随着生物化学和免疫学新理论和新技术在人体寄生虫学领域的广泛应用，人体寄生虫学向分子水平发展，并为生命科学的发展做出重要贡献，如 RNA 编辑现象的发现等。

这一时期，病原生物的基因组研究也取得了长足进步。1988 年，人们阐明了秀丽隐杆线虫的细胞起源，使在多细胞生命体内研究单个细胞的发育和形态成为现实，并完成了秀丽隐杆线虫的基因组测序。1995 年，第一种能独立增殖的生物体——流感嗜血杆菌全基因组测序完成，目前已有 2000 多株细菌完成了全基因组测序，其中 60% 以上为致病菌或机会致病菌。在病毒学方面，1990 年，人巨细胞病毒全基因组测序完成。截至目前，已发现的病毒基本完成了全基因组测序。病原生物学研究正逐步进入后基因组学时代，这对了解病原生物的致病机制、新型抗感染药物和疫苗的研发具有重大意义。

进入病原生物学现代时期以后，一大批快速、特异的病原生物学诊断方法相继建立，如单克隆抗体技术、免疫荧光技术、放射免疫技术、酶联免疫吸附试验（ELISA）等免疫学检测技术，聚合酶链反应（PCR）、定量 PCR、DNA 杂交、16S rRNA 寡核苷酸序列分析、限制性片段长度多态性（RFLP）分析等分子检测技术。这些新技术特异性强，灵敏度高，容易操作及普及，大大提高了感染性疾病的病原学诊断水平，也加速了人类对病原生物结构与功能的认识。

随着人们对病原生物蛋白质的结构与功能的认识不断深入，以及微生物学、人体寄生虫学、免疫学、分子生物学等理论和实验技术的不断发展，新型疫苗的研制也得到了快速发展，如一些新的或改进的病原生物疫苗研制成功。疫苗类型也从传统的灭活疫苗和减毒活疫苗，发展到亚单位疫苗、重组蛋白疫苗、DNA 疫苗和 mRNA 疫苗。此外，多联疫苗、缓释疫苗和治疗性疫苗等新型疫苗以及新的疫苗佐剂不断被研发和应用，为预防甚至消灭感染性疾病以及相关肿瘤提供了更多的有效手段。同时，随着多个重要人体寄生虫全基因组测序与解析的完成，人们对寄生虫及寄生关系的本质理解更加深化，也为寻找并利用寄生虫与宿主在基因或蛋白质水平上的差别、研发新型抗寄生虫药物和疫苗、进行寄生虫种株的鉴定、获得有诊断意义的分子靶标提供了更多科学依据或技术对策。人体寄生虫基因组研究的发展标志着人体寄生虫学已进入现代寄生虫学时代。近年，像果蝇、秀丽隐杆线虫和斑马鱼等模式生物一样，寄生虫在生命科学与医学研究中的独特作用已受到关注，利用蠕虫进行自身免疫性疾病治疗的试验研究结果提示，寄生虫感染免疫有可能会成为免疫学的前沿方向之一。

20世纪的病原生物学研究走过了辉煌的历史，但病原生物将永远伴随人类的存在而存在，由它们引起的多种感染性疾病仍严重威胁着人类健康，我们面临的任务还很艰巨，许多领域尚须深入研究和发展。因此，要达到控制和消灭危害人类健康的感染性疾病的宏伟目标，我们依然任重而道远。

二、病原生物学实验的学习目的与要求

（一）学习目的

病原生物学实验是医学微生物学和人体寄生虫学两门课程的重要组成部分，是理论知识和实验技术相结合的具体体现，其学习目的主要表现在以下几个方面：

1. 通过本课程的学习，加深学生对医学微生物学和人体寄生虫学理论知识的理解，验证和巩固其理论知识。

2. 通过本课程的学习，让学生掌握病原生物学的基本实验方法和操作技术，熟悉和了解病原生物学的研究思路和研究方法，为临床感染性疾病的诊断、预防和治疗奠定良好的实验基础。

3. 通过对本课程中综合设计性实验的讨论、设计和预期实验结果分析，培养学生独立学习、独立工作的能力及观察、思考和分析问题的能力，并使学生逐步建立严谨的科学作风、严肃的科学态度和严密的工作方法。

4. 通过学生间合作完成实验操作内容，培养学生互相帮助和团结协作的精神。

5. 在学习病原生物学实验过程中强化生物安全意识，引导学生自觉遵守国家生物安全相关法规条例和实验伦理学的要求。

（二）学习要求

为了达到本课程的学习目的，提高病原生物学实验课程的教学质量和教学效果，特提出本课程的学习要求如下：

1. 严格遵守实验室规则和实验操作规程，牢固树立有菌观点，掌握无菌操作技术，杜绝各种实验室生物安全事故的发生。

2. 实验前做好预习，明确各实验的目的和要求，熟悉将要进行的实验内容，掌握实验原理、方法和注意事项，并做好必要的准备工作。

3. 实验操作要认真，对较复杂的实验应分工协作共同完成。客观准确地记录实验结果，联系理论知识，分析实验结果。若所得实验结果与预期结果不符合，要加以分析讨论并找出原因，必要时还应做重复实验。

4. 按照授课教师要求，认真完成实验报告和绘图作业，对所做过的实验达到掌握的程度。

三、病原生物实验室规则

病原生物学实验的对象大多为病原微生物和人体寄生虫,具有一定传染性,且多数个体微小,肉眼不能直接观察到,但却客观存在于我们周围。为了保护学生的安全,培养学生作风严谨、态度严肃、方法严密的科学工作习惯,以及保证实验效果,要求学生进入病原生物实验室必须严格遵守以下规则:

1. 除必要的书籍、笔记本和文具外,其他个人物品一律不得带入实验室。
2. 进入实验室必须先穿好隔离服,戴好帽子,必要时需戴上口罩或手套。
3. 在实验室内,禁止饮食、吸烟,以及大声喧哗或嬉戏。
4. 按照实验要求,有计划地安排要进行的实验,认真进行实验操作,严格遵守无菌操作规程,争取又快又准确地完成实验内容。
5. 对实验中所用的各种耗材、药品、试剂及水、电、气等,均要厉行节约。
6. 实验用过的污染物或有菌材料,必须放在指定地点或按要求处理,不能随便乱丢乱放。
7. 如果在实验中发生有菌材料或传染性标本污染桌面或衣服、打翻菌液、割破手指等情况,应立即报告授课教师并及时处理,切勿隐瞒或自作主张处理。
8. 爱护实验室内的仪器,未经授课教师许可,不得擅自搬动实验器材和实验室内的其他设施,以及调试好的示教片。在使用显微镜及其他贵重仪器时,应严格遵守操作规程。
9. 实验完毕应将实验器材放回原处,并清理好桌面。需培养的实验材料要标记组别、姓名等,按要求放入培养箱。观察结果后的培养物等要送高压蒸汽灭菌室专门处理。动物尸体、玻片、器皿、垃圾应按要求放到指定地点,严禁丢入水池内,以免堵塞排水管。最后,脱下隔离服,认真洗手后再离开实验室。
10. 每次实验后均应安排学生轮流值日,做好室内清洁,关好门、窗、水、电和燃气。
11. 未经许可,不得将实验室内任何物品,特别是菌种和标本等带出实验室,以免造成污染或感染。

第二节　实验室生物安全

生物安全(biosafety)是指避免危险生物因子(天然动物、植物、微生物以及经基因改造的生物)对社会、经济、人类健康、生物多样性及生态环境造成危害或潜在威胁的综合性措施。病原生物实验室生物安全的核心是保护实验室人员,防止病原生物扩散至外环境。具体涉及病原生物实验中标本采集、运送、分离培养、鉴定或储存等过程,也包括由于实验对生物基因改造而产生的安全问题。加强对病原生物实验室生物安全的管理，能有效防止实验室感染的发生及病原生物的播散。

1983 年 WHO 出版了《实验室生物安全手册》，不同国家或地区也根据各自具体情况，制定了不同的生物安全相关法律法规。我国制定的生物安全相关法律法规包括《中华人民共和国传染病防治法》《病原微生物实验室生物安全管理条例》（国务院令 424 号）、《医疗废物管理条例》（国务院令 588 号）、《实验动物管理条例》（国家科学技术委员会令第 2 号）、《病原微生物实验室生物安全通用准则》（WS233—2017）等。这些法律法规通过对病原微生物分类、实验室分级、实验室感染的控制和监督以及相应法律责任的规定，减少或消除实验室人员或环境暴露于各种危险生物因子的机会，有效防止了实验室生物安全事件的发生。

一、病原微生物危害程度分级

我国依据病原微生物的传染性、感染后对个体或者群体的危害程度，在 2004 年颁布的《病原微生物实验室生物安全管理条例》（国务院令 424 号）中将病原微生物按危害程度由高到低分为四类管理，其中，第一类和第二类病原微生物被称为高致病性病原微生物。

第一类病原微生物是指能引起人类或动物非常严重疾病的微生物，以及我国尚未发现或已经宣布消灭的微生物，包括克里米亚-刚果出血热病毒、埃博拉病毒、马尔堡病毒、天花病毒、猴痘病毒等 29 种病毒。这类微生物目前尚无疫苗可预防。第二类病原微生物是指能引起人类或者动物严重疾病，比较容易直接或间接在人与人、动物与人、动物与动物间传播的微生物，包括口蹄疫病毒、汉坦病毒、高致病性禽流感病毒、HIV、乙型脑炎病毒、SARS 冠状病毒等 51 种病毒和朊粒，以及炭疽芽孢杆菌、布鲁菌属、牛型分枝杆菌、结核分枝杆菌、立克次体、鼠疫耶尔森菌、霍乱弧菌等 10 种细菌和粗球孢子菌、荚膜组织胞浆菌等 4 种真菌。这类微生物中部分已有疫苗可用。第三类病原微生物是指能引起人类或者动物疾病，但一般情况下对人、动物或者环境不构成严重危害，传播风险有限，实验室感染后很少引起严重疾病，并且具备有效治疗和预防措施的微生物，对人类致病的常见微生物主要属于该类，如肠道病毒、肝炎病毒、流感病毒、疱疹病毒、腺病毒、脑膜炎奈瑟菌、金黄色葡萄球菌、志贺菌、白假丝酵母、新型隐球菌、马尔尼菲篮状菌等。第四类病原微生物是指在通常情况下不会引起人类或动物疾病的微生物，如豚鼠疱疹病毒、小鼠乳腺瘤病毒、大鼠白血病病毒等。

由于病原微生物的危害程度还与对其进行研究或操作的内容有关，原卫生部于 2006 年还颁布了《人间传染的病原微生物名录》，进一步明确了病原微生物的危害程度分类，并针对各病原微生物所需进行的操作内容及菌（毒）株或感染标本运输等，规定了需具备的生物安全防护条件。2021 年，根据国际上病原微生物和实验室生物安全的最新研究进展，以及对新发现的人间传染病原微生物的不断认识，为确保实验室生物安全，国家组织专家对《病原微生物实验室生物安全管理条例》和《人间传染的病原微生物名录》进行了修订，截至目前，最新版本分别为《病原微生物实验室生物安全管理条例（2018 修订）》和《人间传染的病原微生物目录》（2023 版）。

二、病原生物实验室生物安全防护水平分级

符合生物安全标准的病原生物实验室是教学、科研以及临床检验等活动过程中生物安全的基本保障。我国根据病原微生物的危害程度，以及实验室对所操作危险生物因子采取的防护措施，将病原生物实验室的生物安全防护水平（biosafety level，BSL）分为四个等级。其中，从事体外操作的生物安全实验室依据其生物安全防护水平从高到低分别以 BSL－4、BSL－3、BSL－2 和 BSL－1 表示，从事动物实验的生物安全实验室依据其生物安全防护水平从高到低分别以 ABSL－4、ABSL－3、ABSL－2 和 ABSL－1 表示，其中三级和四级生物安全实验室统称为高等级实验室。我国相关法律法规明确规定，在一级和二级生物安全实验室内不得从事高致病性病原微生物实验活动，只有在高等级实验室内且获得上级主管部门批准后方可从事相应的高致病性病原微生物实验活动。表1－1简要介绍了各级生物安全实验室的主要要求及适用范围。

表1－1　实验室生物安全防护水平分级及适用范围

实验室级别	实验室主要条件	适合的病原微生物
BSL－1	无特殊要求	主要适合第四类病原微生物
BSL－2	Ⅱ级生物安全柜和应急喷淋等	主要适合第三类病原微生物
BSL－3	建筑要自成隔离区，应有压力梯度并控制气流方向，Ⅱ级或Ⅲ级生物安全柜	高致病性病原微生物，主要适合第二类病原微生物
BSL－4	建筑应远离城市，有Ⅲ级生物安全柜，有供气的正压防护服	高致病性病原微生物，主要适合第一类病原微生物

在进行病原微生物相关实验活动前，必须请熟悉相关病原微生物特性、实验室设备和设施、动物模型以及个人防护装备的专业人员对所从事的实验活动进行风险评估。评估的主要依据是《人间传染的病原微生物目录》（2023版）。根据风险评估结果，确定拟开展实验活动的实验室的生物安全防护水平，选择具有相应生物安全防护水平的实验室，采用相应的个体防护装备，并制定操作规范，以确保实验在生物安全的条件下开展。

三、实验室的生物安全管理

（一）建立实验室安全管理体系

成立生物安全委员会并制定科学、严格的管理制度；明确实验室生物安全负责人及责任制，强化日常管理；定期对实验室设施设备、材料等进行检查、维护和更新；对废水、废气以及其他废物进行合理处置，防止环境污染；定期开展实验室生物安全监督检查，及早发现并解决问题；健全安全保卫制度，严防高致病性病原微生物被盗、丢失或泄漏；做好切实可行的实验室安全应急预案。

（二）生物安全的规范操作

实验室人员必须掌握实验室技术规范、操作规程、生物安全防护知识和实际操作技能；建立实验室人员健康档案，并进行相关疫苗的预防接种；对实验室人员进行生物安全培训和考核；实验室应配备符合要求的个人防护用品，包括防护服、口罩、手套、安全眼镜、面部防护罩、防水鞋套等，必要时配备个体独立呼吸器。

（三）必要的应急措施

如果实验室发生高致病性病原微生物泄漏，实验室人员应立即采取紧急消毒和消防措施，防止扩散。具体措施包括封锁被污染的实验室或场所，向上级主管部门如实报告，对密接者进行隔离及医学观察，对相关人员进行医学检查和救治，现场消毒，对感染或疑似感染的动物进行隔离捕杀等处理。

（李婉宜）

第二章　常用实验器材的准备

　　病原生物学实验常涉及各种实验器材，包括重复使用的实验器材和一次性实验器材。重复使用的实验器材以玻璃器皿最为常见，其他还有各类金属器材（如剪刀、镊子、注射器针头等）、硅胶器材以及包含合成材料的器材（如加样枪等）。目前，在病原生物学实验中一次性实验器材的使用越来越多，包括各种规格的培养皿、培养管、培养瓶、移液管、接种环、接种针、离心管等。一次性实验器材在用后经高压蒸汽灭菌可直接丢弃，重复使用的实验器材使用后需要进行灭菌、清洗等处理过程，其准备、使用和清洁有一定的规范和要求。

一、常用器材的种类

（一）试管

　　试管是病原生物学实验常用的培养管。所用的试管一般要求没有翻口，否则环境中的微生物容易通过塞子与管口的缝隙进入试管造成污染。试管型号较多，可根据需要选择不同类型的试管。病原生物学实验室经常使用的试管主要有以下几种。

　　1. 大试管：约18mm×180mm。这类试管较长较大，能装较多的培养基，且培养基与试管口间的距离较远，能有效避免污染，常用于较大量细菌或真菌的培养，如培养真菌的沙氏斜面培养基和培养结核分枝杆菌的罗氏培养基就常用这类试管制备。

　　2. 中试管：约（13～15）mm×（100～150）mm，是制备琼脂斜面培养基主要使用的一类试管，可用于短期保存菌种。

　　3. 小试管：（10～12）mm×（50～100）mm，主要用于糖发酵试验中单糖发酵管的制备及进行血清学实验等。

　　4. 发酵管：6mm×30mm，又称为杜氏管，主要在糖发酵试验中用于观察细菌代谢过程中的产气现象。使用时将发酵管倒立放入试管中，然后在试管中加入培养液，经高压蒸汽灭菌后，倒立发酵管中的气体会被充分排除，当接种细菌培养一定时间后，如果细菌代谢过程中有气体产生，则会在发酵管中观察到气泡。

（二）试管塞

　　自制的脱脂棉棉花塞可耐高温高压又能保证试管内通气良好，特别有利于需氧菌的生长，过去常被用作试管塞。但是棉花塞制作麻烦，多次使用后会老化掉屑，现已逐步被硅胶塞取代。硅胶塞不易损坏，反复多次使用也不易老化，且硅胶塞内有较多孔隙，能保证试管内的通气。

（三）移液管

1. 刻度吸管：一般有 1mL、5mL、10mL 等规格。玻璃刻度吸管经过处理后通常可重复使用。玻璃刻度吸管可耐高压蒸汽灭菌，在灭菌前的准备中会在吸管上部塞入脱脂棉，用于避免空气中的微生物污染操作液体。刻度吸管的吸头过去常用平头的洗耳球，可直接套在刻度吸管的上部。现在，电动移液枪使用起来更加方便和快捷，其配套的刻度吸管多为一次性的。

2. 移液枪：移液枪的主材质多为合成材料，有些材质的移液枪可直接进行高压蒸汽灭菌。移液枪主要用于定量转移液体，规格从 $2.5\mu L$ 到 $1000\mu L$ 不等，可分为单道和多道移液枪；根据动力来源移液枪也可分为电动移液枪和手动移液枪（图 2-1）。单道移液枪一次只能转移一份一定体积的液体，多道移液枪一次可转移多份同样体积的液体。多数移液枪的转移容积在一定范围内可根据需要进行调节，如 $20\sim100\mu L$ 的移液枪，可按需要调节为 $20\sim100\mu L$ 内的任何整数体积的转移容积。使用移液枪吸取不同的液体只需更换移液枪的枪头即可。移液枪的使用需要特别注意，大拇指按压移液枪时有两个挡位：第一个挡位是吸液，第二个挡位是将液体打出。吸液时按到第一个挡位，慢慢松开大拇指将液体吸出，转移液体时大拇指按压移液枪，当按到第一个挡位时要继续按压至第二挡位，才能充分将液体打出。不耐高压蒸汽灭菌的移液枪的消毒可使用75%乙醇擦拭或紫外线灯照射，耐高压蒸汽灭菌的移液枪可直接用高压蒸汽灭菌法消毒。移液枪的枪头可分为带滤芯的枪头和不带滤芯的枪头，都可采用高压蒸汽法进行灭菌。使用带滤芯的枪头可有效避免空气中微生物的污染和不同液体间的交叉污染。

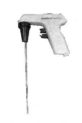　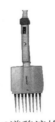　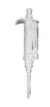

电动移液枪　　　　8道移液枪　　　　单道移液枪

图 2-1　不同规格的移液枪

（四）试剂瓶

试剂瓶有白色和棕色两种颜色。白色试剂瓶常用于储存一般的试剂，棕色试剂瓶常用于保存易见光分解的试剂，如碘液、高锰酸钾溶液、硝酸银溶液、碘化钾溶液等。试剂瓶不能在火上直接加热，只能用来存放试剂，但不能用来盛装浓碱、浓酸溶液。

（五）三角瓶与烧杯

三角瓶又称锥形瓶，有 50mL、100mL、250mL、500mL、1000mL 等不同的规格，一般可直接在火上加热。病原生物学实验中制备培养基时，常使用锥形瓶来配制。先将称量好的试剂放入锥形瓶，充分混匀溶解后，再用硅胶塞封口，然后放入高压蒸汽灭菌器内进行高压蒸汽灭菌。锥形瓶口小肚大，装入的培养基灭菌后不容易被污染，水分蒸发得也较慢，有利于培养基的短期保存。

烧杯能耐受 500℃以下的温度，可直接在火上加热，烧杯加热时必须保证烧杯外表面干燥无水，否则加热时容易炸裂。烧杯多用来配制培养基、药品、试剂等，通过加热烧杯可促进一些难溶试剂的溶解。

（六）滴瓶

滴瓶由滴管和滴瓶两部分组成，也分为白色和棕色两种，不同颜色滴瓶储存的试剂与试剂瓶类似。

（七）量筒

量筒量取的体积只是一个粗略的计量，主要用来量取精度要求不高的溶液体积。病原生物学实验室在培养基配制等操作中，对溶液体积的精确度都要求不高，很多时候都是用量筒来量取的。

（八）培养皿与培养瓶

培养皿一般无色透明，光滑平坦。每套培养皿由皿盖和皿底组成，规格有大有小，细菌培养常用直径 90mm 和 60mm 的培养皿。传统的培养皿多由玻璃制成，使用后需进行消毒和清洁，再高压蒸汽灭菌和烤干后重复利用。近年来，一次性 TC（tissue culture treated）培养皿的使用逐渐增多，其透明度、光滑度都更好，既可用于细胞培养也可用于细菌培养。TC 培养皿轻便，即使磕碰也不易出现碎裂，轻薄且透明度高，有利于观察细菌的生长情况。市场上购买的 TC 培养皿一般都通过射线照射预消毒，使用时可省去实验过程中很多烦琐的预处理过程，因此 TC 培养皿在实验室中的使用也越来越普遍。

培养瓶可分为细菌培养瓶和细胞培养瓶两种。细菌培养瓶一般用于细菌的液体培养，用来大量扩增细菌。传统的细菌培养瓶（如费氏三角瓶和鲁氏瓶）底部面积大、口径小，使其所容纳的培养基表面积大，可防止污染，在振荡培养时有利于改善通气，提高培养效率。细胞培养瓶多为方形，口小朝上，方便加液、换液等操作。玻璃制成的细胞培养瓶虽可反复使用，但其清洗较为麻烦，清洗得不彻底还会影响细胞的贴壁。目前一次性的 TC 细胞培养瓶使用更加广泛。

（九）接种工具

病原生物学实验室常用的接种工具有细菌接种工具和真菌接种工具。细菌接种工具主要有接种环、接种针、L形玻璃棒等。传统的接种环、接种针末端的金属丝由耐高温的铂金丝或镍铬丝制成，因铂金丝较贵，实验室大多采用价格便宜的镍铬丝，这类接种工具一般是在酒精灯火焰上直接烧灼灭菌。现在也有很多一次性的接种环和接种针商品，特别适用于不使用酒精灯的操作环境（如不使用酒精灯的生物安全柜中细菌的操作）。真菌和放线菌的接种常采用接种钩或接种铲。丝状真菌的营养菌丝会深入到培养基中，较难刮下，接种时要用接种针将其挑出培养基再进行转种。

二、玻璃器皿的清洁处理

（一）新购玻璃器皿的清洁处理

新购玻璃器皿上可能会附有游离碱，可以用肥皂水反复洗刷，再用流水冲洗，充分去除玻璃表面可能存在的污物。洗净的玻璃器皿需烤干后再浸泡于2％的稀盐酸中4～6小时，以彻底去除器皿上残留的游离碱。最后，用自来水反复冲洗、蒸馏水涮洗3次以上，晾干备用。

（二）细菌培养用玻璃器皿的清洁处理

用过的细菌培养皿属于污染器皿，应先灭菌处理，可高压蒸汽灭菌或用消毒液（如2％煤酚皂溶液、0.25％苯扎溴铵消毒液等）浸泡过夜，再用肥皂水等去污剂洗刷干净，然后用自来水反复冲洗、蒸馏水多次涮洗，最后晾干备用。装过油脂、凡士林、石蜡的试管等含油脂的玻璃器皿应单独处理和清洗，可先高压蒸汽灭菌，然后尽快取出，趁热倒掉内容物，将器皿置于5％的碳酸氢钠溶液中煮沸5～10分钟后，再按一般玻璃器皿清洗步骤处理。

（三）细胞和病毒培养用玻璃器皿的清洁处理

用过的细胞和病毒培养皿可能会沾染有血清等蛋白类物质，消毒灭活后应将其完全浸泡于含有去污剂的清洗液中（防止器皿上的物质干燥），煮沸10分钟以上，然后再进行清洗。清洗时首先用专用器皿刷刷洗干净，然后用自来水冲洗，保证没有清洗液残留。晾干后，再将器皿完全浸于重铬酸钾清洗液中（配方见表2-1）8～10小时。取出后用自来水反复冲洗，将残留清洗液彻底冲洗干净，蒸馏水涮洗2～3次，晾干后备用。

表2-1 重铬酸钾清洗液配制

清洗液分类	重铬酸钾（g）	工业用硫酸（mL）	自来水（mL）
高强度清洗液	63	1000	50
中强度清洗液	60	460	300
低强度清洗液	80	100	1000

重铬酸钾或重铬酸钠与硫酸反应后会生成铬酸，铬酸有极强氧化性，因而具有很强的去污能力。在配制时首先将重铬酸钾或重铬酸钠溶于自来水中，慢慢加热，使之完全

溶解，冷却后再慢慢地加入工业用硫酸。工业用硫酸加入溶液时会释放大量的热量，所以要一边加工业用硫酸一边搅拌，直至加完。

清洗液的配制和使用过程中需要注意：①清洗液具有强腐蚀性，玻璃器皿的浸泡时间不宜过长，否则可能会使玻璃变质。使用过程中，要避免清洗液沾污衣服和皮肤，若不小心沾到应立即用大量的水冲洗，再用碳酸氢钠溶液或氨液清洗。如果清洗液溅到了桌椅上或地面，要及时用水清洗或用湿布擦拭干净。②玻璃器皿在放入清洗液之前，应先洗涤和干燥，以避免将清洗液稀释而缩短清洗液的使用寿命。对于装过血清的细胞培养瓶、装过液体石蜡的试管等容器，由于容器壁上会沾上大量的有机物，应当先用肥皂水等洗刷、自来水冲洗掉大部分的残留有机物后，再放入清洗液中浸泡，因为过多的有机物会加速清洗液的失效。③金属和塑料器皿禁止放入清洗液中浸泡。④用于荧光抗体技术和补体实验的玻璃器皿，最好用不含重铬酸钾的清洗液浸泡，因为重铬酸钾有较强的自发荧光，若有残留会干扰实验结果，而铬离子还有抗补体活性，也会影响实验结果。⑤盛清洗液的容器应为耐酸材料而且要加盖，以防止清洗液氧化变质。⑥清洗液可反复使用，但当清洗液颜色变为墨绿色时说明清洗液的洗涤效力已经很弱或消失，应当重新配制。

（四）有机玻璃器皿的清洁处理

细胞培养板及细胞培养瓶等有机玻璃器皿在使用后可直接将其浸泡于2%～3%的盐酸溶液中过夜，取出后用棉签蘸上去污剂逐孔擦洗，然后用自来水彻底冲洗，蒸馏水淌洗2～3次，晾干。细胞培养板在清洁后需用双层塑料袋包装后用^{60}Co射线照射灭菌备用。普通玻璃器皿则不宜用辐射照射灭菌（如^{60}Co），因为辐射会使玻璃变成茶色。有机玻璃器皿、超净工作台的隔板等严禁用乙醇等有机溶剂擦拭和消毒。

三、硅胶塞及橡皮类器材的准备

新购的硅胶塞及橡皮类器材，其表面可能存在油性物质，使用前要先用酸碱处理。首先将硅胶塞及橡皮类器材等用自来水冲洗干净，再置于5%碳酸氢钠溶液中煮沸15分钟以上，取出后用自来水冲洗，再将其置于0.5mol/L盐酸溶液中煮沸15分钟以上，最后用自来水将其彻底冲洗干净，并用蒸馏水淌洗2～3次，晾干，高压蒸汽灭菌后备用。

用过的硅胶塞及橡皮类器材，可高压蒸汽灭菌后再清洗。若不能去污，可加少量洗衣粉煮沸15分钟后，用自来水冲洗干净，再用蒸馏水泡洗2～3次。

四、金属器材的清洁和灭菌

无污染的手术刀、手术剪、镊子等金属器材使用后应立即用自来水冲洗干净，并擦干水渍及时晾干，以免器材生锈。一般采用高压蒸汽灭菌或煮沸对金属器材进行消毒灭菌。作为应急处理，也可在使用前将器材浸泡于75%乙醇内，临用时取出并经火焰烧灼，待器械上的乙醇燃烧完毕后即可使用。干烤或直接在火焰上烧灼容易使金属钝化，影响器材的使用，一般不建议采用。

沾染了污物的金属器材应先煮沸 15 分钟以上，再按上述方法处理。对沾有动物组织碎屑的器材，应先用 5％石炭酸洗净，再进行处理。

五、灭菌物品消毒前的准备

晾干的玻璃培养皿多用牛皮纸包裹，一般 10 套/包，用棉绳系好。包好的玻璃培养皿即可放入高压蒸汽灭菌器进行高压蒸汽灭菌处理，灭菌完毕将其放入烤箱内及时烤干后备用。

玻璃刻度吸管消毒前，一般会在其粗头顶端塞入一小段约 1.5cm 长的脱脂棉棉花塞，以避免在使用中被空气中的杂菌污染。棉花塞松紧要适当，塞得过紧会影响液体的吹吸，塞得过松则使用过程中棉花可能会下滑。将准备好的玻璃刻度吸管放入铝饭盒或用牛皮纸独立包装，121℃高压蒸汽灭菌处理后，再放入烤箱烤干备用。

空试管和三角瓶消毒前，通常先用相应大小的硅胶塞封住管口或瓶口，管口或瓶口外面用两层牛皮纸或报纸包裹，然后用棉线扎好。准备好的试管塞和瓶塞可一起装在铜丝篓中，用大张报纸将一篓试管口做一次包扎，包纸的目的是保存时避免灰尘侵入和污染。

制作大批量的斜面培养基、液体培养基或半固体培养基时，一般先将培养基彻底熔化后加入试管，每管 3mL，再将试管塞尽量旋转塞紧，以避免在高压蒸汽灭菌过程中试管塞脱落。在固体斜面培养基高压蒸汽灭菌完成之后，应趁热将试管斜放，待其完全冷却后就制成了斜面培养基。

（张会东）

第三章　常用仪器的使用与维护

　　病原生物学实验中病原生物的观察检测、培养鉴定，菌种、毒种的保存以及实验器材的消毒灭菌等操作都会涉及多种仪器的使用。常用的仪器包括病原生物学实验的操作台如生物安全柜、厌氧工作站、超净工作台等；用于病原生物培养的仪器如普通恒温培养箱、恒温振荡培养箱、CO_2 培养箱等；病原生物的检测仪器如各种显微镜（正置生物显微镜、倒置生物显微镜、体式显微镜等）、菌落计数仪、酶标仪等；灭菌除菌仪器如高压蒸汽灭菌器、干热灭菌器、紫外线灯、臭氧发生器、滤菌器等；用于病原生物保藏的仪器如冰箱、冷藏柜、液氮罐等。本章着重介绍病原生物实验室常见仪器的用途、工作原理、使用方法及使用注意事项。

一、生物安全柜

　　病原生物学实验中进行液体或半流体的操作（包括病毒的细胞培养、感染性液体的离心及转移等）及动物实验的操作均有可能产生感染性气溶胶，这些气溶胶是引起实验室感染及交叉污染的重要原因。生物安全柜（biological safety cabinet，BSC）是具备气流控制及高效空气过滤装置的操作柜，能有效降低实验过程中产生的感染性气溶胶对操作者及环境造成的风险，并减少由气溶胶引起的实验室感染及交叉污染。

（一）结构及原理

　　生物安全柜由带工作台的特制金属柜、过滤装置、排风装置、照明系统等组成，具体装置依据生物安全柜的级别不同而有所差别。生物安全柜的排风系统装有高效空气过滤器（HEPA 过滤器），该过滤器通常以 $0.3\mu m$ 微粒为测试物，在规定条件下的滤出效率高于 99.97%。HEPA 过滤器的这种特性使得它能够有效截留所有已知传染因子，确保输送到工作台面上的空气及从生物安全柜中排出的空气中均不含传染因子。因此，生物安全柜的防护体现在三个方面：①保护实验对象。送入生物安全柜内的空气经过HEPA 过滤器过滤，在安全柜内形成洁净的环境，避免了实验对象被污染。②保护外环境。从生物安全柜排出的气体经 HEPA 过滤器过滤后释放，避免了有害因子直接排放到大气中，从而保护了环境。③保护操作者。生物安全柜内形成的负压和气幕可以防止气溶胶外泄，能有效保护操作者。

　　根据正面气流速度、进气方式、排气方式及保护对象和程度，生物安全柜被分为三个不同的等级，即Ⅰ级、Ⅱ级和Ⅲ级。

Ⅰ级生物安全柜的气流原理和实验室通风橱基本相同。空气从前窗经过工作台面定向流动，可将工作台面上可能形成的气溶胶迅速带离，经排风管排出生物安全柜。Ⅰ级生物安全柜可保护工作人员和环境，但不能有效保护实验对象，常用于一般感染性实验操作，也可用于放射性核素和挥发性有毒化学品的操作。

Ⅱ级生物安全柜是目前应用最为广泛的柜型。与Ⅰ级生物安全柜一样，Ⅱ级生物安全柜也有气流流入的前窗，从前窗进入的气流被称作进气流，用来防止在微生物操作时可能生成的气溶胶从前窗逃逸，未经过滤的进气流会在到达工作区域前被进风格栅俘获，因此实验对象不会受到外界空气的污染。Ⅱ级生物安全柜的一个独特之处在于经过HEPA过滤器过滤的垂直层流气流从安全柜顶部吹下，这股气流被称作下沉气流。下沉气流不断吹过安全柜工作区域，以保护柜中的实验对象不被外界尘埃或细菌污染。Ⅱ级生物安全柜依据入口气流速度、排气方式和循环方式又可分为 A1 型、A2 型、B1 型和 B2 型（图 3－1）。其中 A 型生物安全柜没有专门的排气系统，而 B 型生物安全柜是连接排气系统的安全柜。所有的Ⅱ级生物安全柜都可对操作者、环境和实验对象提供有效保护。

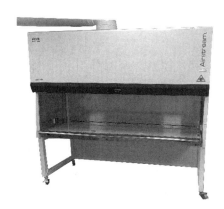

图 3－1　B2 型生物安全柜

Ⅲ级生物安全柜是为生物安全防护水平等级为 BCL－4 的实验室设计的，是最高安全防护水平的生物安全柜。柜体完全密封，生物安全柜内始终处于负压状态（约－124.5Pa），操作者通过连接在柜体的手套进行操作，实验对象通过双门的传递箱进出生物安全柜以确保不受污染，适用于 SARS 冠状病毒、埃博拉病毒等高致病性病原微生物的相关实验操作。

（二）操作方法

不同等级生物安全柜的使用应按照其标准操作规范进行。B2 型生物安全柜的操作规范如下。

1. 消毒：生物安全柜使用前应紫外线灯照射消毒 60 分钟，也可以使用其他化学消毒液（如 1% 季铵盐、5% 甲醛、5% 石炭酸、75% 乙醇、2% 碘、5000ppm 次氯酸盐等）

消毒擦拭。

2. 操作前准备：打开生物安全柜，将前窗抬高到操作高度，当前窗到达该高度时日光灯自动打开，再打开风机并激活预热程序，持续 3 分钟，完成预热。

3. 操作：应尽量避免使用酒精灯，尽量在生物安全柜靠里的位置进行操作。

4. 关闭生物安全柜：首先关闭风机，降下前窗至完全关闭位置，打开紫外线灯进行工作区域的消毒。

（三）注意事项

1. 生物安全柜最好安放在远离活动或可能有干扰气流的地方，生物安全柜两侧、后方、上方均应留置一定空间，便于维护作业。

2. 放入柜内的物品表面应用 75％乙醇消毒，并按照要求摆放。

3. 尽量避免使用酒精灯。

二、厌氧工作站

厌氧工作站是一种在无氧条件下进行细菌培养及操作的专用仪器。

（一）结构及原理

厌氧工作站主要由工作舱和气体系统两部分组成（图 3-2A）。气体系统支持两类气体输入。一种是混合气体（10％ H_2、10％ CO_2、80％ N_2），另一种是不含 O_2 的纯 N_2，输入其他类型的气体会导致仪器损坏。仪器通气后，混合气体中的 H_2 和仪器内的 O_2 在钯的催化下生成水，除去仪器内空气中残存的 O_2，形成厌氧的培养环境。工作舱由传递舱和工作台组成，标本通过传递舱传送到工作台，标本的操作和培养都在工作台完成。

厌氧培养标本的运输往往也需要厌氧条件，工作中常用厌氧培养罐或厌氧袋进行厌氧培养标本的运输。但厌氧培养罐（图 3-2B）或厌氧袋同时也是一种简易的厌氧培养装置，也可将放置了厌氧培养标本的厌氧培养罐或厌氧袋通过物理方法（抽气换气法）或化学方法（产气袋）形成厌氧的培养环境，然后再将其置于普通培养箱内培养。

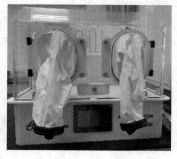 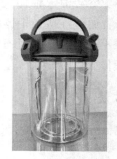

A. 厌氧工作站　　　　　　　B. 厌氧培养罐

图 3-2　厌氧工作站和厌氧培养罐

（二）操作方法

1. 打开厌氧工作站总电源，开启设备。

2. 设定培养温度（如 37℃），设备开始升温。

3. 开启供气瓶。厌氧混合供气瓶（10％H_2、10％CO_2、80％N_2）调到供气压力约 0.18MPa。N_2供气瓶调到供气压力 0.18MPa（气体压力不要超过 0.2MPa）。

4. 按下快速厌氧模式指示标识，出现"Open"键，点击"Open"键，出现"Close"键，仪器进入快速厌氧状态，持续时间约 180 分钟，程序完成此步骤自动停止。

5. 转移标本：①打开外门，将标本放入转移舱，锁紧外门。②双手伸入袖套内（单手操作时另一个袖套封死），踏下抽真空脚踏开关，待袖套内空气抽至贴紧手臂为止。踏下充气脚踏开关，充至袖套涨起为止。反复执行本操作三次。③打开工作台的内门，将标本转移入工作台。

6. 在工作台内进行接种、分离工作，结束后关闭工作台外门，对标本进行厌氧培养。

7. 菌株生长达到实验要求时，通过转移舱转移出菌株，转出标本按步骤 5 反操作。

（三）注意事项

1. 充气完成后，应检查真空指针是否回复零位，未回复零位提示气体未充足，罐内有负压，外界空气可进入而破坏无氧环境。此时，应开启输气阀待真空指针回复零位为止。

2. 培养过程中最好不要打开培养箱门，以免破坏厌氧环境。

三、超净工作台

超净工作台是一种局部净化仪器，通过往外鼓风，排除工作台内的灰尘、细菌和真菌孢子，以保持工作台面的无尘、无菌。

（一）结构及原理

超净工作台（图 3-3）一般装有紫外线灯，通过紫外灯线照射进行台内空间的消毒。其进风口一般在工作台正上方，进风先通过一层金属网罩，网罩内有泡沫塑料片和超级滤清器，可除去直径大于 0.3μm 的尘埃、细菌和真菌孢子等。鼓风机由三相电机作为鼓风动力，将空气通过超级滤清器后吹送出来，形成连续不断、无尘无菌的超净空气层流，流速为每分钟 24～30m 的超净空气足够防止附近空气可能引起的污染，而且不会妨碍酒精灯的使用。超净工作台的鼓风方式一般是从内向外，这种方式只对实验对象有保护作用，对操作者和环境是没有保护作用的。

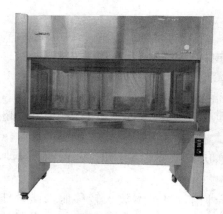

图 3-3　超净工作台

（二）操作方法

1. 超净工作台使用前应先打开紫外线灯，对工作台内空间进行紫外线灯照射灭菌30分钟以上。

2. 使用时，先打开超净工作台的鼓风机，再点燃酒精灯，尽量在酒精灯火焰周围进行操作。

3. 操作完成后，可用消毒液擦拭台面，但要特别注意不能用有机溶剂（如乙醇等）擦拭超净工作台的有机玻璃面板。

（三）注意事项

1. 进风口金属网罩内的泡沫塑料片应常检查、拆洗，如果泡沫塑料片老化，要及时更换。

2. 一般不应将超净工作台对着开敞的门或窗放置，以免影响超级滤清器的使用寿命。

3. 超净工作台的使用寿命与空气洁净程度有关。在温带地区，超净工作台可在一般实验室使用；在热带地区、亚热带地区或多粉尘的地区，由于空气中含有大量的花粉、灰尘等，超净工作台则宜放在相对隔离的室内空间使用。

四、普通恒温培养箱

普通恒温培养箱是运用人工控制温度、相对湿度、气体等条件，在培养箱内形成特定的生长条件，以满足病原生物的生长繁殖所需。病原生物实验室常用普通恒温培养箱培养细菌、真菌、原虫等病原生物，或孵育鸡胚进行病毒的鸡胚培养。

（一）结构及原理

普通恒温培养箱分为隔水式和电热式两种。两类普通恒温培养箱的外壳相似，但内层结构有所不同。

隔水式普通恒温培养箱是一种湿热培养箱，其内层与外壳之间有一个贮水层，使用前需加入足量的双蒸水（避免加自来水，以免形成水垢）。培养箱运行时加热贮水层的水，维持培养箱均匀恒定的温度，同时可避免培养箱内过度干燥。培养箱的温度可根据需要设置。老式的隔水式普通恒温培养箱顶部还设有放置温度计的孔，插入的温度计可抵达培养箱内部，显示培养箱内部的温度；新式的隔水式普通恒温培养箱多用数字显示器显示培养箱内温度（图 3-4A）。

电热式普通恒温培养箱是一种干热培养箱，其智能控制面板可设置需要的温度、时间等培养参数。电热式普通恒温培养箱依靠电子元件加热，并通过风扇将热风吹入培养箱内部，使内部温度均匀。这种培养箱内部的空气往往比较干燥。在进行细菌培养时，尤其是那些需要长时间培养的标本（如结核分枝杆菌），要特别注意调节箱内的相对湿度，否则培养基很容易变干。配有振荡功能的电热式普通恒温培养箱又称为振荡培养箱，又称摇床，其振荡频率可根据需要设定（图 3-4B）。振荡培养箱常用于液体培养，通过振荡可使液体培养基与空气充分接触，达到最大通气，使培养条件最优化。

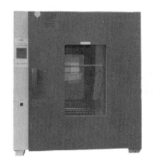 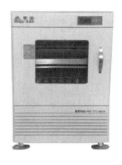

A.隔水式普通恒温培养箱　　　　　B.振荡培养箱

图 3-4　隔水式普通恒温培养箱和振荡培养箱

（二）操作方法

1. 接通电源，根据需要设置培养箱的培养温度。细菌培养常用 37℃，真菌培养常用 28℃，鸡胚孵育多为 39℃。

2. 将培养物放置于培养箱内。多数细菌需要培养过夜（18～24 小时），丝状真菌多培养 7 天。

（三）注意事项

1. 细菌培养皿需待培养基表面干燥无流动液体后，再倒放（即皿盖在下）于培养箱内孵育。

2. 培养箱内不宜放置过热或过冷的物品，以免影响箱内温度调节。

3. 必要时，可在培养箱内放置一盛有水的容器，以减少培养物中水分的蒸发，并维持箱内相对湿度。

4. 定期对培养箱进行清洁消毒，可采用甲醛熏蒸或 3% 煤酚皂擦拭内壁。

五、CO₂ 培养箱

CO₂ 培养箱具有专用的 CO₂ 输入系统，常用于组织细胞培养、病毒的细胞培养以及某些生长中需要一定浓度 CO₂ 的细菌培养。

（一）结构及原理

典型的 CO₂ 培养箱具有可调加热器、气体接口和湿度控制装置（图3-5），能够提供适宜细胞生长的温度、相对湿度、CO₂ 浓度以及其他生长条件。CO₂ 培养箱通过气体接口与 CO₂ 储气瓶连接，CO₂ 经过滤器过滤后进入箱内。用于细胞培养的 CO₂ 培养箱常设置为：温度 37℃，CO₂ 浓度 5%，相对湿度 90%~95%。许多 CO₂ 培养箱还有自动消毒的功能，用于包括安装组件及感应器在内的整个工作区域的自动消毒。消毒程序应用 90℃ 湿热灭菌，能杀死培养箱内枯草芽孢杆菌、粪肠球菌、大肠埃希菌、铜绿假单胞菌、结膜干燥棒状杆菌、表皮葡萄球菌等微生物。整个消毒过程大约需要 15 小时。

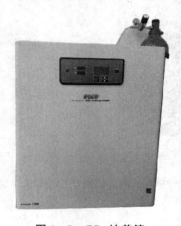

图3-5 CO₂ 培养箱

（二）操作方法

1. 使用前首先检查各连接点（管子与进气口、管子与调节器连接点）是否有漏气，将气体压力设定到 0.03MPa。

2. 对培养箱及其内部附件进行清洗和消毒灭菌处理。可用中性清洗液清洗，再用蒸馏水去除残余清洗液，最后用乙醇纱布擦拭消毒。也可启用自动消毒程序进行消毒。

3. 在培养箱内的增湿盘内加入约 1000mL 灭菌蒸馏水、去矿物水或去离子水。

4. 在控制面板的"MENU"中设定箱内温度、CO₂ 浓度及相对湿度，放入培养物即可进行培养。

（三）注意事项

1. 箱内培养物之间要留有适当间隔，以利于空气循环。

2. 增湿盘内应加入灭菌蒸馏水，但不能加入氯化钠或其他卤化物溶液，以免导致仪器生锈。

3. 箱门应轻关轻开，每次务必保证关好内门。

4. 培养箱内壁应保持干净，如果有培养基溢出，应立即擦拭干净并对该部位进行消毒灭菌。每周使用消毒液对培养箱内壁进行消毒。

5. 每年常规检查各配件的功能状态，如玻璃门密封圈松紧性检查、电器安全性检查、内外门移动部分固定螺丝松紧性检查等。

六、显微镜（正置生物显微镜、倒置生物显微镜）

显微镜是病原生物学实验中进行形态学观察必备的仪器，按照用途可分为生物显微镜和体式显微镜（图3-6）。生物显微镜又分为正置生物显微镜和倒置生物显微镜，正置生物显微镜的物镜位于载物台的上方，倒置生物显微镜的物镜位于载物台的下方。细菌、真菌、寄生虫等病原生物常用正置显微镜观察，生长细胞、浮游微小动植物等常用倒置生物显微镜观察。体式显微镜又称为实体显微镜，它具有两套光路系统，可使所观察的物体呈现立体感觉，这类显微镜放大倍数不高，便于观察被检物体的整体全貌，在病原生物学实验中常用来观察寄生虫及一些虫媒中间宿主（如蚊子、蚤、虱等）的形态特征。

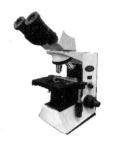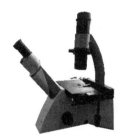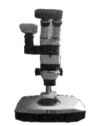

正置生物显微镜　　　　倒置生物显微镜　　　　体式显微镜

图3-6　病原生物实验室常用显微镜

七、菌落计数仪

菌落计数仪是用于培养皿上计数菌落多少的仪器，分为半自动和全自动两种类型。

半自动菌落计数仪多采用压力感测原理计数，由计数器、探笔、计数池等部件组成。计数器采用CMOS集成电路设计，LED数码管显示，配合专用探笔，计数灵敏准确。黑色纵深背景式计数池内，采用节能环形荧光侧射照明，菌落对比清楚。半自动菌落计数仪用来放置培养皿的表面是压敏元件，当用特制的笔在该表面做标记时将自动启动计数功能。半自动菌落计数仪所需人工操作较多，适合少量标本的菌落计数。

全自动菌落计数仪（图3-7）采用自动影像分析技术，具有区分菌落和培养基不同光学特性的能力，如培养基的颜色、厚度以及菌落的大小、颜色、隆起状况、密集性和蔓延性等，从而对细菌菌落进行计数。全自动菌落计数仪还能进行稀释系数校正等相关运算，并具有储存功能、密码保护功能等。

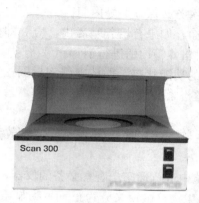

图 3-7　全自动菌落计数仪

八、高压蒸汽灭菌器

高压蒸汽灭菌法是使用高压蒸汽灭菌器，通过提高容器内蒸汽压力从而提高蒸汽的温度用以灭菌的方法。高压蒸汽灭菌法是目前灭菌效果最可靠、使用最广泛的一种湿热灭菌方法，适用于包括液体在内的各种耐高温、耐潮湿物品的灭菌。通常在 103.4kPa（1.05kg/cm²）的蒸汽压力下，高压蒸汽灭菌器内温度可达到 121.3℃，此温度下维持 20~30 分钟可杀灭包括细菌芽孢在内的所有微生物（朊粒除外）。

（一）结构及原理

在高温、高压、高湿的环境下，选择一定压力和时间组合，利用高压蒸汽灭菌器内的饱和湿热蒸汽可实现对可被蒸汽穿透物品的灭菌。高压蒸汽灭菌器具有灭菌谱广、灭菌效果好、作用快速、无残余毒性等优点，其灭菌效果与灭菌时间、灭菌温度及蒸汽饱和度有关。随着高压蒸汽灭菌器内压力的升高，温度也相应升高。但灭菌器内温度与压力的关系易受容器内残留冷空气的影响（表 3-1），因此，使用高压蒸汽灭菌器进行高压蒸汽灭菌操作时，必须先排尽灭菌器内的冷空气，以保证灭菌器内实际温度达到所需温度。

表 3-1　高压蒸汽灭菌器内冷空气残留对压力与温度关系的影响

压力（kPa）	温度（℃）				
	空气全不排	空气全排	空气排 2/3	空气排 1/2	空气排 1/3
34.8	109	100	94	90	72
68.95	115	109	105	100	90
103.43	121.3	115	112	106	100
137.90	126	121	118	115	109

高压蒸汽灭菌法的灭菌效果常用生物指示剂进行监测。常用的生物指示剂为嗜热脂肪杆菌芽孢。由于芽孢的抵抗力比细菌繁殖体要强，将嗜热脂肪杆菌芽孢指示剂制品与物品同时灭菌后，需再取出嗜热脂肪杆菌芽孢指示剂制品放入培养基中培养，通过观察嗜热脂肪杆菌的生长情况可判断灭菌过程是否合格。

高压蒸汽灭菌器根据外形可分为卧式、立式和手提式高压蒸汽灭菌器，它们的构造及原理基本相同。实验室少量物品和急用物品的消毒常用手提式高压蒸汽灭菌器，实验室常规消毒仪器多为全自动立式高压蒸汽灭菌器。

手提式高压蒸汽灭菌器是一种小型灭菌仪器，由内锅、外锅和锅盖三部分组成。锅盖上装有安全阀门、排气阀门、温度计及压力表，以调节内部压力并指示容器内压力及温度的变化。锅盖下连有金属软管，上通排气阀门、下通内锅底部，能有效排出内锅下部的冷空气。内锅多为可取出的铝制消毒桶，用以盛装灭菌物品，容积一般约18L。外锅与锅盖壁均坚厚，使用密封圈和螺扣可将锅盖旋紧，以防止漏气。手提式高压蒸汽灭菌器灭菌时间较短、使用广泛，但操作时必须专人守护且需手动操作。

全自动立式高压蒸汽灭菌器采用全自动控制程序，其显示面板上不仅有锅内压力、温度、水位的显示，还有设定的温度和时间显示（图3-8）。全自动立式高压蒸汽灭菌器一般自带有几个固定的灭菌程序，适用于不同类型的物品灭菌，可根据需要进行选择，也可以自行修改灭菌参数。灭菌完成后，仪器会自动断电停止加热，锅内温度会逐渐下降，当锅内压力显示回到"0"时，灭菌器会发出蜂鸣声，提示高压蒸汽灭菌过程结束，此时才可打开高压蒸汽灭菌器取出灭菌物品。

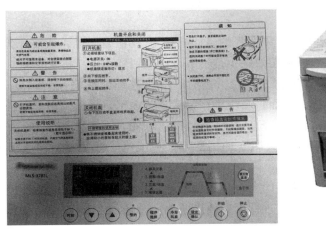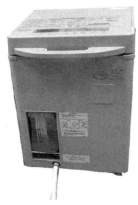

图3-8　全自动立式高压蒸汽灭菌器

（二）操作方法

1. 打开电源开关，检查高压蒸汽灭菌器的参数显示，压力表应处于0MPa状态，确定排气阀门处于关闭状态。

2. 打开高压蒸汽灭菌器的锅盖，在灭菌器内加入蒸馏水，确认水位处于合适位置。

3. 将灭菌物品放入灭菌器内，盖上盖子，选择合适的灭菌程序，按"开始"键，开始灭菌过程。灭菌器自带灭菌程序设置见表3-2。

表 3-2 不同物品的灭菌温度与维持时间表

灭菌温度（℃）	液体灭菌维持时间（分钟）	器具灭菌维持时间（分钟）
115	37	30
121	27	20
126	22	15
132	12	5
135	10	3

4. 灭菌结束后，仪器会发出蜂鸣声，提示灭菌过程结束，此时可打开锅盖取出灭菌物品。

5. 灭菌物品取出后，需要烤干的物品应尽快放入烤箱，以免污染。灭菌的培养基等物品须冷却至室温后，再置于 4℃ 冰箱保存。

（三）注意事项

1. 高压蒸汽灭菌器功率较大，所需电压较高、电流较大，功率大的高压蒸汽灭菌器多需用 30A 以上的漏电保护器。

2. 使用前，注意检查排气阀门、安全阀门及压力表的性能是否正常，保证容器内温度与显示面板的指示一致。

3. 内锅放置的灭菌物品不能过于密集，一般不超过内锅容积的 80%。物品间要留一定缝隙，以利于空气流通。

4. 待灭菌器皿的盖子必须是可以通气的（如棉花塞、硅胶塞等），或需充分将盖子松开，以避免器皿炸裂等事故或灭菌效果不佳。

5. 对烧杯、三角瓶、试管等物品进行灭菌时，应将其横放或将其开口朝下放置。开口朝上放置时，不仅难以排气，而且蒸汽不容易渗透到内部，导致灭菌效果不佳。

6. 灭菌后，必须等压力表指示降至"0"方可开盖取物，否则内外压力不平衡或冷空气突然进入，可能导致玻璃炸裂或瓶塞冲出瓶口，造成塞子沾染培养基，甚至灼伤操作者。

7. 每次使用完后，都应放掉锅内余水且将锅敞干，以免结水垢或生锈。

8. 物品经高压蒸汽灭菌后，需进行灭菌效果监测，合格后方能使用。

九、干热灭菌器

干热灭菌器又称干烤箱，是病原生物实验室的常用仪器之一，适用于高温下不变质、不损坏、不蒸发物品的灭菌或高压蒸汽灭菌后物品的烤干，如玻璃器皿、陶瓷器皿等。一般将干热灭菌器加热至 171℃ 持续 1 小时或 160℃ 持续 2 小时，即可达到灭菌目的。

（一）结构及原理

干热灭菌器是由双层金属板制成的方形箱，外壁内层装有隔热石棉板及电热线圈，箱顶有数孔可供安置温度计及流通空气，箱内有金属板架，箱前有玻璃门及金属门，箱门旁有温度调节器及定时器（图 3-9）。

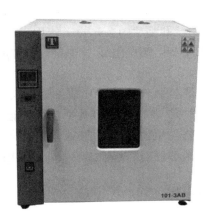

图 3-9　干热灭菌器

（二）操作方法

1. 将灭菌物品包装后，置于干热灭菌器内，关闭箱门。依据箱顶温度计指数调节升温。当温度升到所需数值时，转动温度调节器至绿灯亮，表示箱内停止加热；若温度未达到所需数值，则转动温度调节器使红灯亮，表示箱内开始加热。

2. 如此反复调节直至箱内温度稳定在 160℃～170℃，持续 2 小时，即可达到灭菌效果。

（三）注意事项

1. 待灭菌的玻璃器皿须清洗干净后方可置于干热灭菌器内进行灭菌。

2. 由于干热灭菌器使用的灭菌温度较高，应随时监控箱内温度，严防温度调节器失灵而引发安全事故。

3. 停止加热后，应等箱内温度下降至 40℃以下方可开门取物，否则突然进入的冷空气易引起玻璃器皿炸裂，外溢的热空气会灼伤操作者皮肤。

十、滤菌器

滤过除菌法是用物理阻留的方法机械性地除去液体或气体中的细菌、真菌等微生物，以达到无菌目的。滤过除菌所用的仪器是滤菌器，主要用于不耐高温的血清、细胞培养液、毒素、抗生素等液体的除菌，也可用于超净工作台、空气净化室的空气滤过除菌。

（一）结构及原理

滤菌器的滤板或滤膜上含有微细小孔（孔径多≤220nm），只容许小于孔径的物体通过，而大于孔径的细菌、真菌等颗粒则被阻留在外。常用的滤菌器主要有塞氏滤菌器、玻璃滤菌器和滤膜滤器三种。

塞氏滤菌器是金属滤菌器，滤板由石棉制成。按石棉的孔径大小分为 K 型、EK 型、EK－S 型三种，其中 K 型滤孔最大（2～7μm），用于澄清液体；EK 型滤孔较小（1μm），可除去一般细菌；EK－S 型滤孔最小（0.1～0.5μm），可阻止较大的病毒通过。

玻璃滤菌器由玻璃制成，滤板由玻璃细砂压成并嵌在玻璃漏斗中。孔径为 0.15～30.00μm 不等，分为 G1～G6 六级。G5、G6 级孔径较小，能除去一般细菌。

滤膜滤器（图 3－10）的滤膜由醋酸纤维素制成，孔径为 0.25～14.00μm 不等。常见的一次性滤膜滤器多为针头式滤器，上方接注射器即可使用。

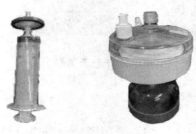

图 3－10　滤膜滤器

（二）操作方法

1. 将清洁的滤菌器、滤瓶包装好后进行高压蒸汽灭菌，再以无菌操作将滤菌器与滤瓶装好，使滤菌器的侧管与缓冲瓶相连，再将缓冲瓶与抽气机相连。

2. 将待滤液体缓缓倒入滤菌器内，开动抽气机使滤瓶中压力降低，滤液则在负压吸引下流入滤瓶。

3. 过滤完毕，迅速将滤瓶中的过滤液分装到无菌容器中保存。

（三）注意事项

1. 选择除菌方法时应注意滤菌器一般不能除去病毒、L 型细菌、支原体及衣原体等微生物。

2. 多数滤菌器经高压蒸汽灭菌后可重复使用。但滤膜滤器多为一次性的。

第四章 常用培养基与试剂的配制

本章将对病原生物学实验中常用的各种培养基、试剂的配制方法及其主要用途进行较为全面的介绍，以方便读者系统学习及查阅。

第一节 常用培养基的配制

一、营养肉汤培养基

（一）配制方法

将去筋膜和脂肪的新鲜牛肉末 500g 加蒸馏水 1000mL 混匀，置 4℃冰箱内浸泡过夜。次日加热煮沸 30 分钟，加热过程中不宜过分搅拌，以免产生过多的细小微粒。过滤后，在滤液中加入蛋白胨 10g、氯化钠 5g、磷酸氢二钾 1g，补足水分至 1000mL，并调整 pH 值至 7.6。再次加热 10 分钟，过滤至滤液清亮。常规高压蒸汽灭菌后备用。

也可用牛肉膏等试剂配制，具体配方如下：牛肉膏（或牛肉浸粉）3g、蛋白胨 10g、氯化钠 5g、蒸馏水 1000mL。

（二）用途

营养肉汤培养基主要用于如产气肠杆菌、大肠埃希菌、伤寒沙门菌、表皮葡萄球菌等生长中不需要特殊营养因子的细菌的增菌培养。

二、血清肉汤培养基

（一）配制方法

将按照上述配方配制好的营养肉汤培养基分装于试管，每管 3mL，常规高压蒸汽灭菌 15 分钟，冷却后置于 4℃冰箱保存备用。临用前，无菌操作于每管肉汤培养基中加入无菌兔血清（或羊血清、牛血清）0.5～1.0mL 即可。

（二）用途

血清肉汤培养基适用于乙型溶血性链球菌、肺炎链球菌等营养要求较高的细菌的培养。

三、蛋白胨水培养基

（一）配制方法

蛋白胨 10g、氯化钠 5g、蒸馏水 1000mL，充分溶解混匀，调节 pH 值至 7.8。过滤后分装于试管，每管 3～4mL，常规高压蒸汽灭菌后备用。

（二）用途

蛋白胨水培养基中不含碳水化合物，主要供吲哚试验使用。通过吲哚指示剂观察液平面是否生成红色的玫瑰吲哚环，以检测细菌对色氨酸的分解利用能力。

四、葡萄糖蛋白胨水培养基

（一）配制方法

蛋白胨 5g、葡萄糖 5g、磷酸氢二钾 5g、蒸馏水 1000mL，充分溶解混匀，调节 pH 值至 7.8。过滤后分装于试管，每管 3～4mL，常规高压蒸汽灭菌后备用。

（二）用途

葡萄糖蛋白胨水培养基主要供甲基红试验和 V—P 试验使用。通过甲基红指示剂和 V—P 指示剂观察细菌对葡萄糖的分解利用情况。

五、单糖发酵培养基

（一）配制方法

将 1% 的 6-溴甲酚紫 1mL 和 10% 的无菌单糖溶液（常用葡萄糖、乳糖、麦芽糖、甘露醇、蔗糖）100mL 加入约 800mL 蛋白胨水中，补足终体积至 1000mL，使单糖的最终浓度为 1%。混匀后分装于加有倒立小管的试管中，每管 3～5mL。在试管壁上分别用不同颜色标记，代表不同的单糖发酵管。常用红、黄、蓝、白、黑分别代表葡萄糖、乳糖、麦芽糖、甘露醇、蔗糖五种单糖。经 115℃ 高压蒸汽灭菌 15 分钟，冷却后置于 4℃ 冰箱保存备用。

（二）用途

单糖发酵培养基主要供糖发酵试验使用。通过培养基的颜色变化观察细菌能否发酵相应的单糖产生酸性代谢产物：培养基颜色为紫色说明细菌不能利用相应单糖，培养基颜色为黄色说明细菌分解了相应单糖并产生了酸性代谢产物。通过观察倒立小管内是否有气泡生成判断代谢产物中是否有气体（产气）。

六、营养琼脂半固体及固体培养基

（一）配制方法

在 100mL pH 值 7.8 的营养肉汤培养基中加入 0.5g 琼脂粉，加热熔化分装于试管中，每管 3mL。常规高压蒸汽灭菌后，直立冷凝即制成营养琼脂半固体培养基。

在 100mL pH 值 7.8 的营养肉汤培养基中加入 2～3g 琼脂粉（视气温而定，气温高则加入 3g），加热熔化分装于烧瓶或试管，常规高压蒸汽灭菌。趁热斜置试管，冷凝后即制成营养琼脂固体斜面培养基。待肉汤琼脂冷却到 50℃～60℃时，无菌操作迅速倾注于无菌培养皿内（每个直径 9cm 培养皿内装 15mL），盖上皿盖后，在桌上轻轻移摇，使肉汤琼脂平铺皿底，冷凝后即制成营养琼脂固体平板。

（二）用途

营养琼脂培养基适宜一般细菌的生长。其中，半固体培养基可用于细菌动力观察、生化反应的检测；固体斜面培养基主要用于菌种的短期保藏，也可用于细菌生化反应的检测；固体平板主要用于细菌的分离纯化、鉴定计数、药物敏感试验等。

七、血琼脂培养基

（一）配制方法

牛肉膏（或牛肉浸粉）3g、蛋白胨 10g、氯化钠 5g、琼脂粉 2g、蒸馏水 1000mL，充分溶解混匀，调节 pH 值至 7.6，制备营养肉汤琼脂。常规高压蒸汽灭菌后备用。将无菌营养肉汤琼脂加热熔化，待冷却至不烫手（45℃～50℃）后，加入 10% 无菌脱纤维兔血或羊血，充分混匀后无菌操作倾注于平板，凝固后备用。

（二）用途

主要用于痰液标本、脓标本等的初次分离培养，以免漏检营养要求较高的细菌；也可用于观察金黄色葡萄球菌、乙型溶血性链球菌、肺炎链球菌等细菌的溶血现象。

八、巧克力血琼脂培养基

（一）配制方法

牛肉膏（或牛肉浸粉）3g、蛋白胨 10g、氯化钠 5g、琼脂粉 2g、蒸馏水 1000mL，充分溶解混匀，调节 pH 值至 7.6，制备营养肉汤琼脂。常规高压蒸汽灭菌后备用。将无菌营养肉汤琼脂加热熔化，待冷却至不烫手（45℃～50℃）后，按 1∶10 比例加入 10% 脱纤维兔血或羊血，边加边混匀。然后置 80℃～90℃ 水浴 15 分钟，取出并立即倾注平板，冷却后置于 4℃ 冰箱保存备用。

（二）用途

血细胞在加热过程中会释放 X 因子和 V 因子等，可满足生长过程中需要这类生长因子的脑膜炎奈瑟菌、淋病奈瑟菌、流感嗜血杆菌等营养要求较高的细菌的培养。

九、平板计数琼脂

（一）配制方法

胰蛋白胨 5g、酵母粉 2.5g、葡萄糖 1g、琼脂粉 15g、蒸馏水 1000mL，充分溶解混匀，调节 pH 值至 7.4。常规高压蒸汽灭菌后，无菌操作倾注于平板。

（二）用途

适用于细菌的平板计数。

十、醋酸铅培养基

（一）配制方法

将醋酸铅 0.5g、硫代硫酸钠 0.25g 溶于 500mL 无菌蒸馏水中，煮沸 15 分钟后，与熔化的肉汤琼脂 500mL 混匀，分装于试管中，每管 3～4mL。115℃ 高压蒸汽灭菌 10 分钟，冷却后直立置于 4℃ 冰箱保存备用。

（二）用途

主要供硫化氢生成试验使用。通过观察培养基内是否有黑褐色的硫化铅生成，检测细菌对培养基中含硫氨基酸的分解利用情况。

十一、枸橼酸盐斜面培养基

（一）配制方法

将磷酸二氢铵 1g、磷酸二氢钾 1g、枸橼酸钠 2.3g、硫酸镁 0.2g 及氯化钠 5g 溶解于 1000mL 蒸馏水中，调节 pH 值至 6.8。加入琼脂粉 20g 和 0.5％溴麝香草酚蓝乙醇溶液 20mL 作指示剂，加热熔化后分装于试管中，每管 3～5mL。常规高压蒸汽灭菌后制成斜面，冷却后置于 4℃ 冰箱保存备用。

（二）用途

主要供枸橼酸盐利用试验使用。通过观察细菌在斜面上的生长情况及培养基中指示剂的颜色变化，判断细菌能否分解利用铵盐和枸橼酸盐作为唯一的氮源和碳源。

十二、双糖铁培养基

（一）配制方法

将牛肉膏（或牛肉浸粉）5g、蛋白胨 10g、氯化钠 5g、硫代硫酸钠 0.5g、硫酸亚铁铵 5g、葡萄糖 1g 和乳糖 10g 加入 1000mL 蒸馏水中，混合均匀并加热溶解后，调节 pH 值至 7.8。再加入琼脂粉 10g，煮沸熔化后加入酚红 0.25g，充分溶解混匀后分装于试管中，每管 8mL。115℃ 高压蒸汽灭菌 15 分钟，取出后趁热斜放，冷却后就制成了高层斜面，置于 4℃ 冰箱保存备用。

（二）用途

主要用于肠道致病菌的鉴定。该培养基中乳糖与葡萄糖的比例为 10：1，若细菌能分解两种糖，因产酸量多，整个培养基将由红变黄；若细菌只分解葡萄糖，因产酸量少，斜面表面积大，有机酸易挥发氧化，则培养基底部变黄而斜面仍保持红色。此外，该培养基中还含有亚铁离子，可与硫化氢生成黑色沉淀，所以利用此培养基还能观察到某些细菌分解含硫氨基酸产生硫化氢的情况。有时在培养基底部还可观察到某些细菌分解糖产生气体的情况。

十三、S−S 琼脂培养基

（一）配制方法

将牛肉膏（或牛肉浸粉）5g、蛋白胨 5g、乳糖 10g、枸橼酸钠 14g、胆盐 10g、硫代硫酸钠 10g 和枸橼酸铁 0.5g 加入 1000mL 蒸馏水中，加热混匀后，调节 pH 值至 7.2。115℃ 高压蒸汽灭菌 15 分钟，待冷却至 70℃ 左右，再加入琼脂 18g、0.5％中性红溶液 4.5mL 及 0.1％煌绿溶液 0.33mL，混匀后再冷却至 55℃左右（不烫手），立即倾注于平板，冷却后置于 4℃冰箱保存备用。

（二）用途

S-S 琼脂培养基为肠道致病菌的选择鉴别培养基，主要用于分离肠道致病性沙门菌属和志贺菌属的细菌。

该培养基的选择作用体现在煌绿可抑制球菌的生长，而胆盐、枸橼酸钠、硫代硫酸钠可抑制革兰氏阳性细菌和大多数大肠埃希菌的生长，从而有助于肠道致病菌的生长。培养基的鉴别作用体现在不发酵乳糖的沙门菌和志贺菌属细菌，在平板上形成的菌落不着色，呈半透明状；大肠埃希菌能发酵乳糖，产生的酸性代谢产物能促使胆盐沉淀，胆盐与中性红结合后，使菌落呈红色，在培养基中形成红色成片的乳浊状沉淀；某些变形杆菌和沙门菌属细菌还能分解含硫氨基酸产生硫化氢，从而菌落中心呈黑色。另外，培养基中的枸橼酸铁能中和中性红的毒性作用，并能与硫代硫酸钠一起作为还原剂，避免某些细菌产生的硫化氢被氧化。细菌在 S-S 琼脂培养基平板上生长后，会分解培养基中的蛋白质产生氨等碱性代谢产物，使培养基 pH 值升高，培养基由红变黄。

十四、伊红-亚甲蓝琼脂培养基

（一）配制方法

将 2％无菌蛋白胨水琼脂 100mL 熔化，待其冷却至 60℃左右，加入 20％无菌乳糖溶液 5mL、0.5％无菌亚甲蓝溶液 1mL 及 2％无菌伊红溶液 2mL，混匀后倾注于平板。冷却后置于 4℃冰箱保存备用。

（二）用途

主要用于肠道杆菌的分离鉴定。大肠埃希菌能发酵乳糖，产生的酸可使伊红与亚甲蓝结合，从而菌落呈现紫黑色的金属光泽；而大多数肠道致病菌不发酵乳糖，其菌落多呈粉红色或无色半透明状。此外，该培养基中加入的伊红、亚甲蓝不仅可作为指示剂，还有抑制革兰氏阳性杆菌生长的作用。

十五、乳糖胆盐蛋白胨培养基（麦康凯琼脂）

（一）配制方法

将蛋白胨 20g、胆盐 5g、琼脂粉 20g 溶解于 1000mL 蒸馏水中，调节 pH 值至 7.3～7.5，然后加入 1％中性红溶液 7.5mL，混匀。115℃高压蒸汽灭菌 15 分钟，待冷却至 60℃左右即可倾注于平板，冷却后置于 4℃冰箱保存备用。

（二）用途

主要用于饮用水、奶制品和临床标本中大肠埃希菌和肠道致病菌的分离。

十六、中国蓝蔷薇酸培养基

（一）配制方法

将2％无菌蛋白胨水琼脂100mL熔化后，待冷却至60℃左右，加入20％无菌乳糖溶液100mL、1％中国蓝溶液0.5mL和1％蔷薇酸乙醇溶液1mL，混匀后倾注于平板。冷却后置于4℃冰箱保存备用。

（二）用途

该培养基为肠道致病菌的弱选择性培养基，培养基中的蔷薇酸只对革兰氏阳性菌有一定抑制作用，主要用于分离肠道致病性沙门菌属和志贺菌属的细菌。该培养基对pH值的要求较高，中国蓝在碱性环境时呈红色，在酸性环境时呈蓝色；蔷薇酸在碱性环境时呈红色，在酸性环境时呈黄色。因此，制备好的中国蓝蔷薇酸培养基呈淡紫色。

十七、碱性胆盐琼脂培养基

（一）配制方法

将蛋白胨20g、氯化钠5g、胆盐2.5g溶解于1000mL蒸馏水中，调节pH值至8.2～8.4，再加入20g琼脂粉。常规高压蒸汽灭菌15分钟，待冷却至60℃左右时倾注于平板，冷却后置于4℃冰箱保存备用。

（二）用途

主要用于分离嗜碱性的霍乱弧菌和El-Tor弧菌。

十八、吕氏（Loeffler）血清培养基

（一）配制方法

将3份兔或牛血清与1份无菌1％葡萄糖肉浸汤（pH值7.4）混匀，分装于试管，每管4mL，80℃～90℃加热约2小时，使其完全凝固。再间歇灭菌3次，冷却后置于4℃冰箱保存备用。

（二）用途

主要用于白喉棒状杆菌的传代、分离培养及鉴定。白喉棒状杆菌在这种培养基上生

长较快，且有利于白喉棒状杆菌异染颗粒的形成。

十九、亚碲酸钾血琼脂培养基

（一）配制方法

先将无菌琼脂基础培养基 100mL 加热熔化，待冷却至 60℃时加入无菌脱纤维兔血（或羊血）10mL 和 1%无菌亚碲酸钾溶液 2mL，混匀后倾注于平板。冷却后置于 4℃冰箱保存备用。

（二）用途

主要用于白喉棒状杆菌的鉴别培养。白喉棒状杆菌能将培养基中的碲盐还原为碲，从而使菌落呈黑色。

二十、改良罗氏（Lowenstein-Jensen）培养基（鸡蛋培养基）

（一）配制方法

将无水磷酸二氢钾 0.96g、硫酸镁（MgSO$_4$·7H$_2$O）0.048g、枸橼酸镁 0.12g、天门冬素 0.72g 和中性甘油 2.4mL 溶解于无菌蒸馏水 30mL。马铃薯粉 6.0g 热溶解于无菌蒸馏水 70mL 并过滤，待冷却后与前述液体混合。再加入充分打散的新鲜全鸡蛋液 100mL 和 4.1%孔雀绿溶液 8mL，混匀后分装于试管，每管 10mL。80℃～90℃加热充分固定后，间歇灭菌 3 次，冷却后置于 4℃冰箱保存备用。

（二）用途

主要用于结核分枝杆菌的培养。培养基中的孔雀绿能抑制其他杂菌的生长，并使制备好的培养基呈现淡绿色。由于结核分枝杆菌的培养时间较长，制备好的培养基内应有一定量的凝固水。

二十一、苏通（Sauton）培养基

（一）配制方法

将天门冬素 4g、枸橼酸 2g、磷酸氢二钾 0.5g、硫酸镁（MgSO$_4$·7H$_2$O）0.5g、枸橼酸铁铵 0.05g 加热溶解于 940mL 蒸馏水中。再加入甘油 60mL，并补足水分，调节 pH 值至 7.0，混匀后分装于试管，每管 10mL。常规高压蒸汽灭菌 20 分钟，冷却后置于 4℃冰箱保存备用。

（二）用途

该培养基为结核分枝杆菌的常用液体培养基，主要用于结核分枝杆菌表面生长现象的观察，也是用于生产卡介苗和结核菌素（PPD）的培养基。

二十二、曲氏培养基（Tudeau 培养基）

（一）配制方法

将马铃薯粉 100g、甘油 30mL 加入 500mL 蒸馏水中，混匀后常规高压蒸汽灭菌 20 分钟。再加入无菌的新鲜全鸡蛋液 500mL 和 2％孔雀绿溶液 5mL，充分混匀后分装于试管，每管 10mL。间歇灭菌 3 次，冷却后置于 4℃冰箱保存备用。

（二）用途

主要用于结核分枝杆菌的培养。

二十三、脑心浸液血琼脂培养基（BHI 培养基）

（一）配制方法

将 BHI 干粉 37g（含牛脑提取物 0.77％、牛心提取物 0.98％、胨胨 1.0％、葡萄糖 0.2％、氯化钠 0.5％、磷酸氢二钠 0.25％）和琼脂 20g 溶解于 1000mL 蒸馏水中，115℃高压蒸汽灭菌 15 分钟，待冷却至不烫手（45℃～50℃）后，再加入 10％无菌脱纤维兔血（或羊血），混匀后倾注于平板，冷却后置于 4℃冰箱保存备用。

（二）用途

主要用于培养厌氧菌及某些营养要求较高的需氧菌如流感嗜血杆菌等，也可用于酵母和丝状真菌的培养。

二十四、疱肉培养基

（一）配制方法

将制备牛肉浸液时剩下的牛肉渣约 1g 装入试管中，然后加入 pH 值 7.4～7.6 的牛肉浸液 10～15mL。常规高压蒸汽灭菌 20 分钟，冷却后置于 4℃冰箱保存备用。

（二）用途

主要用于专性厌氧菌的培养。培养基中的牛肉渣含有不饱和脂肪酸，能吸收溶解于牛肉浸液中的 O_2。肉渣中的氨基酸有还原作用，能使培养基中的氧化还原电势处于较低水平，有利于专性厌氧菌的生长。进行厌氧菌培养时，通常要在疱肉培养基表面加入熔化的甘油，使培养基与外界空气隔绝，保证培养基的厌氧环境。

二十五、牛乳培养基

（一）配制方法

先将新鲜脱脂牛乳煮沸 15～20 分钟，冷却后置于 4℃冰箱内 2 小时。无菌吸管吸取下层脱脂牛乳，将其转移到另一无菌容器内。再在脱脂牛乳 100mL 中加入 1.6％溴甲酚紫指示剂 0.1mL，混匀后分装于无菌试管内，每管 6～8mL。间歇灭菌 3 次，冷却后置于 4℃冰箱保存备用。

（二）用途

主要用于观察产气荚膜梭菌的汹涌发酵实验。

二十六、L 型细菌培养基

（一）配制方法

将蛋白胨 2g、氯化钠 4g、琼脂 0.8g 加入 100mL 牛肉浸液中，加热溶解，调节 pH 值至 7.5～7.7。再加入明胶 3g，115℃高压蒸汽灭菌 15 分钟。灭菌后的培养基立即摇匀，避免明胶凝固于瓶底，待其冷却至 60℃左右立即倾注于平板，冷却后置于 4℃冰箱保存备用。

（二）用途

用于培养细菌的 L 型菌株。

二十七、支原体培养基

（一）配制方法

将氯化钠 5g、蛋白胨 10g、酵母浸膏 3g、琼脂粉 14g 加入 1000mL 牛心浸液中，加热溶解后，调节 pH 值至 7.6。115℃高压蒸汽灭菌 20 分钟，取出后冷却至 80℃，再加入已灭菌的 20％葡萄糖溶液 5mL、醋酸铊 2.5mL 及青霉素 G 0.5mL。继续冷却至 50℃左右，再加入小牛血清 20mL，混匀后立即倾注于平板。待琼脂冷却凝固后，将平板置于 4℃冰箱保存备用。

（二）用途

主要用于支原体的分离培养。

二十八、科索夫（Korthof）培养基

（一）配制方法

将蛋白胨 0.8g、氯化钠 1.4g、氯化钾 0.04g、碳酸氢钠 0.02g、磷酸氢二钠 0.96g、磷酸二氢钾 0.18g 加入 1000mL 蒸馏水中，加热溶解，调节 pH 值至 7.2～7.4。常规高压蒸汽灭菌 20 分钟，待其冷却后加入无菌、灭活的新鲜兔血清 80mL，混匀后分装于试管，冷却后置于 4℃冰箱保存备用。

（二）用途

主要用于钩端螺旋体的分离培养。

二十九、玉米琼脂培养基

（一）配制方法

将玉米粉 4g 加入 50mL 蒸馏水中，65℃加热 30 分钟。同时将琼脂 1.8g 加入另 50mL 蒸馏水中，加热溶解。再将二者混合，充分混匀后分装于试管，每管 5mL，常规高压蒸汽灭菌 20 分钟，冷却后置于 4℃冰箱保存备用。

（二）用途

主要用于白假丝酵母的培养，有利于其形成假菌丝和厚膜孢子。

三十、沙保（Sabouraud）培养基

（一）配制方法

将蛋白胨 10g、琼脂 20g 加入 700mL 蒸馏水中，加热溶解。同时将葡萄糖 40g 加入另 300mL 蒸馏水中，加热溶解。将上述两种溶液趁热混匀，115℃高压蒸汽灭菌 20 分钟，制成琼脂斜面。冷却后置于 4℃冰箱保存备用。

（二）用途

主要用于真菌的分离培养。

三十一、LB 液体培养基

（一）配制方法

将蛋白胨 10g、酵母提取物 5g、氯化钠 10g 加入 500mL 蒸馏水中，加热溶解，并调节 pH 值至 7.4，再加蒸馏水定容至 1000mL。常规高压蒸汽灭菌 20 分钟，冷却后置于 4℃冰箱保存备用。

（二）用途

用于分子生物学实验中工程菌（主要是大肠埃希菌）的复苏及扩增。

三十二、洛克（Locke）液鸡蛋血清培养基

（一）配制方法

洛克液：先将氯化钠 8g、氯化钾 0.2g、氯化钙 0.2g、氯化镁 0.2g、磷酸氢二钠 2g、磷酸二氢钠 0.4g、磷酸二氢钾 0.4g 加入 1000mL 蒸馏水中，充分溶解制成洛克液，常规高压蒸汽灭菌备用。

再将 4 个鸡蛋在无菌条件下用玻珠瓶充分打散并过滤，在鸡蛋滤液中加入 50mL 配制好的洛克液，混匀后分装于试管，每管 5mL，间歇灭菌 3 次，制成斜面固体培养基。将经热灭活的马血清与洛克液以 1∶8 比例混合，临用时加于上述固体培养基上层即可。

（二）用途

主要用于各种阿米巴原虫的培养，也可用于蓝氏贾第鞭毛虫、毛滴虫、结肠小袋纤毛虫等肠道原虫的培养。

三十三、NNN（Novy－MacNeal－Nicolle）培养基

（一）配制方法

将琼脂粉 14g、氯化钠 6g 加入 900mL 蒸馏水中，加热溶解。常规高压蒸汽灭菌，待冷却至不烫手（50℃～60℃）加入无菌脱纤维兔血 300mL，手搓混匀避免产生气泡。然后以 35°～45°斜角迅速置于冰上，使其快速凝固形成斜面。可在培养基的凝集水中直接进行利什曼原虫前鞭毛体的培养，也可在培养基上层加入洛克液进行培养。

（二）用途

用于利什曼原虫前鞭毛体的培养。

三十四、营养琼脂双相培养基

（一）配制方法

该培养基主要包括固体培养基和液体培养基两部分，还需添加血清、米粉和抑制细菌生长的青霉素、链霉素。

固体培养基：将牛肉浸膏 3g、琼脂 15g、蛋白胨 5g 加入 1000mL 洛克液中，加热溶解后分装于试管，每管 5mL，常规高压蒸汽灭菌后，制成固体斜面培养基备用。

液体培养基为洛克液。

临用前，在每只固体斜面培养基中加入液体培养基 4.5mL，同时还需要添加无菌兔血清（或牛血清）0.5mL、无菌米粉 20mg（经 180℃ 干烤 3 次）、青霉素 2000～100000U 和链霉素 2mg，即制成营养琼脂双相培养基。

（二）用途

主要用于溶组织内阿米巴的培养和保种。

三十五、肝浸液培养基

（一）配制方法

将新鲜的牛或兔肝 150g 研碎后加入 1000mL 蒸馏水中，置于 4℃ 冰箱内过夜，纱布过滤至澄清。补足水分至 1000mL，制成 15％肝浸液。再将蛋白胨 20g、氯化钠 5g、半胱氨酸盐酸盐 2g、麦芽糖 10g 加入上述肝浸液中，加热溶解，调节 pH 值至 5.6～5.8。分装于试管，每管 8mL，常规高压蒸汽灭菌 20 分钟，冷却后置于 40℃ 冰箱保存备用。临用前将培养基加热熔化，再加入无菌血清 2mL 即可使用。

（二）用途

主要用于培养人毛滴虫。

三十六、弓形虫培养基

（一）配制方法

将乳蛋白水解物 5mL、小牛血清 30mL 加入 965mL Hands 液中，再加入青霉素 100000U 及链霉素 10mg。

（二）用途

主要用于弓形虫的培养。

第二节 常用试剂的配制

一、常用抗生素的用量及用途

常用抗生素的用量及用途见表 4-1。

表 4-1 常用抗生素的用量与用途

抗生素	浓度（/mL）		用途	
	范围	常用浓度	真菌	细菌
青霉素 G	10~1000U	100U		＋
链霉素 G	10~1000μg	100μg		＋
庆大霉素	10~200μg	50μg		＋
卡那霉素	10~1000μg	100μg		＋
多黏菌素	10~1000μg	50μg		＋
四环素	5~50μg	10μg		＋
红霉素	10~100μg	10μg		＋
两性霉素	1~50μg	3μg	＋	
制霉菌素	1~50U	50U	＋	

注：＋表示有抗菌作用。

二、常用保存液的配制

（一）二甲亚砜（DMSO）保存液

1. 配制方法。无菌条件下将 DMSO 10mL、DMEM 70mL 与新生小牛血清 20mL 混匀即可。

2. 用途。用于组织细胞的保存及运输。

（二）甘油（丙三醇）保存液

1. 配制方法。先将甘油高压蒸汽灭菌，再在无菌条件下将甘油 10mL 与 DMEM 70mL、新生小牛血清 20mL 混匀即可。

2. 用途。用于组织细胞的保存及运输。

三、常用染色液的配制

（一）革兰氏染色液

1. 配制方法。

（1）初染色液：先将 2g 结晶紫溶于 95％乙醇 20mL 中制成结晶紫乙醇饱和液。取上述结晶紫乙醇饱和液 20mL 与 1％草酸铵溶液 80mL 混合，放置 24 小时后过滤。

（2）媒染色液：先将碘 1g 溶于少量蒸馏水中，再加入碘化钾 2g，待其完全溶解后，补足蒸馏水至 300mL，储存于棕色瓶中备用。

（3）脱色液：95％乙醇。

（4）复染色液：先将碱性复红 1g、95％乙醇 10mL 加入 5％石炭酸溶液 90mL 中，混匀，制成石炭酸复红乙醇饱和液。取上述石炭酸复红乙醇饱和液 10mL，加入蒸馏水 90mL 中，混匀即制成稀释石炭酸复红染色液。

2. 用途。用于细菌的革兰氏染色。革兰氏染色能将革兰氏阳性菌染成紫色、革兰氏阴性菌染成红色，有利于细菌的鉴别。

（二）木耳氏（Muir）染色液

1. 配制方法。

（1）初染色液：碱性复红 1g、95％乙醇 10mL、5％石炭酸溶液 90mL 混匀即可。

（2）媒染色液：将 20％鞣酸 100mL、10％钾明矾（$KAlSO_4 \cdot 12H_2O$）250mL、7％饱和氯化汞 100mL 混匀即可。

（3）脱色液：95％乙醇。

（4）复染色液：将碱性亚甲蓝 0.3g 加入 95％乙醇 30mL 中，待完全溶解后再加入 0.01％氢氧化钾溶液 100mL，混匀即可。

2. 用途。主要用于细菌荚膜的染色。该染色液可将细菌菌体和荚膜分别染成红色和蓝色，有利于细菌特殊结构——荚膜的观察。

（三）Hiss（硫酸铜）法染色液

1. 配制方法。

（1）碱性复红染色液：碱性复红乙醇饱和液 5mL 与蒸馏水 95mL 混匀即可。

（2）20％硫酸铜水溶液。

2. 用途。主要用于细菌荚膜的负染。Hiss 法可将细菌菌体和背景染成红色，荚膜染成蓝色或无色，有利于细菌特殊结构——荚膜的观察。

（四）鞭毛染色液

1. 配制方法。

（1）甲液：将 20％钾明矾（$KAlSO_4 \cdot 12H_2O$）20mL、5％石炭酸 50mL、20％鞣

酸 20mL 混匀即可。

（2）乙液：复红乙醇饱和液。

（3）临用前将甲液与乙液按 9∶1 的比例混合并过滤，放置 6 小时即可使用。

2. 用途。主要用于细菌鞭毛的染色。该染色液可将细菌菌体和鞭毛均染成红色，并使鞭毛增粗，有利于细菌特殊结构——鞭毛的观察。

（五）Moeller 芽孢染色液

1. 配制方法。

（1）初染色液：将碱性复红 1g、95％乙醇 10mL、5％石炭酸溶液 90mL 混匀即可。

（2）处理液：5％亚硫酸钠。

（3）复染色液：先将 0.3g 碱性亚甲蓝加入 95％乙醇 30mL 中，待其完全溶解后再加入 0.01％氢氧化钾溶液 100mL，混匀即可。

2. 用途。主要用于细菌芽孢的染色。该染色法可将细菌菌体和芽孢分别染成蓝色和红色，有利于细菌特殊结构——芽孢的观察。

（六）Scharffer—Fulton 芽孢染色液

1. 配制方法。

（1）甲液：5％孔雀绿溶液。

（2）乙液：0.5％番红溶液。

2. 用途。主要用于细菌芽孢的染色。该染色液可将细菌菌体和芽孢分别染成红色和绿色，有利于细菌特殊结构——芽孢的观察。

（七）齐尔—尼尔森（Ziehl—Neelsen）抗酸染色液

1. 配制方法。

（1）初染色液：将碱性复红 1g、95％乙醇 10mL、5％石炭酸溶液 90mL 混匀即可。

（2）脱色液：将浓盐酸 3mL 加入 95％乙醇 97mL 中，配制成 3％盐酸乙醇。

（3）复染色液：将亚甲蓝 0.3g 加入 95％乙醇 30mL 中，待其完全溶解后，再加入 0.01％氢氧化钾溶液 100mL，混匀即可。

2. 用途。主要用于分枝杆菌属细菌的染色。该染色法可将结核分枝杆菌、耻垢分枝杆菌、麻风分枝杆菌等抗酸菌染成红色，其他细菌染成蓝色，有利于分枝杆菌属细菌的鉴别。

（八）潘本汉（Panpenhein）染色液

1. 配制方法。

（1）初染色液：将碱性复红 1g、95％乙醇 10mL、5％石炭酸溶液 90mL 混匀即可。

（2）复染色液：先将蔷薇酸 1g 完全溶解于无水乙醇 100mL 中，再加入亚甲蓝 2g 混匀。将上述溶液在室温下放置 4 天左右，待亚甲蓝充分溶解后，过滤，最后加入甘油 20mL，混匀即可。

2. 用途。主要用于结核分枝杆菌和其他分枝杆菌（如耻垢分枝杆菌、麻风分枝杆菌）的鉴别。该染色法可将结核分枝杆菌染成红色，耻垢分枝杆菌和麻风分枝杆菌染成蓝色。

（九）苏丹黑 B 染色液

1. 配制方法。

（1）苏丹黑 B 染色液：将苏丹黑 B 0.3g 溶于 70％乙醇 100mL 中，混匀即可。

（2）0.5％番红 O 染色液：将氯化番红 O 0.5g 溶于 100mL 蒸馏水中，混匀即可。

2. 用途。主要用于细胞内军团菌的染色。该染色液可使细胞内亲苏丹黑的颗粒染成深蓝黑色，细菌染成红色，有利于观察胞内寄生的军团菌。

（十）Blander 镀银染色液

1. 配制方法。

（1）A 液：将鞣酸 5g、三氯化铁 1.5g 溶于蒸馏水 100mL 中，再加入 1％氢氧化钠 1mL、15％甲醛 2mL，混匀后过滤即可。

（2）B 液：先将硝酸银 2g 加入蒸馏水 100mL 中，待其溶解后，再滴加 10％氨水，边加边搅拌，直至液体变为白色云雾状为止。

2. 用途。螺旋体染色常用 Blander 镀银染色法。该法可将螺旋体染成棕色或黑色，其他成分染成黄褐色，有利于螺旋体的观察。

（十一）Albert 染色液

1. 配制方法。

（1）甲液：将碱性亚甲蓝 0.15g、孔雀绿 0.2g 溶于 95％乙醇 2mL 中，再加入冰醋酸 1mL 和蒸馏水 100mL，静置 24 小时后过滤即可。

（2）乙液：将碘 2g 和碘化钾 3g 溶于 300mL 蒸馏水中，混匀即可。

2. 用途。主要用于白喉棒状杆菌异染颗粒的染色。该染色液可将菌体染成蓝绿色，将异染颗粒染成深蓝色。

（十二）乳酸—酚—棉蓝染色液

1. 配制方法。先将石炭酸结晶 20g、乳酸 20mL 和甘油 40mL 溶解于蒸馏水 20mL 中，再加入棉蓝 0.05g，待其充分溶解后，混匀过滤即可。

2. 用途。主要用于真菌的染色。该染色液可将真菌菌丝染成淡蓝色，而背景不着色，有利于丝状真菌的形态及结构观察。

（十三）刚果红染色液

1. 配制方法。将刚果红 2g 溶于蒸馏水 100mL 中，混匀即配成 2％刚果红染色液。

2. 用途。刚果红染色属于负染色法，主要用于观察某些真菌（如新型隐球菌）的荚膜。该染色液可将真菌菌体和背景染成红色，荚膜不着色，在显微镜下呈一透明圈。

（十四）卡红染色液

1. 配制方法。将卡红 3g 和冰醋酸 10mL 加入钾明矾（KAlSO$_4$·12H$_2$O）饱和液 100mL 中，混匀后置于 37℃孵箱过夜即可。

2. 用途。主要用于绦虫孕节的观察和计数。

（十五）福氏苏木素快速染色液

1. 配制方法。

（1）苏木素染色液：将苏木素粉 10g 加入 95％乙醇 100mL 中，混合后室温下放置 6～8 周，待苏木素完全氧化成苏木红，再稀释 10 倍，将其配成 5g/L 苏木素染色液。

（2）肖氏固定液：将氯化汞饱和溶液 66mL、95％乙醇 33mL 和冰醋酸 5mL 混匀即可。

（3）媒染色液：将硫酸铁铵 2g 加入蒸馏水 100mL 中，混匀即可。

（4）脱水液：包括 70％碘乙醇、70％乙醇和 50％乙醇三种脱水液。

2. 用途。主要用于粪便标本中原虫的染色。该染色液可将原虫细胞质染成褐色，将细胞核、包囊内的拟染色体、大滋养体里的红细胞染成黑色，糖原呈空泡状。

（十六）瑞氏（Wright）染色液

1. 配制方法。将瑞氏染剂粉 0.5g 和甘油 3mL 放入研钵内，充分研磨，然后加入少量甲醇，继续研磨后倒入棕色玻璃瓶内。再分几次用甲醇洗净研钵内染色液，倒入棕色玻璃瓶内，直至 97mL 甲醇用完。充分摇匀，放置 1～2 周后过滤使用。急用时，也可放置 24 小时后过滤使用。

2. 用途。主要用于细胞染色或血液标本中疟原虫的染色。该染色液可将细胞质染成蓝色，将细胞核和细胞内的疟原虫染成紫红色。

（十七）姬姆萨（Giemsa）染色液

1. 配制方法。将姬姆萨染剂粉 1g 放入研钵中，先加少量甘油充分研磨，再逐渐加入甘油研磨，直至加完 50mL 甘油为止，倒入棕色玻璃瓶中。分几次用甲醇冲洗研钵中遗留的染料，倒入棕色玻璃瓶内，直至 50mL 甲醇用完。充分摇匀，放入 65℃恒温箱 24 小时或室温放置 1 周后，过滤使用。

2. 用途。主要用于细胞染色或血液标本中疟原虫的染色。该染色液可将细胞质染成粉红色，将细胞核和细胞内的疟原虫染成紫红色或蓝紫色。

（十八）四氮唑盐茚三酮染色液

1. 配制方法。

（1）0.2％ 2,3,5-三苯基氯化四氮唑（TTC）：将 TTC 0.2g 加入 100mL 蒸馏水中，混匀即可。

（2）2.7％琥珀酸钠溶液：琥珀酸钠 2.7g 加入双蒸水 100mL 中溶解。

（3）0.1mol/L 磷酸盐缓冲液（pH 值 7.6）：先将 $NaH_2PO_4 \cdot H_2O$ 27.6g 溶于蒸馏水 1000mL 中制成 0.2mol/L 磷酸二氢钠溶液备用，再将 $Na_2HPO_4 \cdot 7H_2O$ 53.6g 溶于蒸馏水 1000mL 中制成 0.2mol/L 磷酸氢二钠溶液备用，最后取上述制备好的 0.2mol/L 磷酸二氢钠水溶液 13mL 和 0.2mol/L 磷酸氢二钠水溶液 87mL 混合即成。

（4）0.2％茚三酮水溶液：茚三酮 2g 加入乙醇 100mL 中溶解。

2. 用途。主要用于血吸虫卵的染色。该染色液可将活虫卵染成紫色、紫红色或蓝紫色，将近期变性虫卵染成蓝灰色，远期变性虫卵不着色。

四、常用消毒液的配制

（一）75％乙醇

1. 配制方法。按照体积比为 7∶3 的比例配制，70mL 的无水乙醇加 30mL 双蒸水即可。

2. 用途。75％乙醇是一种应用广泛的中效消毒液，能快速有效地杀灭多种微生物，包括细菌繁殖体、真菌、结核分枝杆菌、某些亲脂性的病毒（如单纯疱疹病毒、流感病毒、牛痘病毒、柯萨奇病毒等）以及抵抗力较强的甲型肝炎病毒、乙型肝炎病毒等。但 75％乙醇不能杀灭细菌芽孢和灭活某些抵抗力较强的病毒。目前 75％乙醇主要用于手及皮肤的消毒、物体表面的消毒及一些医用器具的消毒。

（二）碘酒（碘酊）

1. 配制方法。先将碘 20g、碘化钾 15g 溶于蒸馏水 480mL 中，再用 95％乙醇或异丙醇定容至 1000mL 即可。

2. 用途。碘酒是一种古老的广谱消毒液，以游离碘及有效碘作为杀菌形式，其杀菌作用主要依靠对蛋白的沉淀作用和强大的氧化能力。除了可杀灭细菌繁殖体、结核分枝杆菌、真菌外，还可在 2 分钟内杀灭多种细菌（如炭疽芽孢杆菌、枯草芽孢杆菌、破伤风芽孢梭菌等）芽孢。碘酒也是一种良好的病毒灭活剂，100mg/L 碘酒可完全灭活 Polio 病毒、甲型肝炎病毒等肠道病毒，10g/L 碘酒可在 15 分钟内完全破坏乙型肝炎病毒表面抗原（HBsAg）。碘酒主要用于皮肤的消毒和某些医疗器械的紧急灭菌处理，游离碘还可用于饮用水及餐具的消毒，低浓度的碘酒（500～1000mg/L）还可用于口腔及其他部位的黏膜消毒。

（三）碘伏

1. 配制方法。将聚维酮碘（PVP－I）1g 溶于少量蒸馏水中混匀，加蒸馏水定容至 100mL 即可。

2. 用途。碘伏是碘与表面活性剂（载体）及增溶剂（碘化钾）形成的不定型的络合物，本质上是一种含碘的表面活性剂。碘伏主要通过游离碘的碘化作用和表面活性剂对细胞外层结构的破坏来杀灭微生物。碘伏表面活性剂的化合物主要有非离子表面活性剂、阳离子表面活性剂、阴离子表面活性剂三类。非离子表面活性剂对碘增溶性好，制备的有效碘含量高，对皮肤也有较好的湿润和保护作用，其使用也最广泛。碘伏易溶于水和醇，可与水以任何比例混溶，有特殊气味，刺激性较轻微，着色可用水洗掉。碘伏对细菌繁殖体、结核分枝杆菌、病毒等的杀灭作用均较强，但对芽孢杀灭较慢，某些真菌如毛发癣菌和酵母对碘伏也有较强的抵抗力。目前碘伏广泛应用于皮肤消毒、新生儿脐带消毒、污染伤口的处理及黏膜的冲洗消毒等，也可用于饮用水的消毒。

（四）0.5%过氧醋酸

1. 配制方法。过氧醋酸是冰醋酸氧化形成的过氧基分子。市售过氧醋酸的原药含量有多种，0.5%过氧醋酸可根据不同的原药浓度按表4-2进行配制。

表4-2　过氧醋酸百分浓度溶液配制表

原药浓度（%）	0.5%过氧醋酸 1000mL	
	原药用量（mL）	加水量（mL）
20	25	975
18	28	972
16	31	969
14	36	964
12	42	958
10	50	950

2. 用途。0.5%过氧醋酸属于酸性强氧化性消毒液，主要通过氧化细菌细胞壁蛋白改变细胞壁和细胞膜的通透性、破坏细菌的酶系统、改变细胞内的 pH 值等机制杀灭微生物。0.5%过氧醋酸的水溶液、蒸发气体和气溶胶都有良好的杀菌效果，主要用于污染医疗用品（如耐腐蚀物品、体温计、压舌板、透析器、内镜、便器等）、室内空气和救护车等的消毒。

（五）0.1%或 0.3%苯扎溴铵（新洁尔灭）

1. 配制方法。取 50g/L 苯扎溴铵 20mL 或 60mL，用双蒸水分别定容至 1000mL 即配成 0.1%或 0.3%苯扎溴铵。

2. 用途。苯扎溴铵是季铵盐类消毒液，属阳离子表面活性剂，抑菌作用强而杀菌作用弱。苯扎溴铵对一般细菌繁殖体有较好的杀灭作用，对部分亲脂性病毒有灭活作用，对结核分枝杆菌和细菌芽孢均无杀灭作用，但可抑制芽孢的发芽。目前常用 0.1%苯扎溴铵进行黏膜擦拭消毒和伤口冲洗消毒。

（六）3%或 5%煤皂酚（来苏尔）

1. 配制方法。

（1）将甲酚 500g、植物油 173g、氢氧化钠 27g 加入蒸馏水 1000mL 中，混匀制成煤皂酚溶液。

（2）取煤皂酚溶液 60mL 或 100mL，用双蒸水分别定容至 1000mL，即配成 3% 或 5% 煤皂酚。

2. 用途。煤皂酚溶液主要成分为甲酚的三种异构体和肥皂，属中效消毒液，可有效杀灭细菌繁殖体、真菌、结核分枝杆菌和灭活大部分病毒，但不能杀灭细菌芽孢，也不能灭活肝炎病毒。煤皂酚可用于浸泡污染物品和擦拭物体表面及地板等，是过去临床常用的消毒液。因对环境有一定的污染，目前已逐步被一些新型的消毒液取代。

（七）3% 或 10% 过氧化氢溶液

1. 配制方法。将市售的 30% 过氧化氢，用无菌蒸馏水稀释 3 倍或 10 倍即可配制成 3% 或 10% 过氧化氢溶液。因过氧化氢不稳定，容易分解，一般临用前配制。

2. 用途。过氧化氢俗称双氧水，是无色无嗅的水状液体，具有氧化性，对肠道细菌、化脓性球菌等具有一定的杀灭作用，由于其稳定性差，能自发分解释放氧，遇到酶触更是迅速分解释放大量的氧，在用于伤口消毒时，对预防厌氧菌的感染有重要的意义。

（八）2% 碱性戊二醛

1. 配制方法。在 2%（mL/mL）的戊二醛水溶液中加入 0.3%（g/mL）碳酸氢钠，调节 pH 值至 7.5~8.5 即可。如果在其中加入 0.5% 亚硝酸钠，则可起到防腐增效的作用。

2. 用途。戊二醛主要通过破坏细菌蛋白、阻止芽孢壁中的吡啶二羧酸释放、破坏核酸等方式发挥杀菌作用。戊二醛挥发性低，有轻度刺激性气味，在 pH 值 7.0~8.5 时杀菌作用最强。戊二醛属广谱高效消毒液，可有效杀灭各种微生物，已成为不耐高温、不耐腐蚀器械的首选消毒液，广泛用于医院内各种外科器械、仪器、内镜麻醉装置、呼吸机管道、污染物品的消毒等。

（九）2% 氯己定（洗必泰）

1. 配制方法。将 0.2g 氯己定溶于 100mL 异丙醇或乙醇中即可。

2. 用途。氯己定包括醋酸氯己定、盐酸氯己定和葡萄糖酸氯己定三种化合物，属胍类消毒液，无刺激性，腐蚀性低，使用方便。氯己定具有广谱抑菌作用，是一类低效消毒液，主要通过破坏细胞膜、抑制细菌代谢酶系统、直接凝结细胞质而发挥抑菌、杀菌作用，对细菌繁殖体杀灭作用较强，但不能杀灭细菌芽孢、真菌、结核分枝杆菌，也不能灭活乙型肝炎病毒等亲水性病毒。氯己定主要用于皮肤、黏膜的消毒。因杀菌作用有限，一般不用于注射部位和手术部位的皮肤消毒。

（十）甲醛（福尔马林）消毒液

1. 配制方法。将 80g 甲醛溶于 1000mL 水或乙醇中即可。

2. 用途。甲醛是一种无色透明溶液，具有强烈的刺激性气味，穿透力弱，易溶于水和醇，在水溶液中以水合物形式存在，性能稳定，是第一代化学气体消毒液。甲醛杀灭微生物主要通过烷基化作用，其醛基可与微生物蛋白质和核酸中的氨基、羧基、羟基、巯基等发生反应，从而破坏生物分子的活性，达到灭菌的目的。甲醛的消毒方式主要以熏蒸或水（或醇）溶液浸泡为主，水（或醇）溶液可用于污染物品、医疗器械等的浸泡消毒，熏蒸可用于空气和医疗用品的消毒。由于甲醛具有强烈的刺激性气味、对皮肤有损害，使用后应用稀氨溶液尽量清除残余甲醛。

五、常用指示剂与其他试剂的配制

（一）麝香草酚蓝（百里酚蓝）

1. 配制方法。将麝香草酚蓝 0.1g 溶于 20％乙醇 100mL 中，混匀即可。
2. 用途。麝香草酚蓝是一种酸碱指示剂。待测液 pH 值小于 1.2 时，麝香草酚蓝为红色；待测液 pH 值在 1.2~2.8 之间时，麝香草酚蓝由红变黄；待测液 pH 值在 8.0~9.6 时，麝香草酚蓝由黄变蓝。

（二）溴甲酚绿

1. 配制方法。先将溴甲酚绿 0.1g 溶于 0.01mol/L 氢氧化钠 14.3mL 中，再加蒸馏水至 250mL 即可。
2. 用途。溴甲酚绿是一种酸碱指示剂，变色范围 pH 值为 3.8~5.4。当待测液 pH 值达到上述范围时，溴甲酚绿由黄变蓝。

（三）溴酚蓝

1. 配制方法。先将溴酚蓝 0.1g 溶于 0.01mol/L 氢氧化钠 14.9mL 中，再加蒸馏水至 250mL 即可。或者将溴酚蓝 0.1g 溶于 20％乙醇 100mL，混匀即可。
2. 用途。溴酚蓝作为酸碱指示剂，常用于电泳液中的酸碱度指示，变色范围 pH 值为 3.0~4.6。当待测电泳液 pH 值在上述范围内时，溴酚蓝由黄变蓝。

（四）甲基红

1. 配制方法。先将甲基红 0.1g 溶于 95％乙醇 150mL，再加蒸馏水至 250mL 即可。
2. 用途。甲基红是较为常用的酸碱指示剂，变色范围 pH 值为 4.2~6.3。当待测液 pH 值达到上述范围内时，甲基红由红变黄。甲基红也是细菌甲基红试验的检测试剂。

（五）溴甲酚紫

1. 配制方法。先将溴甲酚紫 0.1g 溶于 0.1mol/L 氢氧化钾 18.5mL 中，再加蒸馏水至 250mL 即可。

2. 用途。溴甲酚紫的变色范围 pH 值为 5.2～6.8。当待测液 pH 值在上述范围内时，溴甲酚紫由黄变紫。在细菌的糖发酵试验中常用溴甲酚紫作为指示剂，根据其颜色变化，判断细菌是否分解利用了培养基中的糖。

（六）溴麝香草酚蓝（溴百里酚蓝）

1. 配制方法。先将溴麝香草酚蓝 0.1g 溶于 0.01mol/L 氢氧化钠 16mL 中，再加蒸馏水至 250mL 即可。或者将溴麝香草酚蓝 0.1g 溶于 20％乙醇 100mL 中，混匀即可。

2. 用途。溴麝香草酚蓝的变色范围 pH 值为 6.0～7.6。当待测液 pH 值在上述范围内时，溴麝香草酚蓝由黄变蓝。常用的枸橼酸盐斜面培养基中常用溴麝香草酚蓝作为指示剂，以显示细菌产生的碱性代谢产物。

（七）中性红

1. 配制方法。先将中性红 0.1g 溶于无水乙醇 70mL 中，再加蒸馏水至 250mL 即可。

2. 用途。中性红的变色范围 pH 值为 6.8～8.0。当待测液 pH 值在上述范围内时，中性红由红变黄。

（八）酚红

1. 配制方法。将酚红 0.1g 溶于 0.01mol/L 氢氧化钠 28.2mL 中，再加蒸馏水至 500mL 即可。

2. 用途。酚红是较为常用的酸碱指示剂，其变色范围 pH 值为 6.8～8.4。当待测液 pH 值在上述范围内时，酚红由黄变红。

（九）酚酞

1. 配制方法。将酚酞 0.1g 溶于 60％乙醇 100mL 中即可。

2. 用途。酚酞的变色范围 pH 值为 8.2～10.0。当待测液 pH 值在上述范围内时，酚酞由无色变为红色。

（十）V－P 试剂

1. 配制方法。将 α－萘酚 5g 溶于无水乙醇 100mL 中即配制成 5％ α－萘酚乙醇溶液（甲液），将氢氧化钾 40g 溶于蒸馏水 100mL 中即配制成 40％氢氧化钾溶液（乙液）。

2. 用途。某些细菌能分解葡萄糖产生丙酮酸，并进一步将丙酮酸脱羧成为乙酰甲基甲醇，后者在碱性环境下被空气中的 O_2 氧化成为二乙酰，二乙酰能与培养基中含胍基的精氨酸等结合，形成红色的化合物，即 V－P 试验阳性。α－萘酚可增加 V－P 试验的灵敏度而不影响试验的特异度，同时乙醇也有增强颜色的作用。需要注意的是，在加试剂时，需先加甲液使其先与胍类复合物结合，再加乙液。

（十一）吲哚试剂

1. 配制方法。将对二甲基氨基苯甲醛 2g 溶于 95％乙醇 190mL 中，再加入浓盐酸 40mL 即可。

2. 用途。细菌分解色氨酸可产生吲哚，吲哚与吲哚试剂结合，若能形成红色的玫瑰吲哚，则为细菌吲哚试验阳性。

（十二）格里斯试剂（亚硝酸盐试剂）

1. 配制方法。将对氨基苯磺酸 0.5g 加入 10％稀醋酸 150mL 中，即配制成Ⅰ液；将 α-萘胺 0.1g 先用 10％醋酸 150mL 溶解，再加蒸馏水 20mL，即配制成Ⅱ液。

2. 用途。亚硝酸盐试剂用于检测细菌能否还原硝酸盐为亚硝酸盐。亚硝酸盐能与醋酸作用生成亚硝酸，亚硝酸与对氨基苯磺酸反应生成重氮苯磺酸，重氮苯磺酸能与 α-萘胺反应生成红色的 N-α-萘胺偶氮苯磺酸。

（十三）2％伊红溶液

1. 配制方法。将伊红 Y 2g 溶于蒸馏水 100mL 中即可。

2. 用途。用于配制伊红-亚甲蓝琼脂培养基。伊红为酸性染料，亚甲蓝为碱性染料，两种染料都有抑制革兰氏阳性菌生长的作用。大肠埃希菌分解乳糖产生酸性产物，细菌带正电荷被染上红色，再与亚甲蓝结合使菌落呈黑紫色并带有绿色金属光泽。沙门菌和志贺菌等肠道致病菌不分解乳糖，菌落呈无色或半透明。

（十四）0.5％亚甲蓝溶液

1. 配制方法。将亚甲蓝 0.5g 溶于蒸馏水 100mL 中即可。

2. 用途。同上述 2％伊红溶液。

（十五）2％去氧胆酸钠溶液

1. 配制方法。将去氧胆酸钠 2g 溶于蒸馏水 100mL 中混匀即可。

2. 用途。用于胆汁溶菌试验，是肺炎链球菌与 α-链球菌的鉴别试验。胆汁能促进肺炎链球菌的溶解，使培养液变清亮，肺炎链球菌胆汁溶菌阳性；α-链球菌不能被胆汁溶解，培养液呈混浊状态，α-链球菌胆汁溶菌阴性。

（十六）10％三氯化铁（$FeCl_3$）溶液

1. 配制方法。将 $FeCl_3 \cdot 6H_2O$ 10g 溶于蒸馏水中，并定容至 100mL。过滤除菌后，分装于小瓶，置于 -20℃冰箱保存备用。

2. 用途。用于细菌的苯丙氨酸脱氨酶试验。在细菌菌落滴 4~5 滴 10％三氯化铁溶液，若出现墨绿色，则为苯丙氨酸脱氨酶试验阳性；若不变色，则为阴性。

（十七）0.2mol/L 磷酸缓冲液

配制方法如下。

1. 甲液（0.2mol/L Na_2HPO_4）：将 $Na_2HPO_4 \cdot 2H_2O$ 27.6g 溶于蒸馏水中，并定容至 1000mL。

2. 乙液（0.2mol/L NaH_2PO_4）：将 $Na_2HPO_4 \cdot 2H_2O$ 35.61g 溶于蒸馏水中，并定容至 1000mL。

3. 将甲液和乙液按不同比例混匀，可配制成不同 pH 值的 0.2mol/L 磷酸缓冲液。具体配制比例详见表 4-3。

表 4-3　不同 pH 值的 0.2mol/L 磷酸缓冲液的配制

pH 值	甲液（mL）	乙液（mL）
5.8	8.0	92.0
6.0	12.3	87.7
6.2	18.5	81.5
6.4	26.5	73.5
6.6	37.5	62.5
6.8	49.0	51.0
7.0	61.0	39.0
7.2	72.0	28.0
7.4	81.0	19.0
7.6	87.0	13.0
7.8	91.5	8.5
8.0	94.7	5.3

（邝玉）

第二篇　微生物学基础实验

　　本篇主要介绍观察和研究细菌、病毒、真菌三大类微生物的基础实验技能和经典方法，包括细菌学实验、病毒学实验和真菌学实验三部分。同时，为了满足药学专业学生的需求，还简单介绍了微生物学实验在药学中的应用。

第五章　细菌学基础实验

　　细菌是单细胞的原核细胞型微生物，有广义和狭义两种范畴。广义的细菌泛指包括细菌、放线菌、支原体、衣原体、立克次体及螺旋体在内的各类原核细胞型微生物，狭义的细菌专指其中数量最大、种类最多、最具代表性的细菌，也是本章将要学习的对象。它们形体微小、结构简单、具有细胞壁和原始核质，除核糖体外无其他细胞器。本章将从形态学观察、人工培养、生化鉴定、遗传变异、血清学鉴定、毒力检测、分布检查、消毒灭菌相关实验等方面介绍常用的细菌学研究方法。

第一节　细菌显微观察技术

　　显微镜的问世对微生物学的发展起到了划时代的作用。借助于显微镜，人们可观察到微生物的形态、特殊结构及超微结构。微生物学的进步与显微镜的出现和显微观察技术的发展息息相关。

　　显微镜的种类很多，详见图 5-1，常用的有普通光学显微镜、暗视野显微镜、相差显微镜、荧光显微镜、电子显微镜等。每种显微镜的原理、构造及使用目的不同，使其在微生物学研究方面的作用也不同。在细菌学实验中，应根据实验对象、实验目的及要求，选择不同类型的显微镜。

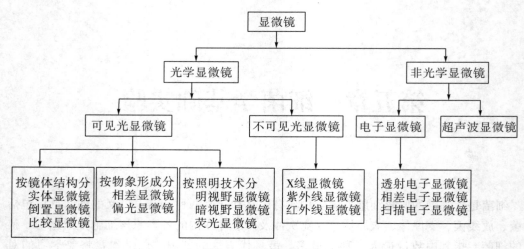

图 5-1　显微镜的分类

普通光学显微镜（light microscope，LM）根据光学透镜成像的原理制成，能将物体放大 1000～2000 倍。以波长 0.4μm 左右的自然光或灯光为光源，在最佳条件下显微镜的分辨率为波长的 1/2，即 0.2μm。细菌个体一般都大于 0.2μm，故通过普通光学显微镜可清楚观察到。普通光学显微镜种类较多，常用的有单筒显微镜、双筒显微镜以及较先进的自带光源和摄影系统的显微镜等。在细菌形态学检查中，普通光学显微镜最为常用。

暗视野显微镜（dark-field microscope）装有一个暗视野聚光器，使光线不能透过聚光器中央，只能从聚光器边缘及未遮暗的部位斜射到标本上，故背景视野黑暗无光。但斜射到菌体上的光线由于散射作用而使菌体发出亮光，反射到物镜内，因此，在黑暗的视野中能清楚观察到发亮的菌体。暗视野显微镜只能看到菌体的存在和运动，不能认清其构造，主要用于观察未染色菌体的形态及运动能力。由于在暗视野中，有些活细胞的外表比死细胞明亮，因此也被用于鉴别各种酵母细胞的活性。

相差显微镜（phase-contrast microscope）利用相差板的光栅作用，改变了直射光的光位相和振幅，把光的位相差异转化为光的强度差异，从而使原来透明的物体表现出明显的明暗差，能比较清楚地观察到活细胞及细胞内的细微结构。相差显微镜弥补了普通光学显微镜很难观察清楚无色透明生物体及暗视野显微镜看不清发光体内部结构的不足，主要用于观察细菌的形态、内部结构、运动方式及繁殖过程，是进行活体标本检查最好的工具。

荧光显微镜（fluorescent microscope）利用高发光效率的点光源，经过滤色系统发出一定波长的光作为激发光，激发标本中的荧光物质发射出各种不同颜色的荧光，再通过物镜和目镜的放大进行观察。其点光源通常采用能发射很强紫外线和蓝紫线的超高压汞灯，凡染有荧光染料的细胞样品可选择性吸收接近紫外线的光线，然后大部分吸收的能量又以低频、长波光的形式辐射，即出现可见的荧光，灵敏度极高，主要用于细胞结构、功能及其化学成分等的研究。

电子显微镜（electron microscope，EM）因利用电子流代替光学显微镜的光束使物体放大成像而得名。以电子流代替光束，其波长与可见光波长相差上万倍，因而分辨率大大提高。用磁性电圈代替光学放大系统，放大倍数可达数万至数十万倍。目前，电子显微镜的分辨率已提高到 0.1~0.2nm，放大倍数已达 100 万倍，可用于观察细菌的超微结构及其他比细菌更微小的微生物。但用电子显微镜观察标本需进行特殊制片，无法观察到活体微生物，因而在细菌的形态学观察中不常使用。

实验 1　普通光学显微镜油镜的使用及维护

【实验目的】

掌握普通光学显微镜油镜的使用及维护方法，熟悉普通光学显微镜的基本结构。

【实验原理】

细菌大小的测量单位是 μm，光学显微镜的油镜可放大 1000 倍，可清楚观察细菌的大小、形态、排列方式等形态学特征。因此，在细菌的形态学观察中，以普通光学显微镜的油镜最常用。

当光线从标本玻片经空气进入显微镜镜头时，由于介质密度不同而发生折射现象，结果导致进入物镜中的光线很少，视野偏暗，物像清晰度较低。在使用高、低倍物镜时，因透镜的孔径比较大，影响尚不显著。但在使用油镜时，因透镜的孔径小，进入的光线不足，常致使物像显现不清。如果在镜头和标本之间滴加香柏油，香柏油的折射率（$n=1.515$）与玻璃的折射率（$n=1.520$）比较接近，可增加进入透镜的光线，从而增大显微镜的折射率。而且光线直接通过香柏油进入物镜不会发生折射，也可增加像场的亮度，获得清晰的物像。

【实验材料】

1. 标本：表皮葡萄球菌、大肠埃希菌、幽门螺杆菌革兰氏染色片。
2. 试剂耗材：二甲苯、香柏油、擦镜纸。
3. 其他：普通光学显微镜。

【实验方法】

1. 油镜的识别。

普通光学显微镜的构造如图 5-2 所示。观察细菌标本最常用的油镜镜头上都有放大倍数标记，如 90× 或 100×；镜头前端有黑、白或红色的圆圈；刻有 "HI" 或 "oil" 等字样；油镜镜头孔径也较其他物镜小。

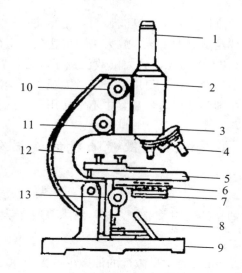

图 5-2 普通光学显微镜结构示意图

1. 目镜；2. 镜筒；3. 镜筒转换器；4. 物镜；5. 载物台；6. 光圈；7. 聚光器；8. 反光镜；9. 镜座；10. 粗调节器；11. 细调节器；12. 镜臂；13. 聚光器调节器

2. 油镜的使用。

（1）一只手紧握镜臂，另一只手托住镜座拿出显微镜，将其平稳安放在实验台上。

（2）将标本（涂面向上）固定于载物台上，载物台不能倾斜，以免液体标本和香柏油流出。

（3）低倍镜下对光，以自然光为光源使用平面镜，以灯光为光源或在光源弱的地方则用凹面反光镜。将聚光器上升到最高位置，把光圈完全打开，增大射入光线的强度，使视野明亮且光线均匀。

（4）在低倍镜下找到标本视野的适当位置，然后换用油镜。

（5）滴 1 滴香柏油于标本待检部分，缓慢转动粗调节器，使载物台缓慢上升（或油镜镜头缓慢下降）。肉眼从侧方观察油镜镜头，使油镜镜头浸入油中并与玻片几乎接触，但切勿使两者相碰，以免损伤镜头。然后从目镜观察，仔细转动粗调节器，直至出现模糊物像或有物像闪过，再转动细调节器至物像清晰。

3. 显微镜的维护。

（1）油镜镜头使用后，应立即用擦镜纸擦净镜头上的油，再用滴有少许二甲苯的擦镜纸擦拭，随即用干的擦镜纸擦去二甲苯，以免其溶解胶合透镜的树脂，致使镜片脱落。下降聚光器，将物镜转开呈"八"字形，罩上镜套，将显微镜放入镜箱。

（2）取送显微镜时，应一只手持镜臂，另一只手托镜座，轻拿轻放。

（3）显微镜应放置在阴凉干燥处，避免与酸、碱及易挥发具腐蚀性的化学物品放在一起，以免显微镜受损。不使用时，用有机玻璃或塑料布镜套罩起，也可套上镜套后放入镜箱内或镜柜内。使用时应爱惜，避免碰撞，更不能随意拆解。

（4）显微镜的目镜、物镜、聚光镜和反光镜等光学部件必须保持清洁。若附有灰尘，应先用洗耳球吹去灰尘，再用擦镜纸轻轻擦拭；若有污脏，用擦镜纸或脱脂棉球沾无水乙醚与无水乙醇比例为 7∶3 的混合液轻轻擦拭，然后用擦镜纸擦干。显微镜的金属油漆部件和塑料部件，可用软布沾中性清洗剂进行擦拭，不可使用有机清洗剂。

【实验结果观察】

油镜下可观察到：表皮葡萄球菌染成紫色、呈球形、中等大小、葡萄串样排列；大肠埃希菌染成红色、呈杆状、中等大小、分散排列；幽门螺杆菌染成红色、呈螺旋状或弧形弯曲、中等大小、分散排列。

【注意事项】

1. 对标本进行油镜观察时，一定要注意玻片的正反面，标本面应朝上。
2. 标本干燥后才能滴加香柏油，加香柏油要适量，不宜太多或太少。
3. 注意显微镜油镜镜头使用后的维护。

【思考题】

1. 简述微生物学实验中常用显微镜的类型及其主要用途。
2. 普通光学显微镜油镜的放大倍数是多少倍？请简述其使用原理。
3. 使用油镜观察标本时应注意哪些问题？

（张会东）

实验 2　显微镜下观察活菌运动

【实验目的】

掌握鞭毛菌与无鞭毛菌的运动特点，熟悉细菌动力的显微镜检查法。

【实验原理】

不染色时细菌呈无色透明状，在显微镜下主要靠其折射率与背景环境不同进行观察。直接观察不染色标本，虽然很难看清细菌的形态与结构特征，但可观察细菌的动力和运动性。

鞭毛是细菌的特殊结构，也是细菌唯一的运动器官，许多杆菌和弧菌都有鞭毛，而球菌一般无鞭毛。有鞭毛的活菌可在液体培养基中做定向运动，起到趋利避害的作用。无鞭毛的活菌由于受到液体分子的冲击，可表现为不发生位移的无规则颤动，称为布朗运动。因此，有鞭毛的活菌在显微镜下可呈活泼有方向的运动，无鞭毛的活菌则呈不规则的布朗运动。

微生物实验室中，常应用不染色标本，在显微镜下观察活菌的运动性，以此鉴定细菌有无动力，并判断细菌是否具有鞭毛。常用的不染色标本制备法有压滴法和悬滴法，压滴法较悬滴法简单，但标本容易干涸，不能长时间观察。

【实验材料】

1. 标本：普通变形杆菌、表皮葡萄球菌 8~12 小时肉汤培养物。
2. 试剂耗材：凡士林、载玻片、凹玻片、盖玻片、接种环。
3. 其他：普通光学显微镜等。

【实验方法】

1. 压滴法。

（1）用接种环各取2～3环普通变形杆菌及表皮葡萄球菌菌液分别置于2张洁净的载玻片中央。

（2）用小镊子取1张盖玻片轻轻覆盖在菌液上。加盖时，可先用盖玻片一边接触菌液或先使盖玻片中央与液滴接触，再缓缓放下盖玻片，以防玻片间产生气泡。

（3）标本静置片刻后，将载玻片置于显微镜下，低倍镜下找到标本，再换高倍镜观察细菌运动情况。

2. 悬滴法。

（1）取洁净凹玻片和盖玻片各2张，在凹玻片凹窝四周涂少许凡士林。

（2）用接种环各取2～3环普通变形杆菌及表皮葡萄球菌菌液分别置于2张洁净的盖玻片中央。

（3）将涂有凡士林的凹玻片反转，使其凹窝中央对准盖玻片的菌液处，让凹玻片粘住滴有菌液的盖玻片。然后，迅速翻转凹玻片，使液滴悬于盖玻片下方。用小镊子轻压盖玻片周围，使其固定并与凹窝边缘粘合，以防菌液变干，便于长时间观察。

（4）将凹玻片置于显微镜下，用低倍镜找出悬滴边缘，再换用高倍镜观察悬滴内的细菌运动情况。

【实验结果观察】

高倍镜下若能观察到普通变形杆菌呈现活泼的定向运动，则表明该菌有鞭毛；若表皮葡萄球菌只在一定范围内做位移不大的无规则颤动（布朗运动），则表明该菌无鞭毛。

【注意事项】

1. 镜检时需适当降低聚光器或缩小光圈，以减少光亮，使背景偏暗以便于观察细菌的运动性。如果能使用暗视野显微镜，观察效果会更好。

2. 压滴法制备标本时，滴加菌液量以盖上盖玻片后无菌液溢出为度。

3. 标本制作好后应尽快观察，以免水分蒸发影响观察结果。

4. 观察时要特别注意区别定向运动和布朗运动。

【思考题】

1. 常用的不染色标本制备法有哪些？试比较它们的优缺点。

2. 除了显微镜下观察活菌运动外，还有什么方法可判断细菌有无动力？

（张会东）

第二节　细菌染色方法

光学显微镜的问世让我们看到了真实存在的细菌，但由于细菌细胞质含有大量水分，通常呈透明或半透明状，当细菌悬浮在水溶液中时，其对光线的吸收和反射与背景环境没有显著的明暗差，不便于细菌形态学观察，更无法识别其细微结构。为了能在光学显微镜下更生动具体地观察细菌，各种细菌染色方法应运而生。

显微镜观察中使用细菌染色方法，可增强显微镜下细菌成像的对比度，使观察的视野更加清晰，如使菌体表面和内部结构着色，与背景环境形成鲜明对比，可便于观察细菌的形态、排列方式和某些结构特征。借助不同的染色反应还可以对细菌进行大致分类、区分死菌与活菌、描述某些细菌所处的不同生长阶段等。

细菌染色是物理因素和化学因素综合作用的结果。物理因素是指细胞及细胞物质对染料的毛细现象、渗透作用、吸附作用等；化学因素是指不同性质细胞成分和染料相互作用后发生的各种化学反应。例如，细菌细胞核呈酸性，对碱性染料具有较强的化学亲和力，易于吸附碱性染料，且吸附作用稳固；而细菌细胞质呈碱性，通常仅能染上酸性染料。如果要使酸性物质染上酸性染料或碱性物质染上碱性染料，就必须把它们的物理形式加以改变（如改变 pH 值），才利于吸附作用的发生。

细菌等电点较低，一般 pH 值在 2～5 之间，故在中性、碱性或弱酸性溶液中菌体蛋白质电离后带负电荷，遇到带正电荷的碱性染料，二者很容易发生结合。所以，细菌学实验常用碱性染料进行染色。此外，影响染色的因素还包括细菌的菌龄、细胞膜的通透性及膜孔大小、细胞结构完整与否等。此外，培养基的组成、染色液的电解质含量及 pH 值、温度、药物作用等，均会影响细菌的染色效果。

一、染料的分类与选择

微生物染色中的常用染料分为天然染料和人工染料两大类。天然染料包括胭脂虫红、地衣素、石蕊和苏木素等，它们大多从植物中提取得到，但其成分复杂，有些组分至今未明。目前主要采用人工染料，也称煤焦油染料，大多从煤焦油中提取获得，是苯的衍生物，多为带色的有机酸或碱类，难溶于水，易溶于有机溶剂。按照电离后染料离子所带电荷的性质，人工染料又分为酸性染料、碱性染料、中性（复合）染料和单纯染料四类。

（一）酸性染料

这类染料电离后染料离子带负电荷，可与碱性物质结合成盐，如伊红、刚果红、藻红、苯胺黑、苦味酸和酸性复红等。当培养基因糖类分解产酸使 pH 值下降时，细菌所带的正电荷增加，这时选择酸性染料，细菌易被染色。

（二）碱性染料

这类染料电离后染料离子带正电荷，可与酸性物质结合成盐。微生物染色中常用的碱性染料有亚甲蓝、甲基紫、结晶紫、碱性复红、中性红、孔雀绿和番红等。一般情况下，细菌易被碱性染料染色。

（三）中性（复合）染料

中性（复合）染料是酸性染料与碱性染料的结合物，如瑞氏（Wright）染料、吉姆萨（Giemsa）染料等，后者常用于细胞核的染色。

（四）单纯染料

这类染料的化学亲和力低，不能与被染物质结合生成盐，其染色能力取决于它是否溶于被染物。单纯染料大多数都属于偶氮化合物，不溶于水，但溶于脂肪溶剂，如紫丹类染料。

二、常用细菌染色方法

根据染色中使用的染料种类，细菌染色方法可分为单染色法和复染色法。单染色法仅用一种染料使细菌染色，可用于观察细菌形态、区分死菌与活菌，但不能用于细菌种类的鉴别。复染色法通常使用两种或两种以上染料，可用于细菌种类的鉴别或细胞结构的观察。其中，革兰氏染色法和抗酸染色法是最常用的分类鉴别染色法，多种特殊染色法可用于观察细胞壁、细胞核、荚膜、芽孢、鞭毛等结构。

根据染色过程中待观察结构是否着色，细菌染色方法还可分为正染色法和负染色法。前者经染色后细菌待观察结构即着上染料的颜色，可直接观察；后者经染色后细菌待观察结构不着色，但细菌其他结构和背景着色，从而凸现不着色的待观察结构，如荚膜染色法（Anthony荚膜染色法）。常用细菌染色方法见表5-1。

表 5-1　常用细菌染色方法

染色方式	分类鉴别染色法	特殊染色法
正染色法	革兰氏染色法	
	抗酸染色法	
		鞭毛染色法
		芽孢染色法
负染色法		Anthony荚膜染色法

三、制片和染色的基本程序

不同细菌染色方法所用的染料不同，具体的染色步骤也不尽相同，但通常都需经过制片和染色两个环节才能完成整个操作。

（一）制片

染色片的制作要经过涂片、干燥和固定三个步骤，如图5-3所示。

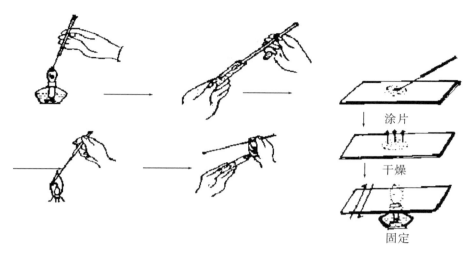

涂片

干燥

固定

图 5-3 制片过程示意图

1. 涂片：在干净的载玻片上滴 1 滴无菌生理盐水，用无菌接种环挑取少许培养物，置于载玻片上的水滴中研磨，制成均一悬液并涂成直径约 1cm 的液层。悬液层的厚度取决于染色方法及染色对象的不同需要，通常制作成薄层更有利于形态结构和排列方式的观察。细菌含量低的标本为了提高检出率可增加悬液层厚度。液体培养物、脓液等液态标本可以用无菌棉签直接蘸取进行涂布。

2. 干燥：涂片最好在室温下自然干燥。有时为了加快涂片的干燥速度，可将标本面朝上，手持载玻片一端，小心地在酒精灯火焰上方高处微微加热，使水分蒸发，但切勿靠近火焰或加热时间过长，以防标本烤枯变形或碳化。悬液层干燥后会在玻片表面形成一层不透明的薄膜。

3. 固定：标本干燥后即进行固定。固定不仅可杀死细菌、固定细胞结构，而且可使菌体蛋白质变性，黏度增加，帮助菌体更牢固地黏附在载玻片上，防止标本在染色过程中被水冲洗掉。

固定的方法包括物理固定和化学固定两大类。细菌染色通常采用加热法进行物理固定，即手执载玻片一端，快速来回通过酒精灯外焰 3~5 次，共 2~3 秒，并不时以载玻片背面接触皮肤，以不觉过烫为宜（即不超过 60℃），放置冷却再进行染色。在研究微生物细胞结构时，则应采用化学固定。化学固定最常用的固定剂有乙醇（95%）、乙醇和醚各半的混合物、丙酮和 1%~2% 的锇酸等，由于锇酸能很快固定细胞且不改变其结构，故是最常用的化学固定剂。

（二）染色

不同染色方法使用的染料及具体步骤并不完全相同，但一般都需经过初染、脱色、复染三个基本步骤。每个步骤操作结束后，都要对染色片进行冲洗，即用细小的水流从标本上方把未被菌体吸附的多余染料冲洗掉。有的复染色法在初染结束后，还需用媒染色液对染色片进行媒染处理，以增加染料和细菌的亲和力，使初染色液更牢固地结合在细胞内。

1. 初染：标本固定后，滴加相应染色液完全覆盖菌膜进行染色。染色液与菌膜的作用时间通常为1～3分钟，但不同染色液所需的染色时间不完全相同，具体视标本与染色液的性质而定。初染过程中，有时也可通过加热来缩短染色时间，并促使标本着色。

2. 脱色：用醇类或酸类处理经初染已着色的细胞，使之脱色。由于不同细胞与初染色液结合的稳定程度不同，经脱色液作用后会表现为不同的脱色效果。95％乙酸和3％盐酸乙醇溶液是细菌鉴别染色法中最常用的脱色液。

3. 复染：标本经脱色后再用另外一种染色液进行染色，已脱色的结构会被重新着色，重新着色的结构与不被脱色结构会形成鲜明对比，有助于细菌种类的鉴别或细胞结构的观察。例如，在进行抗酸染色时，染色片经3％盐酸乙醇脱色后再用碱性亚甲蓝进行复染，可使背景环境和非抗酸性细菌染成蓝色，由此与被染成红色的抗酸杆菌清楚鉴别。

实验3　革兰氏染色法

【实验目的】

掌握革兰氏染色法的原理、方法、结果观察及意义。

【实验原理】

革兰氏染色法是由丹麦病理学家 Hans Christian Gram 于 1884 年所创立，是细菌学实验中最经典、最常用的鉴别染色法之一。利用革兰氏染色法不仅可以观察细菌的形态、大小、排列方式等，还可根据染色结果将细菌分为革兰氏阳性菌（G^+菌）和革兰氏阴性菌（G^-菌）两大类。因此，革兰氏染色法在细菌的分类鉴别、抗菌药物的选择以及细菌致病性的研究等方面都具有重要指导意义。

革兰氏染色法的染色原理至今尚未彻底阐明，目前主要倾向于细胞壁结构学说。革兰氏阳性菌细胞壁结构比较致密，肽聚糖含量高且交联度大，脂质含量少，乙醇脱色过程中，虽然能溶解细胞壁的脂质在壁上形成小孔，但脱水作用使细胞壁收缩构成屏障，通透性降低，会阻止细胞内由初染色液结晶紫和媒染色液卢戈碘液结合形成的结晶紫－碘复合物溢出，将结晶紫－碘复合物牢牢锁在细胞内，因此，即使经过复染，革兰氏阳性菌细胞仍会保留结晶紫初染的紫色。而革兰氏阴性菌细胞壁结构较为疏松，肽聚糖层较薄且交联度差，厚厚的外膜层含有丰富的脂质，遇到具有良好溶脂作用的乙醇后，以类脂为主的外膜迅速溶解，薄而松散的肽聚糖层不能阻挡结晶紫－碘复合物的溢出，细菌脱去初染的紫色，经稀释石炭酸复红染色液复染后即呈红色。此外，革兰氏染色的结果还与细菌细胞的等电点、化学结构有关。

【实验材料】

1. 标本：表皮葡萄球菌、大肠埃希菌16～24小时琼脂斜面培养物。
2. 革兰氏染色液：结晶紫染色液、卢戈碘液、95％乙醇、稀释石炭酸复红染色液。
3. 试剂耗材：生理盐水、载玻片、接种环、酒精灯、香柏油、二甲苯、擦镜纸。

4.　其他：普通光学显微镜等。

【实验方法】

1.　制片：详见前述制片过程。

2.　染色：革兰氏染色法的具体步骤如图5-4所示。

1.滴加结晶紫染液，染色1分钟，用细小水流冲洗

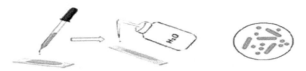

2.滴加卢戈碘液，媒染1分钟，用细小水流冲洗

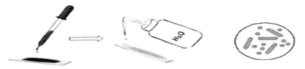

3.滴加乙醇，脱色约30秒，用细小水流冲洗

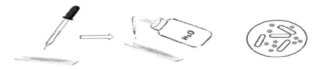

4.滴加稀释石炭酸复红染液，复染1分钟，用细小水流冲洗

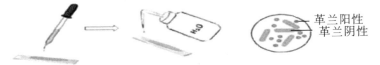

革兰阳性
革兰阴性

图5-4　革兰氏染色步骤示意图

（1）初染：滴加结晶紫染色液至完全覆盖菌膜，染色1分钟。用细小水流把载玻片上多余的结晶紫冲洗掉。

（2）媒染：滴加卢戈碘液至完全覆盖菌膜，媒染1分钟。用细小水流冲去多余卢戈碘液，并轻轻抖去残留水分。

（3）脱色：滴加95%乙醇完全覆盖菌膜，轻轻晃动玻片约30秒，直到不再有染料溶出为止。立即用细小水流把多余的乙醇冲洗掉。

（4）复染：滴加稀释石炭酸复红染色液完全覆盖菌膜，复染1分钟，用细小水流冲去多余染料。

3.　镜检：吸水纸吸去多余水分或将标本置于空气中直接晾干。待标本干燥后，在标本上滴加1滴香柏油，显微镜油镜下观察结果。

【实验结果观察】

油镜下可观察到表皮葡萄球菌被染成紫色、球形、中等大小、呈葡萄串样排列，即

为革兰氏阳性菌；大肠埃希菌被染成红色、杆状、中等大小、分散排列，即为革兰氏阴性菌。

【注意事项】

1. 制片过程中，菌膜要尽量涂得薄而均匀，干燥和固定时应注意避免菌体过度受热而破坏细菌的形态。

2. 用细小水流冲洗时，不宜将水流直接对准菌膜。最好倾斜玻片，让水流自上而下冲去多余的染料。

3. 脱色对于染色结果很重要，注意把握好脱色液的浓度和脱色时间。

4. 细菌培养物以 16～24 小时为宜，最好取斜面中部的细菌，以保证所有细菌生物学性状最典型。

【思考题】

1. 如果菌膜过厚可能出现怎样的染色结果？

2. 结合染色原理，分析乙醇脱色时间过长或过短可能出现怎样的结果？

3. 革兰氏染色在医学上有何实际意义？

（李婉宜）

实验 4 抗酸染色法

【实验目的】

掌握抗酸染色法的原理、方法、结果观察及临床意义。

【实验原理】

结核分枝杆菌、麻风分枝杆菌等分枝杆菌属的细菌及少数放线菌的细胞壁中有大量脂质包围在肽聚糖的外面，即使用浓石炭酸复红对其染色也不易着色，需要在染色的同时进行加热或延长染色时间来促进染料渗透。但一旦着色，该类细菌细胞壁脂质中的主要成分分枝菌酸可与石炭酸复红结合形成牢固复合物，很难被酸性脱色剂脱色，因此被称为抗酸性细菌。此时再用碱性美兰进行复染，抗酸性细菌会保持初染色液石炭酸复红的红色，而其他非抗酸性细菌及背景成分则会被染成蓝色。

1882 年，埃利希（F. Ehrlich）首创了抗酸染色法，后经齐尔（F. Ziehl）改进，即目前最经典、最常用的齐尔-尼尔森（Ziehl-Neelsen）抗酸染色法。该染色法也是细菌学研究中常用的鉴别染色法，主要用于鉴定细菌的抗酸性。因为临床上绝大多数病原菌和非病原菌都是非抗酸性细菌，所以抗酸染色不属于临床常规的细菌染色方法，只针对性地用于某些抗酸杆菌相关疾病（如结核、麻风等）的检查。

【实验材料】

1. 标本：液化处理过的临床肺结核患者晨痰液标本或卡介苗稀释液。

2. 抗酸染色液：浓石炭酸复红染色液、3%盐酸乙醇脱色液、碱性亚甲蓝染色液。

3. 试剂耗材：二甲苯、无菌棉签、载玻片、酒精灯、香柏油、擦镜纸。

4. 其他：普通光学显微镜等。

【实验方法】

1. 制片：用无菌棉签蘸取少量痰液标本或卡介苗稀释液涂于洁净载玻片中央，室温下自然干燥或酒精灯火焰上微微加热烘干后，手持载玻片快速来回通过酒精灯外焰3～5次完成固定。放置冷却待染色。

2. 染色。

（1）初染：用玻片夹夹持固定好的涂片标本，滴加浓石炭酸复红染色液2～3滴至完全覆盖菌膜，在火焰上方徐徐加热，直至有蒸汽冒出，维持约5分钟。待标本冷却后，用细小水流冲去多余染色液。

（2）脱色：滴加3%盐酸乙醇脱色液至完全覆盖菌膜，轻轻晃动涂片保持30～60秒，直至标本最厚处无红色脱出为止。用细小水流冲去多余脱色液，并轻轻抖去玻片上残留水分。

（3）复染：滴加碱性亚甲蓝染色液完全覆盖菌膜，复染1分钟，用细小水流轻冲洗掉复染色液。

3. 镜检：吸水纸吸去多余水分或将标本置于空气中直接晾干。待标本干燥后，在标本上滴加1滴香柏油，光学显微镜油镜下观察结果。

【实验结果观察】

油镜下可观察到染成红色、菌体细长微弯、有分枝生长趋势或聚集成堆的结核分枝杆菌，以及被染成蓝色的其他非抗酸性细菌和脱落的上皮细胞等背景成分。

临床标本可按以下标准报告所得结果：连续观察300个不同视野，均未查见抗酸杆菌，报告为抗酸杆菌（－）；1～2个抗酸杆菌/300视野，报告为抗酸杆菌（±）；3～9个抗酸杆菌/100视野，报告为抗酸杆菌（＋）；1～9个抗酸杆菌/10视野，报告为抗酸杆菌（＋＋）；1～9个抗酸杆菌/1视野，报告为抗酸杆菌（＋＋＋）；＞10个抗酸杆菌/1视野，报告为抗酸杆菌（＋＋＋＋）。

【注意事项】

1. 注意正确处理实验标本，严防生物安全事故发生。

2. 临床标本阳性检出率低，涂片时可适当增加悬液层厚度以提高阳性检出率。

3. 初染加热时切勿将染色液加温至沸腾，并注意不断补充染色液，保持染色液盖满菌膜，不可使染色液干涸。

【思考题】

1. 抗酸染色的原理是什么？

2. 3%盐酸乙醇脱色时间过短或过长可能对染色结果造成什么样的影响？

3. 痰液标本中检出抗酸杆菌有何临床意义？

（李婉宜）

实验 5   细菌特殊结构染色法

（一）鞭毛染色法

【实验目的】

熟悉鞭毛染色法的原理、方法及结果观察。

【实验原理】

细菌的鞭毛极细，直径一般为 10～20nm，光学显微镜油镜下放大 1000 倍仍无法直接观察，只有用电子显微镜才能观察到。为了能在光学显微镜下直接观察鞭毛，研究者创立了鞭毛染色法。鞭毛染色法很多，但其基本原理类似，即采用不稳定的胶体溶液做媒染色液，让其沉积于鞭毛上使鞭毛"肿胀"，直径增粗，再进行染色。常用的媒染色液由单宁酸和氯化铁或钾明矾等配制而成。本实验具体介绍鞭毛的镀银染色法。

【实验材料】

1. 标本：变形杆菌在 1.4％软琼脂肉膏蛋白胨斜面培养基上连续传代 2～3 次的培养物，每次培养 12～16 小时。

2. Blander 染色液：A 液（含单宁酸和氯化铁的媒染色液）、B 液（硝酸银溶液），具体配制方法详见第四章第二节"常用试剂的配制"。

3. 试剂耗材：无菌蒸馏水、95％乙醇、脱脂棉球、载玻片、接种环、酒精灯、香柏油、二甲苯、擦镜纸。

4. 其他：普通光学显微镜等。

【实验方法】

1. 制片：试管中加入 1mL 无菌蒸馏水，用灭菌后的接种环选取少量迁徙生长边缘的细菌菌苔，轻轻移入试管中，不要振动，让有运动能力的细菌游入水中，呈轻度浑浊。制备的菌液在 37℃下静置 10 分钟，让老龄菌体下沉，幼龄菌体在无菌蒸馏水中更好地展开鞭毛。用接种环从试管上端取数环菌液，置于洁净载玻片一端，缓慢抬高载玻片的菌液端，倾斜载玻片，使菌液自然扩散开，在载玻片上形成菌液膜。室温下静置载玻片至自然晾干，切勿火焰固定。

2. 染色。

（1）媒染：滴加 A 液 1～2 滴于菌膜上，媒染 4～6 分钟，用细小水流轻轻冲净多余媒染色液。

（2）银染：用 B 液冲去残留水分，再滴加 1～2 滴 B 液于菌膜上。将载玻片置于酒精灯火焰上方微微加热至冒气，维持 0.5～1.0 分钟。适当冷却后用细小水流冲净多余银染色液。

3. 镜检：将标本置于室温下自然晾干。待标本干燥后，在标本上滴加 1 滴香柏油，光学显微镜油镜下寻找并观察结果，至少应观察 10 个以上的视野。

【实验结果观察】

油镜下可观察到变形杆菌菌体呈深褐色，细菌周身有被染成浅褐色、呈波浪状弯曲的鞭毛。

【注意事项】

1. 鞭毛染色要求载玻片光滑洁净、无油污。具体处理方法如下：将全新载玻片用洗衣粉液煮沸 10 分钟，水洗；再用清洁剂加热浸泡 10 分钟，水洗；用 95％乙醇擦净，在火焰上彻底烤干，冷却后即可用于制片。

2. 涂片时，接种环将菌液轻轻置于载玻片上即可，切不可用力，也不可研磨，以免鞭毛脱落。

3. 鞭毛是由鞭毛蛋白组成，故涂片宜室温下自然晾干，切勿火焰固定。

4. 染色加热时，应注意控制载玻片与火焰的距离并及时补充染色液，以避免染色液沸腾或干涸。

【思考题】

1. 为什么通过染色可以在光学显微镜下观察到实际直径仅 10～20nm 的细菌鞭毛？

2. 在未配备电子显微镜的实验室，除了鞭毛染色法，还有哪些方法能够帮助我们确定细菌有无鞭毛？

3. 用鞭毛染色法准确鉴定 1 株细菌是否具有鞭毛要注意哪些细节？

（二）荚膜染色法

【实验目的】

熟悉荚膜染色法的原理、方法及结果观察。

【实验原理】

荚膜是某些细菌在体内或营养丰富的环境下所形成的、包绕在细胞壁外的一层黏液性物质，为多糖或蛋白质的多聚体。荚膜的成分因菌种而异，总体来说以多糖为主且含水量丰富，对常用染料亲和力低，普通染色法不易使其着色。

为了观察荚膜，人们发明了细菌荚膜的多种特殊染色法，包括属于负染色法的 Anthony 荚膜染色法，属于正染法的 Muir 染色法、India ink 法和其他一些改良方法。因为荚膜溶于水，在染色过程中易被水洗去，所以常用负染色法进行染色观察，即将背景环境和菌体染成不同颜色，从而将本身不着色的荚膜衬托出来。本实验将具体介绍 Anthony 荚膜染色法。该法以结晶紫为初染色液，经初染后菌体和荚膜均呈紫色。由于荚膜属于非离子性物质，结晶紫仅微弱附着于其上而不被吸收，且荚膜有高度的水溶性，初染后用 20％硫酸铜很容易冲净荚膜上微弱附着的结晶紫以及背景环境中多余的结晶紫，从而将无色或灰白色的荚膜与呈暗紫色的菌体和背景环境清晰区别开来。

【实验材料】

1. 标本：血琼脂平板或血清肉汤中培养过夜的有荚膜的肺炎链球菌培养物。

2. Anthony 荚膜染色液：新鲜配制的 1％结晶紫溶液、新鲜配制的 20％硫酸铜溶液。

3. 试剂耗材：无菌蒸馏水、95％乙醇脱脂牛奶、二甲苯、载玻片、接种环、酒精灯、香柏油、擦镜纸。

4. 其他：普通光学显微镜等。

【实验方法】

1. 制片：用无菌接种环挑一环脱脂牛奶置于洁净载玻片中央，再从血琼脂平板上挑取少量细菌培养物与之充分混匀，制成薄涂片。若菌种为液态标本，则可用无菌接种环直接蘸取少量菌液涂于载玻片中央制成薄涂片即可。室温下静置玻片至自然干燥，切勿加热，也不可火焰固定。

2. 染色。

（1）染色：滴加 2～3 滴 1％结晶紫溶液至完全覆盖菌膜，染色 2 分钟。

（2）冲洗与脱色：用 20％硫酸铜溶液洗净微弱附着于荚膜上的结晶紫溶液和背景环境中多余的结晶紫溶液，一般需冲洗 2 遍以完成脱色。

3. 镜检：将标本置于室温下自然晾干。待标本干燥后，在标本上滴加 1 滴香柏油，光学显微镜油镜下观察结果。

【实验结果观察】

油镜下可观察到紫色背景中被染成深紫色的肺炎链球菌，背景环境和菌体间可见无色透明或呈浅紫色的荚膜环。

【注意事项】

1. 荚膜为可溶性物质，较疏松易变形，涂片时不可加水，冲洗也不宜用蒸馏水，需用硫酸铜溶液，并避免激烈冲洗。

2. 荚膜含水量丰富，通常在 90％以上，受热易失水并收缩变形，制片时不可进行加热干燥或高温固定。

【思考题】

1. 制片中如进行加热干燥或高温固定可能得到怎样的染色结果？

2. 制片中如果用水冲洗可能出现怎样的染色结果？

3. 在细菌的特殊结构中荚膜较晚被人类所认识，其可能的原因是什么？

（三）芽孢染色法

【实验目的】

熟悉芽孢染色法的原理、方法及结果观察。

【实验原理】

芽孢是某些细菌在不利环境条件下形成的休眠体，呈圆形或椭圆形。不同的细菌，其芽孢大小、形状及其在胞囊中的位置都不相同，因此观察芽孢形态特征也是细菌鉴别的重要依据之一。

芽孢是由多层厚膜包绕浓缩核心而形成的圆形小体，结构致密，故不易染色。利用芽孢和菌体对染料的亲和力不同，用不同染料对芽孢菌进行染色，可使芽孢和菌体分别呈不同颜色而便于观察。由于芽孢壁厚、通透性低，染料很难使其着色，而一旦着色后又难使其脱色，因此，进行芽孢染色时，通常使用着色力强的弱碱性染料（如孔雀绿染色液）在加热条件下进行染色，此染料不仅能进入菌体也可进入芽孢内。因菌体与弱碱性染料亲和力低，菌体中的染料可经水洗脱色，而芽孢一经着色又难以被脱色。最后，再用另一种对比鲜明的染料（如番红染色液）进行复染，菌体就会被染成复染色液的颜色，而芽孢则保留了初染的绿色，光学显微镜下即可明显区分芽孢和菌体。

【实验材料】

1. 标本：枯草芽孢杆菌 18～24 小时培养物。

2. 芽孢染色液：5％孔雀绿染色液、0.5％番红染色液。

3. 试剂耗材：无菌蒸馏水、生理盐水、二甲苯、载玻片、接种环、酒精灯、香柏油、擦镜纸。

4. 其他：普通光学显微镜等

【实验方法】

1. 制片：取洁净载玻片 1 张，在中央滴局部无菌蒸馏水。灭菌接种环挑取少量细菌与玻片上的蒸馏水充分混匀，制成菌悬液。室温下自然干燥或酒精灯火焰上加热烘干后，手持玻片快速来回通过酒精灯外焰 3～5 次完成固定。放置冷却待染色。

2. 染色。

（1）初染：滴加 5％孔雀绿染色液 3～5 滴至完全覆盖菌膜，用玻片夹夹住载玻片一端置于火焰上方加热 5 分钟。

（2）脱色：待玻片冷却后，用细小水流冲洗进行脱色，直至没有新的孔雀绿染色液被洗出为止。

（3）复染：滴加 0.5％番红染色液 3～5 滴至完全覆盖菌膜，复染 1～2 分钟。细小水流洗净多余番红染色液。

3. 镜检：吸水纸吸去多余水分或将标本置于空气中直接晾干。待标本干燥后，在标本上滴加 1 滴香柏油，光学显微镜油镜下观察结果。

【实验结果观察】

油镜下可观察到枯草芽孢杆菌菌体被染成红色，圆形的芽孢被染成绿色，位于菌体中央。

【注意事项】

1. 加热染色过程中，应注意及时补充孔雀绿染色液，不可使染色液干涸或沸腾。

2. 加热染色完成后要适当放置，冷却后再进行脱色，以免载玻片破裂。

3. 细小水流冲洗脱色要充分，但又不能过度，用缓流小心进行冲洗，避免菌膜被洗掉。

【思考题】

1. 芽孢染色法的原理是什么？

2. 如果涂片中只看到游离芽孢，很少看到胞囊和菌体，可能的原因是什么？
3. 芽孢染色法在微生物学上有何实际意义？

（李婉宜）

第三节 细菌人工培养方法

  细菌是原核细胞型微生物，有独特的新陈代谢和生长繁殖规律。细菌生长繁殖需要充足的营养物质，合适的 pH 值、温度、气体条件以及渗透压等。细菌的人工培养是指人为提供细菌生长繁殖所需的所有条件，使细菌在较短时间内大量增殖。通过人工培养，不仅可以观察细菌的生长繁殖规律，而且可以获得大量的微生物个体及其相应的代谢产物，这对临床病原微生物的分离鉴定、流行病学调查、科学研究及生物制品的制备均具有重要意义。本节将简要介绍一些常用细菌人工培养方法。

实验 6 基础培养基的制备

【实验目的】

  掌握基础培养基的制备原理及方法，熟悉培养基的分类。

【实验原理】

  培养基是根据微生物的营养类型，按一定培养目的由人工方法配制而成的、专供微生物生长繁殖使用的混合营养基质。培养基中含有水分、氮源、碳源、无机盐和一些微生物必需的生长因子等营养物质，有适宜的 pH 值、渗透压等。制备好的培养基应进行灭菌处理，且保持无菌状态。

  按营养组成和用途，培养基分为基础培养基、增菌培养基、选择培养基、鉴别培养基、特殊培养基等。基础培养基含有细菌生长繁殖最基本的营养需求，能使多数细菌生长繁殖。按物理状态，培养基分为液体培养基、固体培养基和半固体培养基三大类。配制固体培养基或半固体培养基时，需在配制好的液体培养基中加入不同剂量的凝固剂（如琼脂、明胶等），琼脂为最常用的凝固剂。琼脂是从石花菜中提取的半乳糖胶，在培养基中不具营养意义，仅起凝固剂的作用，其熔点为 98℃，低于 45℃ 则凝固成凝胶。在液体培养基中加入 1.5％ 的琼脂，即可制成固体培养基；当培养基中琼脂含量在 0.3％～0.5％ 时，则为半固体培养基。三种不同物理状态培养基的用途不同，详见表 5-2。本实验主要介绍三种不同物理状态基础培养基的制备。

表 5-2 不同物理状态培养基的比较

培养基类型	琼脂比例	主要用途
液体培养基	不添加	增菌培养，细菌生长动态的观察及生化反应的检测等

续表

培养基类型	琼脂比例	主要用途
固体培养基	1.5%	固体平板培养基用于细菌分离纯化、鉴定、计数、药物敏感试验等；固体斜面培养基用于增菌、菌种短期保存等
半固体培养基	0.3%～0.5%	细菌动力观察及生化反应的检测，菌种短期保存等

【实验材料】

1. 试剂耗材：牛肉浸膏、蛋白胨、NaCl、琼脂、0.1mol/L NaOH 溶液、0.1mol/L HCl 溶液、量筒、带刻度的三角瓶、刻度吸管、试管、平板。

2. 其他：高压蒸汽灭菌器、电子天平、pH 计或 pH 试纸等。

【实验方法】

1. 液体培养基。

（1）称量：用电子天平称取牛肉浸膏 3g、蛋白胨 10g、NaCl 5g，并置于三角瓶中。

（2）溶解：往三角瓶中加入蒸馏水约 900mL，加热，用玻璃棒搅拌使之溶解，加水至 1000mL。

（3）调节 pH 值：待液体冷却至室温，用 0.1mol/L NaOH 溶液或 0.1mol/L HCl 溶液调节 pH 值至 7.4～7.8（高压蒸汽灭菌后 pH 值会略微下降）。

（4）灭菌：将三角瓶瓶口用纱布或锡箔纸包扎好，置于高压蒸汽灭菌器中，103.4kPa（121.3℃）蒸汽压下高压蒸汽灭菌 15～20 分钟，无菌操作分装备用。

（5）无菌检测：随机取分装好的液体培养基 1 支，置于 37℃培养箱内过夜，观察有无细菌生长。无菌生长、仍保持透亮状态，即可判定为合格。

2. 固体培养基。

（1）制备肉汤琼脂：在 pH 值 7.4～7.8 的液体培养基 100mL 中，加入琼脂 1.5g，置于高压蒸汽灭菌器中，103.4kPa（121.3℃）蒸汽压下高压蒸汽灭菌 15～20 分钟。

（2）制备固体斜面培养基：趁热将液态的肉汤琼脂加入无菌试管，斜置，待其冷凝后即制备成固体斜面培养基。

（3）制备固体平板培养基：待肉汤琼脂冷却至 50℃～60℃时，将三角瓶瓶口迅速通过火焰 2～3 次灭菌，微启无菌培养皿皿盖（靠近火焰），迅速倾注肉汤琼脂于培养皿内（每块 15mL）。盖上皿盖，在操作台上轻轻移摇培养皿，使肉汤琼脂均匀平铺皿底。静置，冷凝后即制备成固体平板培养基。

（4）无菌检测：随机取固体斜面培养基和固体平板培养基各 1 个，置于 37℃培养箱内过夜。无菌生长即可判定为制备合格。

3. 半固体培养基。

（1）制备肉汤琼脂：在 pH 值 7.4～7.8 的液体培养基 100mL 中，加入琼脂 0.3～0.5g，置于高压蒸汽灭菌器中，103.4kPa（121.3℃）蒸汽压下高压蒸汽灭菌 15～20 分钟，无菌操作分装于试管中。

（2）趁热直立试管，待其冷凝即制备成半固体培养基。

（3）无菌检测：随机取半固体培养基 1 支，置于 37℃ 培养箱内过夜。无菌生长即可判定为制备合格。

【实验结果观察】

制备好的液体培养基呈淡黄色，透亮澄清，无杂质；固体培养基和半固体培养基均呈琼脂的灰白色。

【注意事项】

1. 灭菌及琼脂的加入会使培养基的 pH 值下降 0.2~0.3，故灭菌前应将其 pH 值调节到 7.4~7.8。

2. 灭菌后对培养基进行分装以及制备固体培养基、半固体培养基时应严格注意无菌操作，避免杂菌污染。

3. 制备固体平板培养基时，培养皿应置于光滑平整的操作台上。灭菌后要趁热及时倾注，避免培养基在倾注前凝固。

【思考题】

1. 什么是培养基？培养基必须具备哪些条件？

2. 试述培养基的种类及其用途。

3. 如何判断制备的培养基是否合格？

（王红仁）

实验 7 细菌接种和分离培养

【实验目的】

掌握无菌操作的原则及常用的细菌接种方法，熟悉不同物理状态培养基中细菌的生长现象。

【实验原理】

细菌接种是采用一定的方法将细菌引入新鲜的培养基中进行培养，使其生长繁殖。细菌接种对细菌感染性疾病的诊断、预防、治疗和科学研究都具有重要的作用，是细菌学中的一项基本操作技能。

常用的细菌接种方法有平板划线接种法、斜面接种法、液体接种法、半固体穿刺接种法等。不同接种方法采用的接种工具也有区别，如平板划线接种法、斜面接种法通常采用接种环，半固体穿刺接种法则要用到接种针，液体接种法一般要用接种环或移液管。当进行细菌接种时，应严格实行无菌操作，避免杂菌从外界污染实验菌种而影响实验效果，并要防止实验菌种污染环境。

人工培养细菌时，根据细菌标本的性质和培养目的选择不同的培养基，所用的接种方法也不尽相同。许多临床标本（痰、便、脓液及病灶等）或者环境标本中往往含有多种细菌。为了对特定的细菌进行研究或鉴定，必须从混杂的材料中分离纯化出所需的细菌，以获得某种单一细菌的培养物，这种技术称为细菌分离培养。细菌分离培养方法包括平板划线法、平板倾注法及动物接种分离法等，其中平板划线法使用最为广泛，该法通过在平板表面划线，将混杂的细菌分散开，经培养后可获得由单个细菌生长而形成的细菌集落，即菌落。细菌菌落一般分为光滑型（S 型）、粗糙型（R 型）和黏液型（M 型）三种类型。不同细菌在固体平板培养基上形成的菌落特征各不相同，有助于细菌鉴别。根据菌落特征挑选单个菌落进行转种培养，可获得纯种细菌，称为纯培养。细菌分离培养是纯培养的前提。

在临床细菌学检验中，纯培养是鉴定细菌很重要的一步。平板划线法有多种，分区划线接种法最为常用，对于菌量较少的标本也可采用连续划线接种法，具体如图 5－5 所示。本实验主要介绍细菌分离培养的分区划线接种法。

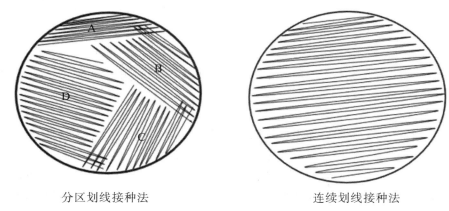

分区划线接种法　　　　　　　　　　连续划线接种法

图 5－5　平板划线接种法

斜面接种法主要用于扩增纯种细菌、短期保存菌种以及观察细菌的某些生化特性等，斜面接种法多采用蛇形连续划线接种法。液体接种法主要用于扩增纯种细菌和检测细菌生化反应等。半固体穿刺接种法主要用于观察细菌动力或短期保存菌种，也可用于观察细菌的某些生化特性。

不同物理状态培养基常选择的细菌接种方法及培养后的生长现象见表 5－3。

表 5－3　不同物理状态培养基的常用细菌接种方法及细菌生长现象

培养基类型	常用细菌接种方法	细菌生长现象
固体平板培养基	分区划线接种法、连续划线接种法等	菌落生长
固体斜面培养基	蛇形连续划线接种法	菌苔生长
液体培养基	液体接种法	浑浊生长、沉淀生长、菌膜生长等
半固体培养基	半固体穿刺接种法	沿穿刺线生长（无鞭毛细菌）、扩散生长（有鞭毛细菌）

【实验材料】

1. 标本：表皮葡萄球菌和大肠埃希菌混合菌液，表皮葡萄球菌、大肠埃希菌 18～24 小时培养物。

2. 培养基：固体平板培养基、固体斜面培养基、液体培养基、半固体培养基。

3. 其他：接种环、接种针、酒精灯、37℃培养箱等。

【实验方法】

1. 分区划线接种法。

（1）将接种环置于酒精灯外焰进行烧灼灭菌，冷却后取混合菌液 1 环。

（2）取固体平板培养基 1 块，将皿盖朝上置于实验台上靠近酒精灯处，左手斜持（约 45°角）平板培养基在火焰前上方 5～6cm 处，将已取菌液的接种环前缘轻轻接触平板表面，使接种环与平板表面成 30°～40°夹角，以腕力轻快地平行移动接种环，从平板表面一端开始连续平行划线，为 A 区。

（3）烧灼接种环，冷却后接触 A 区部分划线，连续平行划线，划出 B 区。以同样的方法划出 C 区、D 区。具体划法如图 5-5 所示。

（4）划线完毕，将接种环烧灼灭菌。盖上皿盖，做好标记。

（5）将已接种细菌的固体平板培养基倒置放入 37℃培养箱，培养 18～24 小时后观察细菌生长情况。

2. 蛇形连续划线接种法。

（1）将接种环置于酒精灯外焰进行烧灼灭菌，冷却后伸入表皮葡萄球菌或大肠埃希菌菌种管内，取斜面上菌苔少许。退出菌种管，塞好试管塞。

（2）左手取 1 支固体斜面培养基，在酒精灯附近用右手小指与手掌拔取试管塞，将沾有细菌的接种环伸入培养基管内，从斜面底部向上划一直线，然后从底部向上划蛇形曲线。

（3）烧灼培养基管管口灭菌，塞好试管塞。烧灼接种环灭菌。

（4）在试管上做好标记，置于 37℃培养箱内培养 18～24 小时，观察结果。

3. 液体接种法。

（1）将接种环置于酒精灯外焰进行烧灼灭菌，冷却后伸入表皮葡萄球菌或大肠埃希菌菌种管内，取斜面上菌苔少许。退出菌种管，塞好试管塞。

（2）左手取 1 支液体培养基并适当倾斜。在酒精灯附近用右手小指与手掌拔取试管塞，将沾有细菌的接种环伸入培养基管内，在接近低侧液面的管壁上轻轻研磨，然后将试管直立，使细菌混合于液体培养基中。

（3）烧灼培养基管管口灭菌，塞好试管塞。烧灼接种环灭菌。

（4）在试管上做好标记，置于 37℃培养箱内培养 18～24 小时，观察结果。

4. 半固体穿刺接种法。

（1）将接种针置于酒精灯外焰进行烧灼灭菌，冷却后伸入表皮葡萄球菌或大肠埃希菌菌种管内，取斜面上菌苔少许。退出菌种管，塞好试管塞。

（2）左手取 1 支半固体培养基，在酒精灯附近用右手小指与手掌拔取试管塞，将沾有细菌的接种针垂直刺入半固体中心达近管底处（距管底 0.5cm），沿原路退出接种针（图 5-6）。

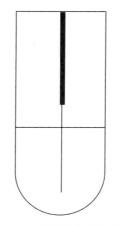

图 5-6 半固体穿刺接种法

（3）烧灼培养管管口灭菌，塞好试管塞。烧灼接种针灭菌。

（4）在试管上做好标记，置于37℃培养箱内培养18~24小时，观察结果。

【实验结果观察】

平板分区划线接种法中的A区到D区，细菌量逐渐减少，通常在C区或D区可见单个菌落。平板表面散在分布有两种菌落，均为圆形、光滑、湿润、边缘整齐的菌落。其中表面突起、白色不透明的是表皮葡萄球菌菌落，表面略微扁平、呈无色半透明的是大肠埃希菌菌落。

细菌在斜面培养基表面沿接种线密集生长，一般不能分离出单个菌落，而是形成一层片状的细菌膜，称为菌苔。

细菌在液体培养基中可呈现浑浊生长、沉淀生长以及菌膜生长三种现象。表皮葡萄球菌和大肠埃希菌在液体培养基中多呈浑浊生长，大肠埃希菌有时可见菌膜生长现象。

细菌在半固体培养基中有线状生长和扩散生长两种现象。其中，表皮葡萄球菌无鞭毛，不能运动，只是在培养基中心的接种部位沿穿刺线生长，使穿刺线呈乳白色，而周围培养基仍然透明澄清，边界清晰；大肠埃希菌有鞭毛，能运动，由穿刺线向四周扩散，呈羽毛状或云雾状浑浊生长，穿刺线模糊不清，整个培养基呈混浊状。

【注意事项】

1. 进行细菌接种时要注意严格无菌操作，接种环使用前后都要经酒精灯火焰烧灼灭菌，灭菌后的接种环须充分冷却后方可挑取细菌。在取菌种前后，菌种管管口也应在酒精灯火焰上烧灼灭菌。

2. 平板分区划线接种过程中应尽量将平板直立并靠近火焰，不能直接面对打开的平板说话或咳嗽，以避免空气或口腔中的细菌污染平板。

3. 平板分区划线接种时要求划线密而不重叠，且不能划破平板表面。每一区划线接种后，均须烧灼接种环，以逐渐减少接种到平板上的细菌量。

4. 半固体穿刺接种细菌时，接种针不能插到管底，也不能左右晃动。

【思考题】

1. 什么是菌落？菌落有哪些类型？如何识别污染菌落？
2. 简述不同物理状态培养基中细菌的生长现象。
3. 进行细菌培养时应如何选择培养基的种类和接种方法？

（王红仁）

实验 8　细菌培养方法

【实验目的】

掌握细菌的常规培养法，熟悉细菌的 CO_2 培养法、厌氧培养法和微需氧培养法。

【实验原理】

细菌培养是进行细菌学实验的基本方法。人工培养细菌，需要提供细菌生长繁殖所必需的一切条件，包括充足的营养物质，合适的酸碱度、温度、渗透压和气体环境等。不同细菌所需的培养条件不同，因此，根据标本类型、细菌种类和培养目的，可采用不同的方法进行细菌培养。常用的细菌培养方法包括常规培养法、CO_2 培养法、厌氧培养法和微需氧培养法等。

常规培养法多用于需氧菌或兼性厌氧菌在有氧条件下的培养，因此又称需氧培养法。将接种好的平板、斜面、半固体或液体培养基置于 37℃ 培养箱内培养 18～24 小时，无特殊要求的细菌均可生长，如大肠埃希菌、表皮葡萄球菌等。如果培养生长缓慢的细菌（如结核分枝杆菌等），则需延长培养时间。

某些细菌（如淋病奈瑟菌、布鲁菌等）的生长繁殖需要一定浓度的 CO_2，特别是初次分离时需要在 5%～10% CO_2 浓度条件下才能生长良好，此为 CO_2 培养法。常用的 CO_2 培养法有 CO_2 培养箱培养法、烛缸培养法和化学培养法等。CO_2 培养箱是一台特制的培养箱，既能调节 CO_2 的浓度，又能调节所需的温度和相对湿度，最为方便和常用；烛缸培养法是将已接种好细菌的培养基置于玻璃干燥器内，并放入点燃的蜡烛，盖上盖子，蜡烛燃烧几分钟后自行熄灭，此时干燥器内 CO_2 浓度为 5%～10%，基本可满足细菌培养的 CO_2 要求；化学培养法又称重碳酸盐－盐酸法，是将已接种好细菌的培养基置于干燥器内，按一定比例加入重碳酸盐和盐酸，盖紧干燥器的盖子后倾斜容器使两种试剂接触生成 CO_2。本实验主要介绍烛缸培养法。

厌氧培养法主要用于必须在无氧条件下方可生长繁殖的专性厌氧菌的培养，分为物理法、化学法和生物法三大类。具体的培养技术包括厌氧罐法、气袋法、疱肉培养法、气体喷射法和厌氧培养箱法等。前三种厌氧培养技术比较简单，无需特殊设备，适合小型实验室；后两种厌氧培养技术效果较佳，但需特殊设备，适合大型实验室。厌氧罐法采用一个可密闭的罐子，应用物理或化学的方法（如冷触媒法、抽气换气法、钢末法、黄磷燃烧法等）造成罐内厌氧环境，应用厌氧指示剂检测罐内厌氧状态，一般可采用亚甲蓝指示剂，有氧呈淡蓝色，无氧则呈无色。气袋法采用透明而密闭的塑料袋，内装有气体发生安瓿、指示剂安瓿、含指示剂的带孔塑料管各一支，一般适合小量标本的培养。疱肉培养法的原理是利用动物组织促进还原，疱肉培养基中的肉渣含有不饱和脂肪酸和谷胱甘肽，能吸收培养基中的氧，使培养基的氧化还原电势降低，凡士林封闭培养基表面可隔绝空气而形成厌氧环境。气体喷射法又称转管法，从培养基制备、标本接种，到进行培养的整个过程均需要在 CO_2 喷射下进行，整个环境被 CO_2 饱和以达到厌氧的目的，此法尤其适用于对厌氧环境要求严格的厌氧菌的分离培养。厌氧培养箱是一种较先进的培养装置，其标本接种、分离培养和鉴定等全过程都在箱内完成，极大地提高了厌氧菌的检出率，适合处理大量标本。本实验主要介绍疱肉培养法。

有一些细菌（如幽门螺杆菌、空肠弯曲菌等）在低氧压（5%～6%）条件下生长最好，O_2 浓度>10%对其生长反而有抑制作用，称为微需氧菌。培养微需氧菌需采用微需氧培养法，该法主要是采用厌氧罐和混合气瓶（含 5% O_2、10% CO_2 和 85% N_2），为细菌生长繁殖提供所必需的微需氧环境。本实验以幽门螺杆菌的培养为例介绍微需氧培养法。

【实验材料】

1. 菌株：大肠埃希菌培养物、表皮葡萄球菌培养物、淋病奈瑟菌培养物、破伤风芽孢梭菌疱肉培养物、幽门螺杆菌培养物。

2. 培养基：固体平板培养基、固体斜面培养基、液体培养基、巧克力血琼脂培养基、疱肉培养基、$NaHCO_3$、1mol/L HCl、10% NaOH 溶液、液体石蜡或凡士林、硅胶、亚甲蓝指示剂条、气体发生袋（内含硼氢化钠、$NaHCO_3$）等。

3. 其他：酒精灯、接种环、培养箱、玻璃干燥器、厌氧罐等。

【实验方法】

1. 常规培养法。

采用相应的细菌接种方法（具体操作方法见实验7），将大肠埃希菌或表皮葡萄球菌分别接种于固体平板培养基、固体斜面培养基或液体培养基内。再将已接种细菌的培养基置于37℃培养箱内，培养18～24小时，观察细菌生长情况。

2. CO_2 培养法（烛缸培养法）。

（1）采用分区划线接种法（具体操作方法见实验7），将淋病奈瑟菌接种于巧克力血琼脂培养基上，再将已接种细菌的培养基置于带盖子的玻璃干燥器内。

（2）点燃蜡烛，置于玻璃干燥器内，盖上盖子。

（3）将玻璃干燥器置于37℃培养箱中，培养24～48小时，观察细菌生长情况。

3. 厌氧培养法（疱肉培养法）。

（1）将疱肉培养基在水浴中煮沸10分钟。

（2）冷却后，将破伤风芽孢梭菌接种在疱肉培养基内。

（3）缓慢加入无菌的液体石蜡或熔化的凡士林 1～2mL 于培养基液面上，以隔绝空气。

（4）将培养基置于37℃培养箱中，培养24～48小时，观察细菌生长情况。

4. 微需氧培养法。

（1）采用分区划线接种方法（具体操作方法见实验7），将幽门螺杆菌接种到哥伦比亚血平板培养基上，再将已接种细菌的培养基放入厌氧罐内，盖紧厌氧罐盖，装上压强指示表。

（2）采用重复抽气放气法制造罐内的微需氧环境。先用真空泵抽厌氧罐气体至压强指示表指示−0.006kPa后，关闭真空泵，打开混合气体开关，放入混合气体至压强指示表指示0kPa。重复上述步骤3次，使罐内混合气体为5% O_2、10% CO_2和85% N_2。

（3）将厌氧罐置于37℃培养箱中，培养3~4天，观察细菌生长情况。

【实验结果观察】

大肠埃希菌或表皮葡萄球菌进行常规培养18~24小时后，即可观察到细菌的生长情况，如平板培养基上的菌落、斜面培养基上的菌苔、液体培养基变浑浊等，具体结果观察详见实验7。

采用 CO_2 培养法培养的淋病奈瑟菌，可在巧克力血琼脂培养基上形成圆形、凸起、灰白色、光滑、直径0.5~1.0mm的露滴样小菌落。

采用厌氧培养法培养的破伤风芽孢梭菌在疱肉培养基中生长繁殖后，可表现为肉汤浑浊，肉渣部分消化，微变黑，有气体产生，并伴腐败性恶臭。

进行微需氧培养的幽门螺杆菌，在固体培养基上可形成针尖状、湿润、半透明的小菌落，有的菌落融合成片，呈扁平、半透明状。

【注意事项】

1. 淋病奈瑟菌对低温敏感，培养时应注意不能让细菌在低温环境中放置过长时间，以免影响培养效果。

2. 在疱肉培养基表面注入液体石蜡或熔化的凡士林时一定要缓慢，以保证完全隔绝空气。

3. 进行幽门螺杆菌的微需氧培养时，注意用真空泵抽厌氧罐内气体时不能抽成完全真空，以防厌氧罐碎裂。

【思考题】

1. 不同的细菌应该如何选择适合的培养方法？

2. 常用的厌氧培养法有哪些？它们的原理是什么？

3. 微需氧培养法通常适用于哪些细菌的培养？培养时需注意什么问题？

（王红仁）

实验9 细菌计数方法

【实验目的】

熟悉麦氏比浊计数法的操作方法，了解常用细菌计数法的原理及适用范围。

【实验原理】

在对细菌进行研究、鉴定以及在检测食品和药品卫生质量时，通常需要对样品中的细菌进行计数。细菌计数法是观察和控制细菌培养过程中细菌数消长情况的常用方法，也是检测食品及药品卫生质量的重要方法。不同的细菌计数法可能会导致计数结果的差异，常用的细菌计数法包括直接计数法和活菌计数法两大类。

直接计数法可通过直接观察细菌在液体培养基呈混浊生长的情况粗略判断细菌的数量，也可通过仪器定量测定细菌的数量。该法所测得的结果中不仅有活细菌，还包括死细菌。常用的直接计数法有显微镜直接计数法、比浊计数法、自动化仪器直接计数法等。显微镜直接计数法是将一定体积的细菌悬液置于血细胞计数器的计数室内，在显微镜下直接观察计数，根据计数器刻度内的细菌数，可计算出样品中的细菌总数。比浊计数法是根据浑浊生长的细菌浓度高低与其浑浊度在一定范围内成正比的原理，通过测定菌悬液的透光量间接计算细菌的数量。其中的光电比浊计数法是利用光电比色计测出菌悬液的光密度（OD值），OD值可代表样品菌悬液的浓度，据此粗略判断细菌的数量。麦氏比浊计数法是先将化学药品配成相应浓度的乳白色悬液，即麦氏标准比浊管，进行细菌计数时，将待测管与标准比浊管比较，即可间接测定细菌的数量。该法简单易行，无需特殊仪器。麦氏比浊计数法是目测比浊法中最常用的方法，本实验主要介绍麦氏比浊计数法。

活菌计数法的原理是每个活细菌在适宜的培养条件下均可生长繁殖形成可见菌落，计数菌落则可计算出细菌数量。倾注平板计数法是最常用的活菌计数法。先取一定量的菌悬液，做系列倍比稀释后，将定量的稀释液倾注到平板中进行培养，根据菌落数可计算出培养物中的活菌数量。此法灵敏度高，广泛应用于水、食品、药品、化妆品等各种材料的细菌检验，是最常用的活菌计数法。倾注平板计数法的操作详见实验66"口服药中细菌总数测定"。

【实验材料】

1. 标本：表皮葡萄球菌、大肠埃希菌18~24小时培养物。
2. 试剂耗材：1% H_2SO_4 溶液、1% $BaCl_2$ 溶液、液体石蜡、试管、刻度吸管等。

【实验方法】

1. 取试管10支，分别加入1% $BaCl_2$ 溶液0.05mL、0.1mL、0.2mL、0.3mL、0.4mL、0.5mL、0.6mL、0.7mL、0.8mL和0.9mL，再加入1% H_2SO_4 溶液使每管液体总量均为10mL。

2. 橡皮塞塞紧试管口，再用熔化的石蜡将管口密封，贴上标签，分别标明0.5~9号管，即为麦氏标准比浊管。

3. 计数时，将待检菌液吸入相同规格的试管，先将麦氏标准比浊管摇匀，将待检试管与麦氏标准比浊管对比浑浊度，以确定待检试管的细菌数量。

【实验结果观察】

麦氏标准比浊管浑浊度与其对应的指示菌数见表5-4。

表5-4 麦氏标准比浊管浑浊度与其对应的指示菌数

管号	0.5	1	2	3	4	5	6	7	8	9
指示菌数（$\times 10^8$ CFU/mL）	1.5	3	6	9	12	15	18	21	24	27

【注意事项】

1. 麦氏比浊计数法的精确度不高，仅用于细菌数量的粗略判断。

2. 由于细胞浓度仅在一定范围内才与 OD 值呈线性关系，使用麦氏比浊计数法测定细菌数量时，待测菌悬液的浓度不宜太高或太低，一般菌悬液浓度在 10^8 CFU/mL 以上才能显示可信的浑浊度。

3. 培养液的颜色深浅、颗粒性杂质的数量也会影响麦氏比浊计数法的结果。

【思考题】

1. 常用的细菌计数方法有哪些？各有哪些优缺点？

2. 简述比浊计数法的原理及结果判断方法。

（王红仁）

实验 10　常用菌种保藏方法

在医学及生命科学实践中，微生物实验室经常能够分离到一些有意义的菌种，但接种在平板培养基上的细菌置于冰箱只能保存数天，并且细菌在培养基上移种多次后，其形态、菌落、毒力等均易发生变异。因此，尽可能长期有效地保藏菌种对于系统分析当前流行株的生物学特征及耐药性变迁、医院感染病原学调查、新药临床研究等都有十分重要的意义。

菌种的保藏方法很多，实验室中常用的菌种保藏方法有斜面低温保藏法、液体石蜡保藏法、甘油保藏法和冷冻真空干燥保藏法等。这些方法各有优缺点，因此保藏菌种时，应根据对菌种的要求和需要，选取适合的保藏方法。

一、斜面低温保藏法

【实验目的】

掌握斜面低温保藏法的原理、方法、适用范围及特点。

【实验原理】

斜面低温保藏法是最常用的菌种保藏方法之一，也是定期传代培养的方法。该法的原理是 4℃低温环境抑制了菌种的代谢并减缓菌种的生长，而密封的环境可降低被杂菌污染的概率。斜面低温保藏法的保种时间一般为 1~3 个月，每隔 1~3 个月需移种一次再继续进行保藏。若在该实验中改用半固体高层培养基穿刺培养，则可延长保种时间至半年，甚至更长时间。该法的优点是简单易行，无需特殊设备，可随时启用和检查菌株有无污染、死亡或变异情况，对大多数菌种都适用。缺点是保种时间太短、传代次数多、易发生变异及污染。

斜面低温保藏法适用于细菌、酵母、丝状真菌菌种的短期保藏，方便在工作中随时提供所需菌种。

【实验材料】

1. 标本：生长旺盛的待保藏菌种。
2. 培养基：待保藏菌种的适宜斜面培养基。

【实验方法】

无菌接种环挑取待保藏菌种的典型菌落，接种在斜面培养基（某些特殊菌种可用液体培养基）上，按该菌种适宜的温度和时间培养。待新鲜菌种充分生长后，把菌种保藏管用牛皮纸包好，置于4℃冰箱中保藏。为减缓培养基的水分蒸发，更好地隔绝空气，延长保种时间，可将菌种保藏管的棉塞换成橡胶塞并用封口膜密封。斜面低温保藏法中各类菌种的保藏条件及保种时间见表5-5。

表5-5 斜面低温保藏法中各类菌种的保藏条件及保种时间

菌种	培养基	保藏温度	保种时间
细菌	营养培养基或根据菌种特性选用适宜培养基	4℃~6℃	芽孢杆菌3~6个月，其他细菌1个月
酵母	麦芽汁琼脂培养基或麦芽汁酵母膏琼脂培养基	4℃~6℃	4~6个月
丝状真菌	PDA琼脂培养基、蔡氏琼脂培养基或麦芽汁琼脂培养基	4℃~6℃	2~4个月

【注意事项】

1. 保藏的菌种应是生命力旺盛的新鲜培养物，至少是第三代培养物。
2. 保藏时不同菌种要选择适宜培养基，注意保藏菌种的培养基应无糖或含糖量低于2%，以免菌种生长过程中产酸过多，影响其存活。
3. 定期检查菌种保藏管所存放冰箱的温度、相对湿度以及保藏管的橡皮塞是否松动或发霉，如有异常应及时处理。
4. 每次移种后，应与原菌种的编号、名称逐一核对，确认特征和纯度无误后再继续保藏。
5. 某些细菌（如铜绿假单胞菌）在冰箱中易发生菌体自溶而死亡，不宜用本法保存。

二、液体石蜡保藏法

【实验目的】

掌握液体石蜡保藏法的原理、方法、适用范围及特点。

【实验原理】

液体石蜡保藏法也是实验室最常用的菌种保藏方法之一。该方法的原理是4℃低温环境抑制了菌种的代谢并减缓菌种的生长，而液体石蜡可将培养物与空气隔绝，降低了菌种的生化代谢水平，并可防止水分蒸发，从而延长菌种的保种时间。采用液体石蜡保藏法保藏菌种，细菌通常可保藏1年，酵母可保藏1~2年，而芽孢菌、放线菌、丝状真菌等则可保藏 2 年以上。该法的优点是制作简单，不需要特殊设备，不需要经常移种，菌种保种时间长。缺点是保藏管需直立放置，保存时占用空间较多。

液体石蜡保藏法适用于部分丝状真菌、酵母和放线菌菌种的中长期保藏，对细菌菌种保藏效果较差。

【实验材料】

1. 标本：新鲜的固体斜面培养物或半固体穿刺培养物。
2. 试剂耗材：化学纯液体石蜡（高压蒸汽灭菌处理，37℃下烘干水分）。

【实验方法】

将液体石蜡缓缓加入已分离并培养好的菌种保藏管内，液体石蜡液面以高出培养基最上端 1cm 为宜。将保藏管直立并贴上标签，置于 4℃冰箱中保藏。

【注意事项】

1. 用新鲜培养物保种，应检查纯度和特征后方可保藏。
2. 保藏过程中，需经常观察斜面是否干燥，如果斜面干燥，则需重新移种。
3. 使用菌种时，应先将菌种保藏管倾斜使液体石蜡流至一边，再用接种针挑取培养物接种到新鲜斜面培养基上培养。待长出新培养物后，再移种一次后方可使用。
4. 沾有少量液体石蜡的接种针应先浸于 95％乙醇中片刻，再烧灼灭菌，以免直接在酒精灯下烧灼时液体石蜡四溅，引起污染。
5. 液体石蜡在菌种保藏管中高出斜面的高度要严格控制，一般以高出斜面 1cm 为宜。高出斜面的高度过高会影响菌种交换气体，使保藏效果不好；过低则斜面容易干燥，将缩短保种时间。
6. 制备无菌液体石蜡时，为避免多次分装造成污染，每管分装量不宜太多。

三、甘油保藏法

【实验目的】

熟悉甘油保藏法的原理、方法、适用范围及特点。

【实验原理】

甘油保藏法是目前较为理想的菌种保藏方法，可保藏菌种达 1~3 年，甚至更久。该法的原理是在低温冷冻长期保藏菌种时，为了避免水分子在 −80℃~0℃ 的温度范围内结成的针状冰晶严重损伤细菌，常加入甘油作为保护剂。甘油可以降低水的冰点，在缓慢冻结的条件下，使细菌内水分在冻结前透出细菌外，减少 −80℃ 及更低温度中冰晶的形成。而且甘油对细菌无毒性、分子量小、溶解度大、易穿透细菌，是理想的菌种保护剂。甘油保藏法中使用的保护剂通常是 80％甘油保藏液，而非甘油原液，且甘油使用的终浓度以 10％~30％ 为宜，原因可能是生理盐水可适当降低甘油的高渗作用。该法的优点是通过速冻菌种，使之不易变异或死亡，并可保藏一些营养要求较高的特殊菌种，适用范围广。缺点是保藏时需提供超低温设备。

甘油保藏法适用于绝大多数细菌（包括链球菌、淋病奈瑟菌等营养要求较高的菌种）、真菌菌种的较长期保藏。

【实验材料】

1. 标本：待保藏菌种的新鲜液体培养物。
2. 试剂耗材：无菌的 80％甘油、无菌的带螺盖细胞冻存管。

【实验方法】

取生长良好的细菌培养物 4 份，加入 1 份无菌的 80％甘油，充分混匀后分装于已做好标记的细胞冻存管，每管约 0.2mL。盖紧螺盖，将细胞冻存管置于−80℃超低温冰箱或−196℃的液氮罐中保藏，也可放入−20℃冰箱保存但保种时间相应缩短。次日取一管融化，接种于适宜培养基，确证生长良好且无污染，剩余各管即可长期保存。

【注意事项】

1. 保藏应采用新鲜液体培养物，检查纯度和特征后方可保藏。
2. 保藏过程中切忌反复冻融。
3. 注意调整甘油保护剂的使用终浓度，甘油终浓度过低会降低细菌的保藏效果，过高则可能导致菌种的变异或死亡。

四、冷冻真空干燥保藏法

【实验目的】

熟悉冷冻真空干燥保藏法的原理、方法、适用范围及特点。

【实验原理】

冷冻真空干燥保藏法简称冻干或升华干燥，是目前保藏效果最好、保种时间最长的菌种保藏方法，一般可保藏菌种达 3~5 年，有的甚至可保藏十几年。该法联合应用了低温、真空和脱水三大技术，其基本原理是在低温及高真空的环境中，利用升华的原理把冷冻凝结在细胞中的水分以直接升华为水蒸气的方式除去，而达到干燥的目的。经过冷冻真空干燥的细菌可以在室温下长期保藏，且不死亡、不变异。该法的优点是把生长旺盛的菌种在极低温度下快速冷却并真空干燥，能使细菌的新陈代谢保持相对静止，生物学性状不会改变，菌种的存活率高，不易突变，保种时间长。缺点是操作方法复杂，需要冷冻真空干燥机和超低温冰箱等特殊设备。

冷冻真空干燥保藏法适用于各种微生物，包括一些很难保存的致病菌（如脑膜炎球菌、淋病奈瑟菌等）的长期保藏。除了菌种保藏外，该方法也适用于药品、食品和其他生物制品的保藏。

【实验材料】

1. 标本：培养至最大稳定期的待保藏菌种培养物。
2. 试剂耗材：10％HCl、脱脂奶粉、无菌吸管、无菌毛细滴管、无菌培养皿、冻干管等。
3. 其他：高频电火花真空检测仪、乙醇喷灯、普通冰箱、低温冰箱、超低温冰箱、冷冻真空干燥机等。

【实验方法】

1. 准备冻干管：将中性硬质玻璃材质的冻干管置于10％HCl中浸泡8~10小时，自来水冲洗多次，最后用蒸馏水冲洗1~2次，烘干。标记冻干管，管口加棉花。121℃高压蒸汽灭菌30分钟。

2. 准备菌种：在最适培养基中用最适温度培养待保藏菌种，将培养物培养至最大稳定期。一般情况下，细菌需培养24~48小时，酵母需培养3天，放线菌与丝状真菌则需培养7~10天。形成孢子的微生物宜保存孢子。

3. 配制保护剂：将脱脂奶粉配成20％脱脂乳液，112℃灭菌25分钟，随机抽样进行无菌检查，确认无菌后方可使用。

4. 制备菌悬液：吸取2~3mL保护剂加入新鲜的斜面培养基中，用接种环将菌苔或孢子洗下，制成浓度为10^9~10^{19}CFU/mL的悬液。真菌菌悬液需置于4℃下平衡20~30分钟。

5. 分装样品：用无菌毛细滴管吸取菌悬液加入冻干管，每管约装0.2mL。并设立加入0.2mL蒸馏水的阴性对照。

6. 预冻：在干冰槽中放一小杯乙醇，将冻干管放于乙醇杯中，此时温度可达−70℃~−40℃，冷冻1小时。有条件者，可用程序控制温度仪进行分级降温。不同的微生物其最佳降温度率有所差异，一般由室温快速降温至4℃，4℃~−40℃每分钟降低1℃，−40℃~−60℃每分钟降低5℃。或者用冰箱逐步降温，从室温至4℃，至−12℃，至−30℃，最后至−70℃。

7. 冷冻真空干燥：启动冷冻真空干燥机制冷系统。当温度下降到−50℃以下时，将冻结好的样品迅速放入冷冻真空干燥机钟罩内，启动真空泵抽气直至样品干燥。

8. 取出样品：先关真空泵，再关制冷机，打开进气阀使钟罩内真空度逐渐下降，直至与室内气压相等后打开钟罩，取出样品。先取几只冻干管在桌面上轻敲几下，样品很快松散，说明干燥程度达到要求。若用力颠，样品不与内壁脱开，也不松散，则需继续冷冻真空干燥，此时样品不需再预冻。

9. 熔封：用高频电火花真空检测仪检测冻干管内的真空程度。当检测仪将触及冻干管时，发出蓝色电光说明管内的真空度很好，便在火焰下（O_2与煤气混合调节，或用酒精喷灯）熔封冻干管。

10. 检测存活性：每个菌株取1支冻干管及时进行存活检测。打开冻干管，加入0.2mL无菌水，用毛细滴管吹打几次，沉淀物溶解后（丝状真菌、酵母则需要置室温平衡30~60分钟），转入适宜的培养基培养，根据生长状况确定其存活性，用平板计数法或染色方法确定存活率，如需要可进一步测定其特性。

11. 保存：将冻干管置于4℃或室温保存，以4℃为宜。

12. 取用冻干管：先用75％乙醇将冻干管外壁擦干净，再用砂轮或锉刀在冻干管上端划一小痕迹，然后将所划之处向外，两手握住冻干管的上下两端，稍向外用力便可打开冻干管。或将冻干管管口烧热，在热处滴几滴水，使之破裂，再用镊子敲开即可。

【注意事项】

1. 冷冻真空干燥法的保种时间可达数年至十数年，为了保证多年后菌种的正常使用，要特别注意待保藏菌种的纯度，切不能有杂菌污染。

2. 细菌和酵母的菌龄要求超过对数生长期，若用对数生长期的菌种进行保藏，其存活率反而降低。

3. 样品干燥的程度对菌种保种时间影响很大，一般要求样品的含水量为 1%～3%。可通过样品表面有无裂痕、样品与冻干管内壁有无脱落、对照管是否完全干燥等外观判断样品的干燥程度，也可通过加入 30g/L 氯化钴溶液作为指示剂来判断样品干燥程度。

4. 脱脂乳液最好在使用前一天配制好并灭菌。灭菌温度不能过高，112℃灭菌 25 分钟即可。当高压蒸汽灭菌器的压力降为零后，应尽快将其拿出，防止高温破坏其营养成分。如果灭菌后脱脂乳液的颜色发生了变化，则不能使用。

【思考题】

1. 常用的菌种保藏方法有几种？简述它们的优缺点。

2. 有人设想，将目前无法治愈的患者进行冷冻保藏，待医学水平提高后，再使其复苏并治愈其疾病，你认为这能否实现？请分析原因及需解决的关键问题。

（王红仁）

第四节　细菌生化反应鉴定实验

　　细菌在生长繁殖的过程中要进行新陈代谢，包括分解代谢与合成代谢。细菌将糖、蛋白质等大分子营养物质分解成可利用的成分，同时产生和释放能量，这一过程称为分解代谢。合成代谢是指细菌利用分解代谢的产物和能量合成菌体自身成分的过程，在这一过程中细菌还能合成一些在医学上具有重要意义的代谢产物，如抗生素、维生素、色素等。

　　细菌的新陈代谢受一系列酶的控制，不同细菌所含的酶系不完全相同，因而对营养物质的分解能力及产生的代谢产物也不相同，据此，可利用生化反应的方法，通过鉴别代谢产物而鉴别细菌，此即细菌的生化反应鉴定。对于一些形态、结构、染色性等特性相同或相似的细菌，生化反应鉴定尤为重要。值得注意的是，生化反应鉴定必须使用纯种细菌。生化反应鉴定过程中，常用酸碱指示剂来鉴别细菌的代谢产物，表 5-6 是常用酸碱指示剂的指示范围。

表 5-6　常用酸碱指示剂的指示范围

酸碱指示剂种类	指示范围（pH 值）	颜色变化
甲基红	4.2～6.3	红→黄

酸碱指示剂种类	指示范围（pH 值）	颜色变化
溴甲酚紫	5.2～6.8	黄→紫
溴麝香草酚蓝	6.0～7.6	黄→蓝
中性红	6.8～8.0	红→黄
酚红	6.8～8.4	黄→红

细菌的生化反应种类多，本节将介绍细菌鉴定中常见的几种生化反应试验，包括糖发酵试验、甲基红试验、V-P 试验、枸橼酸盐利用试验、吲哚试验、硫化氢生成试验等。其中，吲哚（I）、甲基红（M）、V-P（Vi）及枸橼酸盐利用（C）四种试验，合称为 IMViC 试验，常用于肠道杆菌的鉴定，如大肠埃希菌的 IMViC 试验结果为"+ + - -"，而产气肠杆菌的 IMViC 试验结果为"- - + +"。

目前，根据细菌代谢产物的差异，逐步发展了微量生化反应系统，使原来缓慢、烦琐的手工操作变得快速、简单，并实现了生化反应鉴定的标准化和自动化。数字编码鉴定系统就是以生化反应为基础，结合计算机程序分析快速判断结果的一种方法。此法操作简便，结果可靠，已广泛应用于临床。

实验 11　糖发酵试验

【实验目的】

掌握糖发酵试验的原理、结果判断及意义，熟悉糖发酵试验的操作方法。

【实验原理】

糖发酵试验又称为五管糖试验，主要检测细菌对葡萄糖、乳糖、麦芽糖、甘露醇和蔗糖五种糖的分解利用能力，以葡萄糖和乳糖最为重要。该试验通过将细菌标本接种于内含倒置小管的糖发酵管中，以溴甲酚紫作为指示剂，培养后观察糖发酵管内指示剂的颜色变化及倒置小管的气泡生成情况，判断细菌对不同糖类的分解利用能力。同一种细菌对不同糖类的分解利用能力不同，不同细菌对同一种糖的分解利用能力也不同，故该试验可用于细菌鉴定。

【实验材料】

1. 标本：大肠埃希菌、伤寒沙门菌 18～24 小时斜面培养物。
2. 培养基：葡萄糖发酵管、乳糖发酵管。
3. 其他：接种环、酒精灯、37℃培养箱等。

【实验方法】

1. 将大肠埃希菌、伤寒沙门菌分别接种于葡萄糖发酵管及乳糖发酵管内。
2. 置于 37℃培养箱培养 18～24 小时。取出糖发酵管，首先观察发酵管内是否有细菌生长，再观察管内液体的颜色变化及气体生成情况。

【实验结果观察】

若单糖发酵管中液体变浑浊，但仍为紫色，表明细菌不分解该糖，以"－"表示；若发酵管中液体变为黄色，表明细菌分解该糖产酸，以"＋"表示；若发酵管中液体不仅变黄，同时倒置小管内有气泡，表明细菌分解该糖产酸又产气，以"⊕"表示。本试验结果记录见表5－7。

表5－7 大肠埃希菌和伤寒沙门菌糖发酵试验结果

	葡萄糖发酵	乳糖发酵
大肠埃希菌	＋	＋
伤寒沙门菌	＋	－

【注意事项】

1. 本试验所用细菌必须为纯种细菌。
2. 各类糖发酵管中只能加入一种糖。
3. 配制糖发酵管时，内含的倒置小管在接种细菌前应无气泡存在。

【思考题】

1. 简述糖发酵试验原理、结果判断及其意义。
2. 乳糖发酵试验在鉴定肠道杆菌时有何意义？

（向丽）

实验 12 甲基红试验

【实验目的】

掌握甲基红试验的原理、结果判断及意义，熟悉甲基红试验的操作方法。

【实验原理】

某些细菌，如大肠埃希菌，可分解葡萄糖产生丙酮酸，并进一步将丙酮酸分解为甲酸、醋酸、乳酸等酸性代谢产物，导致培养基 pH 值降至 4.2 以下，从而使甲基红指示剂变为红色，为甲基红试验阳性；而产气肠杆菌等在分解葡萄糖生成丙酮酸后，可进一步将丙酮酸转化为醇、醛、气体和水等，则培养基 pH 值会保持在 5.4 以上，加入甲基红指示剂呈黄色，为甲基红试验阴性。

【实验材料】

1. 标本：大肠埃希菌、产气肠杆菌 18～24 小时斜面培养物。
2. 培养基：葡萄糖蛋白胨水培养基。
3. 其他：甲基红试剂、接种环、酒精灯、37℃培养箱等。

【实验方法】

1. 将大肠埃希菌、产气肠杆菌分别接种于葡萄糖蛋白胨水培养基中。

2. 置于 37℃ 培养箱培养 24～48 小时。取出培养基，各管分别滴加 2～3 滴甲基红试剂，混匀，观察试管内培养基的颜色变化。

【实验结果观察】

本试验结果记录见表 5-8。

表 5-8　大肠埃希菌和产气肠杆菌甲基红试验结果

	指示剂颜色变化	结果判断
大肠埃希菌	红色	+
产气肠杆菌	黄色	－

【注意事项】

本试验所用细菌必须为纯种细菌。

【思考题】

甲基红试验与糖发酵试验在原理及意义上有何不同？

（向丽）

实验 13　V-P 试验

【实验目的】

掌握 V-P 试验的原理、结果判断及意义，熟悉 V-P 试验的操作方法。

【实验原理】

大肠埃希菌和产气肠杆菌均能发酵葡萄糖，但代谢产物不同。产气肠杆菌含有丙酮酸脱羧酶，能将分解葡萄糖生成的丙酮酸脱羧形成中性的乙酰甲基甲醇，后者在碱性环境中可被氧化成二乙酰，二乙酰能与培养基中的胍基化合物结合，生成红色化合物，此为 V-P 试验阳性；大肠埃希菌由于不含丙酮酸脱羧酶，分解葡萄糖后不能生成乙酰甲基甲醇，因此其 V-P 试验为阴性。

【实验材料】

1. 标本：大肠埃希菌、产气肠杆菌 18～24 小时斜面培养物。

2. 培养基：葡萄糖蛋白胨水培养基。

3. V-P 试剂：甲液为 5% α-奈酚乙醇溶液、乙液为 40% KOH 溶液（内含 0.3% 肌酸）。

4. 其他：接种环、酒精灯、37℃ 培养箱等。

【实验方法】

1. 将大肠埃希菌、产气肠杆菌分别接种于葡萄糖蛋白胨水培养基中。

2. 置于 37℃ 培养箱培养 48～72 小时。取出培养基，各管分别加入 V-P 试剂甲液和乙液各 1mL，摇匀。静置于试管架上 5～15 分钟后，观察培养基的颜色变化。

【实验结果观察】

本试验结果记录见表 5－9。

表 5－9　大肠埃希菌和产气肠杆菌 V－P 试验结果

	红色化合物	结果判断
大肠埃希菌	未出现	－
产气肠杆菌	出现	＋

【注意事项】

1. 本试验所用细菌必须为纯种细菌。

2. 试验中加入少量含胍基化合物（如肌酸），可促进反应发生。

3. 若数分钟内未出现红色化合物，需将试管置于 37℃ 培养箱，4 小时后再观察结果，仍无红色产物方可确定为阴性。

【思考题】

甲基红试验阴性的细菌，V－P 试验一定会是阳性吗？

（向丽）

实验 14　枸橼酸盐利用试验

【实验目的】

掌握枸橼酸盐利用试验的原理、结果判断及意义，熟悉枸橼酸盐利用试验的操作方法。

【实验原理】

某些细菌，如产气肠杆菌，能利用枸橼酸盐作为唯一的碳源，并利用铵盐作为唯一的氮源，可在枸橼酸盐斜面培养基上生长，分解枸橼酸盐生成碳酸盐，并分解铵盐生成氨，使培养基 pH 值上升到 7.0 以上，使含有酸碱指示剂溴麝香草酚蓝的培养基由绿色变为深蓝色，为枸橼酸盐利用试验阳性；反之，若细菌不能利用此培养基中的碳源和氮源，则不能生长，培养基也不发生颜色改变，为枸橼酸盐利用试验阴性。

【实验材料】

1. 标本：大肠埃希菌、产气肠杆菌 18～24 小时斜面培养物。

2. 培养基：枸橼酸盐斜面培养基。

3. 其他：接种环、酒精灯、37℃ 培养箱等。

【实验方法】

1. 将大肠埃希菌、产气肠杆菌分别接种于枸橼酸盐斜面培养基上。

2. 置于 37℃ 培养箱培养 24 小时。取出培养基，观察培养基内是否有细菌生长及培养基颜色变化情况。

【实验结果观察】

本试验结果记录见表 5-10。

表 5-10　大肠埃希菌和产气肠杆菌枸橼酸盐利用试验结果

	细菌生长现象	培养基颜色变化	结果判断
大肠埃希菌	无菌生长	保持绿色	－
产气肠杆菌	菌苔生长	由绿色变为深蓝色	＋

【注意事项】

1. 本试验所用细菌必须为纯种细菌。
2. 培养基配制过程中勿混入其他碳源、氮源。

【思考题】

1. 细菌生长繁殖需要哪些营养物质？
2. 简述枸橼酸盐利用试验的原理及意义。

（向丽）

实验 15　吲哚试验

【实验目的】

掌握吲哚试验的原理、结果判断及意义，熟悉吲哚试验的操作方法。

【实验原理】

吲哚试验也称靛基质试验，主要用于检测细菌对色氨酸的分解利用能力。某些细菌，如大肠埃希菌、普通变形杆菌等含有色氨酸酶，能分解蛋白胨中的色氨酸产生无色的吲哚（靛基质）。此时，如果加入吲哚试剂（对二甲基氨基苯甲醛），则会在液平面上形成红色的玫瑰吲哚环，为吲哚试验阳性；反之，则为吲哚试验阴性。

【实验材料】

1. 标本：大肠埃希菌、产气肠杆菌18~24小时斜面培养物。
2. 培养基：蛋白胨水培养基。
3. 其他：吲哚试剂、接种环、酒精灯、37℃培养箱等。

【实验方法】

1. 将大肠埃希菌、产气肠杆菌分别接种于蛋白胨水培养基中。
2. 置于37℃培养箱培养24~48小时。每管沿管壁各加吲哚试剂0.5~1.0mL于培养基液面上，轻轻振摇。静置30秒后，观察培养基液平面上是否出现红色的玫瑰吲哚环。

【实验结果观察】

本试验结果记录见表 5-11。

表 5-11 大肠埃希菌和产气肠杆菌吲哚试验结果

	玫瑰吲哚环	结果判断
大肠埃希菌	出现	+
产气肠杆菌	未出现	-

【注意事项】

1. 本试验所用细菌必须为纯种细菌。

2. 吲哚试剂需沿管壁缓慢加入，并在短时间内观察结果。随着时间的推移，红色的玫瑰吲哚环会因扩散而看不清。

3. 若颜色不明显，可再加 4~5 滴乙醚，分散在液体中的乙醚可使培养基中的吲哚被提取至乙醚层中，以增强反应效果。

【思考题】

1. 滴加吲哚试剂时为什么要沿管壁缓慢加入？

2. 为了观察到较好的试验结果，在试验中我们可采取哪些措施？

（向丽）

实验 16 硫化氢生成试验

【实验目的】

掌握硫化氢生成试验的原理、结果判断及意义，熟悉硫化氢生成试验的操作方法。

【实验原理】

某些细菌，如沙门菌属、普通变形杆菌等，能分解培养基中的含硫氨基酸（如胱氨酸、半胱氨酸）生成硫化氢。硫化氢遇到培养基中的铅盐（如醋酸铅）或铁盐（如硫酸亚铁），则会形成黑褐色的硫化铅或硫化亚铁沉淀物，为硫化氢生成试验阳性；反之，则为硫化氢生成试验阴性。

【实验材料】

1. 标本：大肠埃希菌、普通变形杆菌 18~24 小时斜面培养物。

2. 培养基：醋酸铅培养基。

3. 其他：接种环、酒精灯、37℃培养箱等。

【实验方法】

1. 以半固体穿刺接种法分别将大肠埃希菌、普通变形杆菌穿刺接种于醋酸铅培养基内。

2. 置于 37℃培养箱培养 24~48 小时。取出培养管，观察培养基内是否有沿穿刺线的黑褐色沉淀物出现。

【实验结果观察】

本试验结果记录见表 5-12。

表 5-12　大肠埃希菌和普通变形杆菌硫化氢生成试验结果

	黑褐色沉淀物	结果判断
大肠埃希菌	未出现	—
普通变形杆菌	出现	+

【注意事项】

1. 试验所用细菌必须为纯种细菌。

2. 配制培养基时应加入还原剂硫代硫酸钠，使形成的硫化氢不再氧化。

【思考题】

此试验中的醋酸铅培养基能否替换为其他培养基？

(向丽)

实验 17　脲酶试验

【实验目的】

掌握脲酶试验的原理、结果判断及意义，熟悉脲酶试验的操作方法。

【实验原理】

某些细菌（如普通变形杆菌）含有脲酶，能分解培养基中的尿素产生 NH_3，NH_3 溶于水变成 NH_4OH，使培养基呈碱性，遇指示剂酚红呈现红色，此为脲酶试验阳性；反之，呈现黄色者为脲酶试验阴性。

【实验材料】

1. 标本：大肠埃希菌、普通变形杆菌 18~24 小时斜面培养物。

2. 培养基：尿素培养基。

3. 其他：接种环、酒精灯、37℃培养箱等。

【实验方法】

1. 将大肠埃希菌、普通变形杆菌分别接种于尿素培养基上。

2. 置于 37℃培养箱培养 18~24 小时。取出培养管，观察培养基的颜色变化情况。

【实验结果观察】

本试验结果记录见表 5-13。

表 5-13　大肠埃希菌和普通变形杆菌脲酶试验结果

	培养基颜色	结果判断
大肠埃希菌	黄色	—
普通变形杆菌	红色	+

【注意事项】

本试验所用细菌必须为纯种细菌。

【思考题】

脲酶试验中，能否用其他酸碱指示剂代替酚红？

（向丽）

实验 18 色素生成试验

【实验目的】

掌握细菌色素在细菌鉴定中的意义；熟悉常见细菌产生的色素类型。

【实验原理】

某些细菌在一定条件下（如营养丰富、O_2 充足、温度适宜等）能合成不同颜色的色素，观察色素生成有利于细菌的分类和鉴定。细菌产生的色素分为脂溶性色素和水溶性色素两大类。脂溶性色素不溶于水，只存在于菌体，可使菌落显色而培养基颜色不变，如金黄色葡萄球菌分泌的金黄色色素。水溶性色素能弥散到培养基或周围组织，如铜绿假单胞菌产生的色素能使培养基或感染部位的脓液呈现绿色。

【实验材料】

1. 标本：金黄色葡萄球菌、表皮葡萄球菌、腐生葡萄球菌和铜绿假单胞菌固体斜面培养物。

2. 培养基：普通固体平板培养基。

3. 其他：接种环、酒精灯、37℃培养箱等。

【实验方法】

1. 将金黄色葡萄球菌、表皮葡萄球菌、腐生葡萄球菌和铜绿假单胞菌以划线接种的方式分别接种于 1 块普通固体平板培养基上。

2. 将接种好的平板培养基置于 37℃培养箱培养 24～48 小时。

3. 取出平板培养基，继续室温下放置 2～3 天。每日观察细菌生长及色素产生和变化情况。

【实验结果观察】

本试验结果记录见表 5-14。

表 5-14 常见细菌的色素生成试验结果

菌种	色素颜色	是否弥散	色素类型
金黄色葡萄球菌	金黄色	否	脂溶性
表皮葡萄球菌	白色	否	脂溶性
腐生葡萄球菌	白色或柠檬色	否	脂溶性
铜绿假单胞菌	绿色	是	水溶性

【注意事项】

1. 细菌色素的产生需要一定条件，观察和鉴定时要注意细菌生长条件。
2. 鉴定细菌时不能单独依据色素，还要结合菌落特征等进行综合判断。

【思考题】

细菌产生的色素有何临床意义？

（向丽）

实验 19　数字编码鉴定法

【实验目的】

掌握数字编码鉴定法的原理、结果判断，熟悉数字编码鉴定法的操作方法。

【实验原理】

数字编码鉴定法是基于细菌生化反应的一种数字分类鉴定法，其原理是在全面分析每种生化反应特性在不同细菌中出现概率的基础上，通过比较待测菌与分类体系中已知菌生化特性的相似性，以判断待测菌的属性。具体来说，就是将各种生化反应培养基分装在微量管或微量板内，在一定温度下培养一定时间后，加入指示剂或直接根据颜色变化得出生化反应结果。将目测或仪器判读所得生化反应结果，依据一定的规律进行编码，将编码与分类体系中每个细菌条目的生化反应结果进行比较，得出鉴定百分率（ID%）。根据鉴定百分率排序查码，找出对应的细菌名称，做出鉴定。

该法将生化反应微量化、系列化，适于计算机进行大量的数据运算，广泛用于自动分析仪。若用自动分析仪进行操作，只需将接种好的待测板放入仪器内，系统可自动孵育、加试剂、判读结果，并将光电检测技术、计算机分析技术与微生物数字编码鉴定技术、动态检测技术相结合，由自动分析仪对数据进行处理，并传输结果、发送报告及对资料进行备份等。

【实验材料】

1. 标本：大肠埃希菌平板培养物。
2. 培养基：肠杆菌科细菌微量培养管/板。
3. 试剂耗材：吲哚试剂、苯丙氨酸脱氨酶试剂、V−P试剂、硝酸盐还原试剂、氧化酶试剂等。
4. 其他：细菌数字编码本或计算机分析系统。

【实验方法】

1. 初步判断细菌以选择合适的微量鉴定系统：将待测菌落涂片，革兰氏染色，镜检，判定为革兰氏阴性杆菌；将待测菌用氧化酶试验检测，结果为阴性。初步判断待测菌为肠杆菌科细菌，选择肠杆菌科细菌微量鉴定系统。

2. 制备细菌悬液：挑取平板上的单个菌落混悬于无菌生理盐水 1mL 中，菌悬液浓度相当于每毫升 1.5 亿个细菌数。有的鉴定系统需要用麦氏标准比浊法或其他措施确定符合系统规定的菌悬液浓度。

3. 接种：将菌悬液接种于肠杆菌科细菌微量培养管/板，37℃培养 18~24 小时。

4. 结果观察：观察每个生化反应的结果，判断"＋"或"－"，并做记录。不同生化反应可选择不同的结果观察方法，如目测或仪器判读。

5. 数字编码：根据生化反应的结果进行编码。每种反应只有"＋"和"－"两种结果，计算机将其识别为"1"和"0"两个二进制数字。数字编码鉴定系统中，每 3 个试验为一组，根据每种反应在试验组合中的位置不同，其阳性值按照"4、2、1 位置计数法"分别转换为 4、2、1 等数，阴性值则为 0。由此，将每组生化反应的数值相加，得到一个数值（≤7），每组数值依次排列得到一个编码。例如，15 个生化反应的鉴定可分为 5 组，从而得到一个 5 位数的编码，此即细菌鉴定的编码。

6. 查码鉴定：检索编码手册或将编码输入计算机鉴定系统，根据编码即可得到鉴定结果。

【实验结果观察】

根据生化反应结果，本试验结果记录见表 5－15。最后，根据编码"23434"查码鉴定结果，判断为"大肠埃希菌"。

表 5－15　大肠埃希菌数字编码鉴定结果

试验组	一组			二组			三组			四组			五组		
生化反应	V-P试验	硝酸盐还原	苯丙氨酸脱氨酶	硫化氢	吲哚	鸟氨酸	赖氨酸	丙二酸盐	尿素	七叶苷	ONPG	阿拉伯糖	侧金盏花醇	肌醇	山梨醇
数值	4	2	1	4	2	1	4	2	1	4	2	1	4	2	1
结果	－	＋	－	－	＋	＋	＋	＋	－	－	＋	＋	＋	＋	－
编码	2			3			4			3			4		

【注意事项】

1. 不同的微量鉴定系统要求不同的菌悬液浓度，应严格按照系统要求调整菌悬液浓度。

2. 分类体系中的每种细菌均要根据其 15 个生化反应结果的可能组合确定所有可能的编码。一种细菌可能对应多个编码，同一个编码也可能对应多种细菌，故在某些情况下需要通过补充试验进一步鉴定。

【思考题】

细菌数字编码鉴定法有何临床意义？

（向丽）

第五节 细菌遗传性变异相关实验

细菌和其他生物一样具有遗传性和变异性。遗传性保证了细菌生物学性状的相对稳定，且代代相传。环境因素的影响或细菌遗传物质发生变化而导致细菌子代的生物学性状与亲代不同，称为细菌变异。变异可分为遗传性变异（基因型变异）和非遗传性变异（表现型变异）两大类。遗传性变异常不受环境因素影响，发生后一般不可逆，产生的新性状可稳定遗传给后代。非遗传性变异易受环境因素影响，去除环境因素后变异的性状可以恢复，变异性状一般不传代。变异有利于细菌不断演化，以更好地适应环境。

细菌发生变异后，大多数还可以生长发育，但往往会表现出新的生物学特性。变异可涉及细菌的形态结构、染色性、生化反应、抗原性、毒力等方面，常见的细菌变异现象有形态结构变异、抗原性变异、菌落形态变异、毒力变异、耐药性变异等。熟悉细菌的典型特性并了解其变异规律，才能对细菌感染性疾病做出更准确的预防、诊断和治疗。

实验 20 细菌 L 型变异

【实验目的】

掌握 L 型细菌的典型菌落形态和显微镜下形态，熟悉细菌 L 型变异的原理和诱导方法。

【实验原理】

在某些外界诱导因素（如抗生素、抗体、补体、溶菌酶、紫外线等）作用下，细菌细胞壁的肽聚糖结构被直接破坏或合成受到抑制，形成细胞壁缺损的 L 型细菌。外界诱导因素被去除后，某些 L 型细菌可恢复为原型细菌，称为返祖。革兰氏阳性菌细胞壁缺失后，原生质仅被一层细胞膜包住，称为原生质体；革兰氏阴性菌肽聚糖层受损后尚有外膜保护，称为原生质球。L 型细菌广泛分布于自然界，也可在各类临床标本中遇到，尤其是病房环境中及医院工作人员的体表上较为常见。某些 L 型细菌仍有一定的致病力，通常引起慢性感染。

L 型细菌具有多形态性，大小不一，着色不匀，有巨球状、短杆状和长丝状、卵圆形等，革兰氏染色一般为阴性（图 5-7A）。在高渗（含 NaCl 3%～6%）、高营养（含血清 20%）、低琼脂浓度（0.8%～0.9%）的环境下能够生长。L 型细菌生长缓慢，在固体平板培养基上培养 2～7 天后可形成"荷包蛋"样的典型菌落（图 5-7B），也可形成颗粒状或丝状菌落。在液体培养基中生长后，L 型细菌呈疏松的絮状颗粒，沉于管底，培养液变澄清。

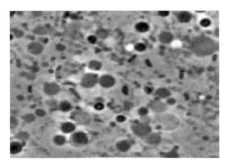 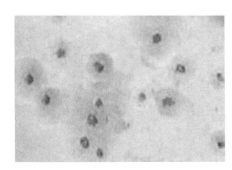

A.镜下形态　　　　　　　　　　　　　　B.菌落形态

图 5-7　L 型金黄色葡萄球菌的镜下形态及菌落形态

【实验材料】

1. 标本：金黄色葡萄球菌 18～24 小时肉汤培养物。

2. 培养基：L 型细菌培养基。

3. 其他：新青霉素Ⅱ药物滤纸片（每片 40μg）、无菌镊子、无菌棉拭子、革兰氏染色液、细胞壁染色液等。

【实验方法】

1. 用无菌棉拭子于 L 型细菌培养基表面均匀涂布金黄色葡萄球菌 18～24 小时肉汤培养物。

2. 用无菌镊子取 1 片新青霉素Ⅱ药物滤纸片贴于上述平板表面，置 37℃ 下培养 2～7 天。

3. 低倍镜下每日观察滤纸片周围抑菌圈内有无"荷包蛋"样的菌落出现。挑取 L 型细菌及原菌，分别做革兰氏染色及细胞壁染色对比，油镜下观察细菌形态、染色性及细胞壁的变化。

【实验结果观察】

新青霉素Ⅱ药物滤纸片周围可出现"荷包蛋"样的小菌落。革兰氏染色后显微镜下可见 L 型细菌呈多形态性，如圆球体、长丝体或环形等。细胞壁染色后显微镜下可见其细胞壁有不同程度的缺陷。

【注意事项】

1. 低倍镜下观察 L 型细菌菌落时，注意不要让镜头接触菌落。

2. 油镜下观察 L 型细菌形态时，注意区别 L 型细菌和染色产生的杂质。

3. 细菌在不同生存环境、生长时间下可能呈现出不同形态，因此，临床实践中仅凭形态学观察结果就报告 L 型细菌是不可靠的，要综合多方面因素考虑方可做出判断。

【思考题】

1. L 型细菌在生物学特性上具有哪些特点？如何检测细菌 L 型变异？

2. 简述细菌 L 型变异的医学意义。

（向丽）

实验 21 细菌菌落变异

【实验目的】

观察细菌菌落的 S—R 变异现象，了解细菌菌落变异的人工诱导方法。

【实验原理】

细菌菌落主要有光滑（smooth，S）型和粗糙（rough，R）型两种。S 型菌落表面光滑、湿润、边缘整齐，R 型菌落表面粗糙、干燥、边缘不整齐。细菌在人工培养多次传代后，其菌落可由 S 型变为 R 型，称为 S—R 变异。S—R 变异是典型的菌落变异，细菌失去脂多糖的特异性寡糖重复单位或失去荚膜均可引起。菌落变异发生时，不仅细菌的菌落特征会发生改变，其理化特性、抗原性、生化反应、毒力等也常发生改变。本实验以大肠埃希菌的 S—R 变异为例，观察细菌菌落变异的现象。

【实验材料】

1. 标本：S 型大肠埃希菌 18~24 小时肉汤培养物。
2. 培养基：普通琼脂平板培养基。
3. 其他：5％石炭酸、接种环、酒精灯、37℃培养箱、普通光学显微镜等。

【实验方法】

1. 将 5％石炭酸加入普通琼脂平板培养基中，使其终浓度为 0.05％~0.10％，制备石炭酸平板。

2. 采用连续划线接种法，将 S 型大肠埃希菌 18~24 小时肉汤培养物接种于上述石炭酸平板上，置于 37℃培养箱培养 18~24 小时。

3. 挑取单个菌落转种于另一块石炭酸平板，37℃下继续培养 18~24 小时。同法连续转种 5~6 代即可获得大肠埃希菌 R 型菌落。

4. 先肉眼观察大肠埃希菌菌落特征的变化，再于低倍镜下仔细比较 S 型菌落和 R 型菌落的形态学区别。

【实验结果观察】

S 型菌落表面光滑、湿润、边缘整齐，R 型菌落表面粗糙、干燥、边缘不整齐，结果如图 5—8 所示。

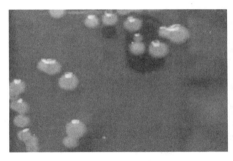 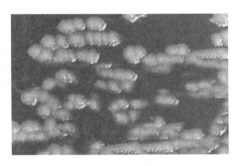

A.S型菌落   B.R型菌落

图 5-8 **大肠埃希菌菌落的 S-R 变异**（40×）

【注意事项】

低倍镜下观察菌落 S-R 变异时，注意不要让镜头接触到菌落。

【思考题】

1. 细菌菌落发生 S-R 变异的可能原因有哪些？
2. 简述细菌菌落变异的医学意义。

（向丽）

实验 22 细菌鞭毛变异

【实验目的】

观察细菌的鞭毛变异现象，了解细菌鞭毛变异的人工诱导方法。

【实验原理】

具有周鞭毛的变形杆菌可在普通琼脂培养基表面形成特殊的迁徙生长现象，其菌落呈同心圆薄膜，德语称为 hunch，即 H 菌落。若将此菌点种在含 0.1%石炭酸的培养基上，则变形杆菌的鞭毛形成受到抑制，迁徙生长现象将不再出现，只在点种处形成不往外扩展的单个菌落，德语称为 Ohae hunch，即 O 菌落。通常将失去鞭毛的变异称为 H-O 变异，这种变异一般是可逆的。本实验以变形杆菌的 H-O 变异为例，观察细菌的鞭毛变异现象。

【实验材料】

1. 标本：变形杆菌 18~24 小时肉汤培养物。
2. 培养基：普通琼脂平板培养基、0.10%石炭酸平板培养基。
3. 其他：接种环、酒精灯、37℃培养箱等。

【实验方法】

1. 用接种环分别在 1 块普通琼脂平板培养基和 1 块 0.10%石炭酸平板培养基的边缘点种 3 处变形杆菌 18~24 小时肉汤培养物。
2. 将 2 块平板培养基置于 37℃培养箱培养 18~24 小时，观察 2 块平板培养基上细菌的生长现象。

【实验结果观察】

变形杆菌在普通琼脂平板培养基上形成以接种点为中心、厚薄交替的同心圆菌苔，即形成了特殊的迁徙生长现象（图5-9）；而在0.1％石炭酸平板培养基上，变形杆菌仅在接种点处生长，无迁徙现象发生。

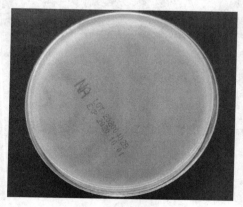

图5-9 变形杆菌的迁徙生长现象

【注意事项】

普通琼脂平板培养基和0.10％石炭酸平板培养基外观相同，需标记清楚。

【思考题】

简述细菌鞭毛变异的医学意义。

（向丽）

实验 23 细菌耐药性变异

【实验目的】

观察细菌的耐药性变异现象，思考耐药性变异对感染性疾病临床治疗的影响。

【实验原理】

细菌对某种抗菌药物的相对抵抗能力称为耐药性。细菌的耐药性可以由非遗传性变异引起，即当除去药物后，细菌的耐药性会消失；也可以通过遗传性变异引起，在除去药物后细菌仍具有可遗传的耐药性。从抗生素广泛应用以来，细菌对抗生素的耐药率逐年上升，有的细菌表现出同时耐受多种抗生素，即多重耐药，甚至有的细菌变异后还产生了对药物的依赖性。细菌的耐药性变异给临床治疗带来很大的困难，已成为当今医学界的重要问题。本实验以临床分离的金黄色葡萄球菌青霉素敏感株和耐药株为标本，观察细菌的耐药性变异现象。

【实验材料】

1. 标本：金黄色葡萄球菌青霉素敏感株、金黄色葡萄球菌青霉素耐药株。

2. 培养基：普通琼脂平板培养基、青霉素琼脂平板培养基（含青霉素 10～15U/mL）。

3. 其他：接种环、酒精灯、37℃培养箱等。

【实验方法】

1. 取 1 块普通琼脂平板培养基，分两半并做好相应标记。采用蛇形连续划线接种法，将金黄色葡萄球菌青霉素敏感株和耐药株分别接种于平板培养基相应位置。

2. 另取青霉素琼脂平板培养基 1 块，同法接种上述两株金黄色葡萄球菌。

3. 将接种了细菌的平板培养基置于 37℃培养箱培养 18～24 小时后，观察两株细菌在不同平板培养基上的生长现象。

【实验结果观察】

两株细菌在普通琼脂平板培养基上均沿接种线长出菌苔；在青霉素琼脂平板培养基上，仅耐药株长出菌苔，敏感株未见菌苔生长。

【注意事项】

金黄色葡萄球菌青霉素敏感株和耐药株菌落外观相同，普通琼脂平板培养基和青霉素琼脂平板培养基外观相同，试验时注意标记清楚。

【思考题】

1. 试分析细菌耐药性的遗传学机制。

2. 简述细菌耐药性变异的医学意义。

（向丽）

实验 24　R 质粒传递试验

【实验目的】

掌握 R 质粒传递试验的原理，熟悉 R 质粒传递试验的实验方法。

【实验原理】

耐药质粒也称 R 质粒，广泛存在于多种革兰氏阳性细菌和革兰氏阴性细菌中，其介导的耐药性转移在临床上占有非常重要的地位。多数细菌的质粒具有传递和遗传转移能力，即可在细胞中自我复制，随细菌分裂稳定地传给子代，并能在不同细菌间通过接合的方式转移。本实验以具有多重耐药性的痢疾志贺菌 D15 为供体菌，大肠埃希菌 C600 为受体菌，进行 R 质粒的传递，并观察耐药性的转移现象。

【实验材料】

1. 标本：供体菌为多重耐药性痢疾志贺菌 D15（耐氯霉素）、受体菌为大肠埃希菌 C600（耐利福平）。

2. 培养基：LB 液体培养基、LB 琼脂平板培养基（含 $100\mu g/mL$ 利福平和 $20\mu g/mL$ 氯霉素）。

3. 其他：接种环、酒精灯、刻度吸管、L 型玻璃棒、37℃培养箱、水浴箱等。

【实验方法】

1. 细菌活化：将供体菌、受体菌分别接种于 1.0mL LB 液体培养基中，置于 37℃ 培养箱培养 5~6 小时。

2. 接合：分别吸取经上述培养活化的供体菌、受体菌各 0.02mL，加入 0.5mL LB 液体培养基中混匀，37℃ 水浴中作用 2 小时。

3. 接合菌的检出：在含氯霉素和利福平的 LB 琼脂平板培养基上，分别均匀涂布 0.05mL 供体菌、受体菌和接合菌。将涂布细菌的平板培养基置于 37℃ 培养箱培养过夜，观察细菌生长情况。

【实验结果观察】

在含利福平和氯霉素的 LB 琼脂平板培养基上，供体菌和受体菌均不生长，只有接合菌可见菌落生长。

【注意事项】

1. 先对供体菌、受体菌进行活化可提高接合菌出现的概率。

2. 注意生物安全，防止多重耐药性致病菌株的感染和扩散。

【思考题】

简述 R 质粒传递试验的原理和医学意义。

（向丽）

实验 25 质粒 DNA 转化试验

【实验目的】

掌握 $CaCl_2$ 法制备感受态细菌，熟悉质粒 DNA 转化的方法。

【实验原理】

质粒 DNA 转化在遗传分子研究中是非常有用的技术，它是指以细菌质粒为载体，将外源基因导入受体细胞的过程。转化是否成功受多因素影响，包括供体菌和受体菌的基因型、受体菌的生理状态、环境因素等。一般来说，受体菌只有在感受态的生理状态下才容易摄入外源基因片段。因此，当进行转化试验时，受体菌必须经过适当处理使之处于特殊的感受态，再利用短暂热休克或电穿孔法将外源 DNA 导入受体菌细胞中。但不是所有细菌都会在生长过程中天然出现感受态，实验室中大多通过人工方法诱导感受态细菌的出现。本实验将介绍比较简单实用的感受态细菌制备法——$CaCl_2$ 法，即先将生长期的大肠埃希菌用冰预冷的低渗 $CaCl_2$ 处理，然后移至 42℃ 下做短暂的热激活，诱导受体菌出现感受态且易于摄取外源 DNA，从而通过质粒 DNA 转化方式实现基因的转移与重组。

质粒 DNA 转化试验中，如果克隆载体带有某种耐药性标志基因，转化后只有含这种耐药性标志基因的转化子细菌才能在含该抗生素的平板上幸存并形成菌落，这样就可将转化菌与非转化菌区别开来。本实验选用了带有氨苄西林耐药性基因的 pET32a 质粒作为克隆载体。

【实验材料】

1. 质粒与菌株：含 pET32a 质粒的大肠埃希菌 BL21（DE3）、大肠埃希菌 DH5α。

2. 培养基：LB 液体培养基、LB 琼脂平板培养基。

3. 试剂耗材：质粒提取试剂、0.1mol/L $CaCl_2$ 储存液、1g/mL 氨苄西林储存液、1mL 无菌刻度吸管、无菌培养皿、无菌试管、离心管、微量移液器、L 型玻璃棒等。

4. 其他：紫外分光光度仪、循环水浴箱、37℃培养箱、低温离心机、凝胶成像仪等。

【实验方法】

1. 质粒 DNA 的提取（碱裂解法）。

（1）用微量移液器吸取 5μL 含质粒的大肠埃希菌菌悬液加入 2mL LB 液体培养基中，置于 37℃培养箱振荡培养过夜。

（2）次日，取 1.5mL 培养物加入离心管中，4000rpm 离心 3 分钟，弃上清液，沉淀中加入 0.1mL 溶液Ⅰ，吹打混匀。

（3）加入 0.2mL 溶液Ⅱ，颠倒混匀 4～6 次，冰浴 5 分钟。

（4）加入 0.15mL 溶液Ⅲ，颠倒混匀 5～10 次，冰浴 5 分钟，然后以 10000rpm 离心 15 分钟，吸取上清液至另一离心管中。

（5）加入等体积的异戊醇，混匀后置于 0℃环境中静置 10 分钟，然后以 10000rpm 离心 20 分钟，弃上清液。

（6）用 70%乙醇 0.5mL 洗涤沉淀，10000rpm 离心 10 分钟，弃上清液。将沉淀风干后，溶于 50μL TE 缓冲液内。

（7）取 1μL TE 溶解物，进行 1%琼脂糖凝胶电泳，100V 电压下电泳 20 分钟，凝胶成像仪下观察结果，紫外分光光度法确定所提取的质粒 DNA 浓度。

2. 感受态细菌的制备。

（1）将大肠埃希菌 DH5α 接种于 3.0mL LB 液体培养基中，置于 37℃培养箱振荡培养 4 小时。4℃下 5000rpm 离心 3 分钟，弃上清液。

（2）加入 1.0mL 冰预冷的 0.1mol/L $CaCl_2$，吹打混匀，重悬沉淀，4℃下 5000rpm 再次离心 3 分钟。重复此步骤两次。

（3）加入 400μL 预冷的 0.1mol/L $CaCl_2$，重悬沉淀，并将其置于 4℃下过夜备用。

3. 质粒的转化。

（1）用无菌刻度吸管吸取 50μL 大肠埃希菌 DH5α 感受态细菌悬液置于 1.5mL 的离心管中，再加入 3μL 已提取的 pET32a 质粒，冰上放置 30 分钟。

（2）将上述离心管置于加温到 42℃的循环水浴箱中 90 秒，取出后再冰浴 2 分钟。

（3）吸取 500μL 的 LB 液体培养基加入上述离心管中，置于 37℃培养箱振荡培养 1 小时，使细菌复苏。

（4）吸取 100μL 转化菌，加入含氨苄西林（终浓度为 100μg/mL）的 LB 琼脂培养基上，用 L 型玻璃棒将转化菌涂布到琼脂平板培养基表面。同时设立涂布大肠埃希菌

BL21（DE3）的阳性对照和涂布未转化大肠埃希菌 DH5α 的阴性对照。

（5）将上述涂布有细菌的平板置于室温直至表面液体被吸收。倒置平板，置于 37℃培养箱培养 12～16 小时后，观察细菌生长情况。

【实验结果观察】

含 pET32a 质粒（耐氨苄西林）的大肠埃希菌 BL21（DE3）和转化后的大肠埃希菌 DH5α 均可在含氨苄西林的 LB 琼脂平板培养基上生长，并形成菌落。未转化的大肠埃希菌 DH5α 则不能在含氨苄西林的 LB 琼脂平板培养基上形成菌落。

【注意事项】

1. 碱裂解法提取的质粒 DNA 中会含有少量 RNA，如需去除 RNA，可在溶液 Ⅲ 中添加 RNA 酶。

2. 碱裂解法提取质粒 DNA 时，加入溶液 Ⅱ 后进行颠倒混匀时需动作轻柔，防止质粒 DNA 结构破坏。

3. 制备好的感受态细菌应放置于 4℃冰箱，并尽快使用。制备后 24 小时内使用转化效果最佳。

4. 氨苄西林尽量现配现用，以免高温下失效。

【思考题】

1. 结合所学知识，试分析质粒 DNA 转化的可能影响因素包括哪些？
2. 简述质粒 DNA 转化试验的主要用途。

（向丽）

第六节　细菌感染的血清学试验

微生物个体微小，结构简单，但作为一种生物大分子，能刺激感染机体产生相应抗体。抗原与相应抗体在体内外均能发生特异性结合，在体内可表现为溶菌、杀菌、免疫调理或中和病毒等作用，有时亦可引起免疫病理损伤；在体外可出现凝集、沉淀、细胞溶解和补体结合等反应。因此，我们可以根据抗原与相应抗体在体外反应所产生的不同现象来进行相应的微生物学检测，辅助诊断临床感染性疾病。

血清学试验是利用抗原与相应抗体在体外一定条件下能发生特异性结合的特性，用已知抗体或抗原来检测未知的抗原或抗体。因抗体主要存在于血清中，检测抗原或抗体时，一般都要采集血清，故体外的抗原抗体反应称为血清学试验或血清学反应。血清学试验可分为血清学鉴定试验和血清学诊断试验两部分。

用已知抗体（即含特异抗体的免疫血清或单克隆抗体等）检测标本中或分离培养物中未知细菌的种、型或细菌抗原，称为血清学鉴定试验。抗原检测灵敏度高，用特异性抗体可检出标本中极微量的抗原成分。而且，即使发病早期使用了抗生素，标本中的病原菌大多已被抑制或杀死，也不影响病原菌抗原的检出率。

用已知细菌或特异性抗原检测患者血清中有无相应抗体并监测其效价的动态变化称为血清学诊断试验。血清学诊断试验简便、特异、灵敏，可检测大量标本，已广泛用于细菌等多种微生物感染性疾病的诊断和流行病学调查。但血清抗体效价受多种因素影响，如老龄、免疫功能低下、感染早期、早期使用药物等均可使机体感染微生物后出现血清抗体效价低下，故血清学诊断试验主要用于某些感染性疾病的辅助诊断，需结合临床综合判断。

血清学试验的方法较多，经典的方法有凝集试验（如玻片凝集试验、乳胶凝集试验、协同凝集试验等）、沉淀试验（如琼脂扩散试验、对流免疫电泳等）、补体结合试验等。随着免疫学技术的飞速发展，在原有经典免疫学试验方法的基础上，酶免疫技术、放射免疫分析、荧光免疫技术、化学发光免疫测定法、流式免疫微球分析等新的免疫学测定方法不断出现，这些新技术的应用使血清学试验具有了更高的特异度和灵敏度。加上，近年来不断推出的各种自动化免疫分析仪所具有的精密分辨能力，使血清学试验变得更为准确灵敏，也更为简便快速。

实验 26　玻片凝集试验

【实验目的】

掌握玻片凝集试验的操作方法和结果判断，了解玻片凝集试验的特点和用途。

【实验原理】

颗粒性抗原（细菌菌体、红细胞等）与相应抗体特异性结合后，在一定浓度电解质存在的条件下，可逐渐聚集，出现肉眼可见的凝集现象，称为直接凝集试验，如图 5-10 所示。常用的直接凝集试验有玻片法和试管法两种。玻片凝集试验是一种定性试验方法，一般用已知抗体作为诊断血清，在玻片上与受检颗粒抗原如菌悬液或红细胞悬液混合，数分钟后即可用肉眼观察凝集结果。此法简便、快速，常用于新分离菌的鉴定、分型和人类 ABO 血型的鉴定等。

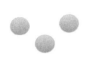 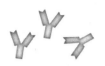 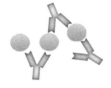

图 5-10　**直接凝集试验示意图**

【实验材料】

1. 标本：1：10 稀释的伤寒沙门菌多价诊断血清。伤寒沙门菌、痢疾志贺菌 18～24 小时斜面培养物。

2. 其他：生理盐水、载玻片、毛细吸管、接种环等。

【实验方法】

1. 取清洁载玻片 1 张，用记号笔划为 3 格，并依次编号，如图 5-11 所示。

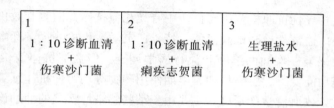

1	2	3
1：10 诊断血清 + 伤寒沙门菌	1：10 诊断血清 + 痢疾志贺菌	生理盐水 + 伤寒沙门菌

图 5-11　玻片凝集试验操作示意图

2. 无菌操作下，用毛细吸管于第 1 格、第 2 格内加 1：10 稀释伤寒沙门菌多价诊断血清 1～2 滴，第 3 格加生理盐水 1～2 滴。

3. 将接种环在酒精灯火焰上烧灼灭菌，冷却后取少许伤寒沙门菌斜面培养物混于第 3 格中，再取相同培养物混于第 1 格中，将细菌与生理盐水或血清混合均匀使其呈乳状液。

4. 同法取少许痢疾志贺菌斜面培养物，于第 2 格内混匀。

5. 轻轻摇动玻片，数分钟后将玻片稍倾斜，对光观察每格的凝集现象。如果结果不够清晰，则将玻片置于低倍显微镜下观察。

【实验结果观察】

混悬液由浑浊变澄清，有白色的颗粒状凝集物或乳白色凝集块出现者，即为阳性反应；没有凝集物，仍为乳状液者，即为阴性反应。本实验第 1 格内可见颗粒状凝集物，而第 2 格、第 3 格内均无颗粒状凝集物出现。

【注意事项】

1. 伤寒沙门菌、痢疾志贺菌均为肠道致病菌，试验过程中务必严格无菌操作。接种环必须进行灭菌处理。观察结果后，将载玻片放入盛有消毒液的指定容器内，切忌随意存放或冲洗。

2. 混合标本时，应先混第 3 格再混第 1 格，否则可能导致诊断血清混入生理盐水而影响对照结果。

3. 取细菌培养物不宜过多，使悬液呈轻度乳浊即可，菌苔必须研磨均匀。

4. 观察结果时，要先观察生理盐水中有无颗粒状凝集物，若生理盐水中出现非特异性颗粒状凝集物，则提示诊断血清中出现的颗粒状凝集物无意义。

5. 诊断血清应保存于 4℃冰箱中，使用时应注意用无菌毛细吸管或灭菌接种环取血清，不能直接蘸取于载玻片上，以免污染和造成效价降低。

【思考题】

1. 玻片凝集试验的原理是什么？

2. 玻片凝集试验操作中应注意哪些事项？为什么？

（陈长春）

实验 27 荚膜肿胀试验

【实验目的】

掌握荚膜肿胀试验的原理、结果判断，熟悉荚膜肿胀试验的操作方法。

【实验原理】

荚膜是某些细菌在体内或营养丰富的环境下所形成的、包绕在细胞壁外的一层黏液性物质，为多糖或蛋白质的多聚体。荚膜不仅能抵抗吞噬细胞的吞噬及消化作用，增强细菌的侵袭力，而且还具有良好的抗原性，能刺激机体产生相应抗体。当特异性抗荚膜抗体与相应细菌的荚膜抗原相互作用形成复合物时，可使细菌荚膜显著增大，在细菌周围形成一宽阔的环状带，称为荚膜肿胀试验阳性。该试验可用于肺炎链球菌、流感嗜血杆菌、炭疽芽孢杆菌等细菌的检测和荚膜分型。

【实验材料】

1. 菌株：肺炎链球菌菌液。
2. 标本：抗肺炎链球菌荚膜血清、正常兔血清。
3. 其他：1％亚甲蓝溶液、载玻片、接种环等。

【实验方法】

1. 取洁净载玻片 1 张，用记号笔在两端各划一直径为 1cm 左右的圆圈，并标记为 1、2。
2. 用接种环在 2 个圆圈中各加肺炎链球菌菌液 1~2 滴。
3. 在 1 号圆圈中加抗肺炎链球菌荚膜血清，2 号圆圈中加正常兔血清，各 1~2 滴，与菌液混匀。
4. 静置约 1 分钟后，在 2 个圆圈中各加 1％亚甲蓝溶液 1 滴，混匀，分别加盖玻片，置湿盒中室温放置 5~10 分钟后镜检。

【实验结果观察】

试验侧（1 号）的蓝色菌体周围出现厚薄不均、界限清晰、较宽阔的无色环状带（即肿胀的荚膜），而对照侧（2 号）看不到此现象，即为阳性结果；试验侧（1 号）和对照侧（2 号）均看不到肿胀的荚膜，即为阴性结果。

【注意事项】

尽量在加入 1％亚甲蓝溶液后 30 分钟内观察结果。

【思考题】

荚膜肿胀试验的原理是什么？

（陈长春）

实验 28 肥达试验

【实验目的】

掌握肥达试验的原理、结果判断，熟悉肥达试验的操作方法。

【实验原理】

肠热症是一种较为常见的肠道传染病，包括伤寒沙门菌引起的伤寒和其他沙门菌属引起的副伤寒，多在卫生条件不良的地区流行，以夏季和秋季多见。该病除引起肠道病变外，还能导致其他器官或全身感染，严重威胁人类健康。肠热症病程较长，加上近年来抗生素的广泛使用使其临床表现常不典型，临床标本阳性分离率低，故血清学试验在肠热症的辅助诊断中具有重要的应用价值。用于肠热症的血清学试验有肥达试验、间接凝集试验、酶免疫分析技术等，其中以肥达试验最为普及。

肥达试验是一种试管定量凝集反应。其原理是用已知的伤寒沙门菌 O、H 抗原（TO、TH 抗原）和甲型、乙型副伤寒沙门菌 H 抗原（PA、PB 抗原），与不同稀释度的患者血清做定量凝集试验，以测定患者血清中有无相应抗体存在，并根据抗体含量及其动态变化，辅助诊断肠热症。

【实验材料】

1. 标本：1∶10 稀释的待检血清。

2. 菌株：伤寒沙门菌 O、H 抗原诊断菌液及甲型、乙型副伤寒沙门菌 H 抗原诊断菌液。

3. 其他：生理盐水、试管、试管架、1mL 吸管、37℃水浴箱等。

【实验方法】

1. 取 28 支清洁小试管，分 4 排，每排 7 管排于试管架上，并每排分别进行 1~7 编号。

2. 每管各加生理盐水 0.5mL。

3. 每排 1 号管各加 1∶10 待检血清 0.5mL，并做对倍稀释，即从每排的 1 号管开始轻轻混匀后，吸取 0.5mL 注入 2 号管，以此类推，直至 6 号管混匀后弃去 0.5mL，7 号管不加血清作为阴性对照。此时 1~6 号管的血清稀释度分别为 1∶20、1∶40、1∶80、1∶160、1∶320、1∶640。

4. 每排由 7 号管开始依次向前加入相应诊断菌液（TO、TH、PA、PB）各 0.5mL，至此 1~6 号管血清最终稀释度分别为 1∶40~1∶1280。具体操作详见表 5−16。

表 5-16　肥达试验操作方法

试管号	1	2	3	4	5	6		7
生理盐水（mL）	0.5	0.5	0.5	0.5	0.5	0.5		0.5
1：10 稀释血清（mL）	0.5	0.5	0.5	0.5	0.5	0.5	弃 0.5	—
血清稀释度	1：20	1：40	1：80	1：160	1：320	1：640		—
诊断菌液（mL）	0.5	0.5	0.5	0.5	0.5	0.5		0.5
血清最终稀释度	1：40	1：80	1：160	1：320	1：640	1：1280		—

5. 混匀后，将试管架置于 37℃ 水浴箱培养 16～20 小时后观察结果。

【实验结果观察】

勿振动试管，先观察各排阴性对照管（7 号管），可见管内液体均匀混浊无凝集，但管底可有呈同心圆状的点状沉淀物，边缘整齐，轻摇则消失。再分别与阴性对照管比较观察各试验管（1～6 号管）的凝集情况，根据液体透明度和凝集块大小，以"＋＋＋＋、＋＋＋、＋＋、＋、－"等符号记录各管结果，以呈现"＋＋"凝集现象的最高血清稀释度为该血清的凝集效价。

"＋＋＋＋"表示细菌 100％凝集，试管内液体清亮，可见管底有大片边缘不整的白色凝集物，轻摇时可见有明显颗粒、薄片或絮状。

"＋＋＋"表示细菌 75％凝集，液体轻度混浊，管底有边缘不整的白色凝集物，轻摇时也可见明显颗粒、薄片或絮状。

"＋＋"表示细菌 50％凝集，液体较混浊，管底有明显可见的少量凝集物，呈颗粒状。

"＋"表示细菌 25％凝集，液体混浊，管底凝集呈细小颗粒状，不易观察。

"－"表示不凝集，液体混浊度及管底沉淀物与阴性对照管相似。

根据凝集效价判定方法，报告待检血清对 TO、TH、PA、PB 的凝集效价。如果 1 号管仍无凝集现象，应报告为"＜1：40"；若 6 号管仍显"＋＋"或更强凝集，应报告为"＞1：1280"。如果取双份血清（间隔 5～7 天）进行肥达试验，且第 2 次比第 1 次血清抗体效价高 4 倍以上，则具有重要的诊断意义。如果只做 1 次肥达试验，则需结合当地流行情况、既往接触史、临床症状和体征以及 O 抗体、H 抗体凝集效价等进行综合分析。一般认为，伤寒沙门菌 O 抗体凝集效价在 1：80 以上，H 抗体凝集效价在 1：160 以上，甲型、乙型副伤寒沙门菌凝集效价在 1：80 以上才有意义。

【注意事项】

1. 菌液应保存在 2℃～8℃，注意其有效期。

2. 菌液用前需摇匀，如果出现自凝，则不可使用。

3. 判定结果时，最好在暗背景下透过强光看液体透明度和凝集块。

4. 观察结果时不要振荡试管，先观察，必要时再轻摇试管，使凝集块从管底升起，最后按液体的透明度、凝集块的大小记录。

5. 注意吸液、移液的量，以及电解质、pH 值、温度等对本试验结果的影响。

6. 若阴性对照管出现非特异性凝集现象，则本次试验无效。

【思考题】

1. 肥达试验为什么选用 TO、TH、PA、PB 四种抗原？
2. 分析肥达试验结果时，应该注意哪些问题？

(陈长春)

第七节　细菌毒力检测实验

细菌致病能力的强弱程度称为细菌的毒力，构成毒力的物质基础是侵袭力和毒素。侵袭力是指致病菌进入机体后突破宿主防御机制，在体内定植和繁殖扩散的能力。不同细菌与侵袭力相关的物质基础不同，有些细菌的侵袭力与菌体表面的特殊结构（如荚膜、黏附素等）有关，有的则与菌体分泌的侵袭性酶类有关。毒素是细菌的合成代谢产物，根据其来源、性质和作用特点，可分为外毒素和内毒素两种。外毒素毒性强，不同细菌产生的外毒素对机体组织器官有较强的选择性，故所致疾病临床症状各不相同。内毒素毒性较弱，不同细菌产生的内毒素对机体的致病作用基本相同，如致热反应、白细胞反应、休克、弥漫性血管内凝血等。通过实验手段了解细菌的侵袭力相关物质，检测细菌的内毒素、外毒素，判断细菌毒力的强弱，将有助于我们更好地认识细菌的致病性。

实验 29　细菌黏附试验

【实验目的】

熟悉体外检测细菌黏附能力的方法。

【实验原理】

黏附是细菌在感染初始阶段与宿主细胞相互作用的普遍性微生物学现象，与细菌的致病性密切相关。病原菌突破了宿主的皮肤、黏膜屏障后，首先要黏附并定植在宿主靶细胞表面，才能在局部繁殖、产生毒素或继续侵入细胞内生长繁殖并向周围扩散，因此黏附是细菌与宿主细胞接触、定植、引起感染的第一步。细菌的黏附作用需要多种物质参与，但最基本的物质是存在于细菌表面的黏附素和宿主细胞表面的黏附素受体。黏附素包括菌毛黏附素和非菌毛黏附素两大类。菌毛黏附素由细菌菌毛分泌并存在于菌毛顶端，是细菌黏附的重要结构之一，很多研究表明，病原菌一旦失去菌毛，其致病性也就随之减弱或消失。非菌毛黏附素是细菌表面的某些组分，如革兰氏阳性菌细胞壁的磷壁酸和革兰氏阴性菌的外膜蛋白等。

菌毛的黏附作用具有组织选择性，本试验主要观察具有不同菌毛的大肠埃希菌对尿道上皮细胞的黏附现象。

【实验材料】

1. 标本：尿路致病性大肠埃希菌（带 P 菌毛）、普通大肠埃希菌（不带 P 菌毛）。

2. 培养基：普通液体培养基。

3. 其他：PBS 缓冲液（pH 值 6.5）、生理盐水、稀释复红染色液、离心机、37℃ 培养箱等。

【实验方法】

1. 将保存的尿路致病性大肠埃希菌和普通大肠埃希菌传代 2 次后，分别接种于液体培养基中，37℃ 培养过夜。次日收集培养液，2000rpm 离心 10 分钟，PBS 缓冲液洗涤沉淀物 1 次，分别用 PBS 缓冲液将两株菌配成 10^9/mL 的菌悬液。

2. 取健康妇女晨尿，3500rpm 离心 10 分钟，生理盐水洗涤沉淀物 1~2 次后，再用生理盐水将其配成 10^5 个/mL 的尿道上皮细胞悬液。

3. 取 2 支小试管，做好标记，分别加入上述备好的两株大肠埃希菌悬液各 0.2mL，再分别加入备好的尿道上皮细胞悬液 0.2mL，然后加 PBS 缓冲液至每管总体积为 1mL。混匀后，将试管置于 37℃ 下轻轻振摇 30 分钟。

4. 取出 2 支试管，每管加 10mL PBS 缓冲液，低速离心除去未黏附的细菌。PBS 缓冲液重复洗涤 1 次，弃上清液，沉淀物中加少量 PBS 缓冲液混匀制成悬液。

5. 在 2 支试管中分别取 1 滴悬液制作湿片观察，或常规涂片，自然干燥、固定、稀释复红染色 1 分钟，油镜下观察并计数尿道上皮细胞所黏附的细菌数。

【实验结果观察】

镜下可见细菌集中在尿道上皮细胞表面或周围，远离细胞区域则细菌较少。分别计数 2 支试管 20 个尿道上皮细胞所黏附的细菌数，两标本均数做比较（t 检验）。

【注意事项】

细菌黏附除了要具备两个基本因素——黏附素和黏附素受体，还受外界环境因素影响，如温度、时间、pH 值等影响。

【思考题】

简述细菌发生黏附的基本条件。

(陈长春)

实验 30　荚膜致病能力的观察实验

【实验目的】

掌握荚膜在细菌致病中的作用，了解小白鼠腹腔接种的实验方法。

【实验原理】

荚膜是某些细菌在体内或营养丰富的环境下所形成的、包绕在细胞壁外的一层黏液性物质，为多糖或蛋白质的多聚体，具有黏附、抗吞噬、抗体液中有害物质损伤的作用，是构成细菌侵袭力的重要因素之一。当荚膜存在时，细菌的致病性较强；若荚膜丧失，则细菌的致病性也会随之减弱或消失。

小白鼠对肺炎链球菌很敏感，常用作肺炎链球菌毒力鉴定的实验动物。本实验通过小白鼠腹腔接种同剂量肺炎链球菌荚膜株和肺炎链球菌无荚膜株，观察荚膜在肺炎链球菌致病中的作用。

【实验材料】

1. 菌株：肺炎链球菌荚膜株、肺炎链球菌无荚膜株 18～24 小时的血清肉汤培养物。

2. 动物：健康小白鼠（体重 20g 左右）。

3. 其他：无菌注射器、剪刀、酒精灯、碘酒、乙醇、棉球、载玻片、显微镜、结晶紫染色液、卢戈碘液、95％乙醇、石炭酸复红染色液、20％鞣酸、孔雀绿等。

【实验方法】

1. 取体重 20g 左右的健康小白鼠 2 只，分别做好标记。

2. 将 2 只小白鼠进行腹部常规消毒，1 只腹腔注射肺炎链球菌荚膜株培养物0.1mL，另 1 只同法注射肺炎链球菌无荚膜株培养物 0.1mL，操作方法如图 5－12所示。

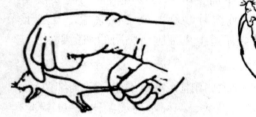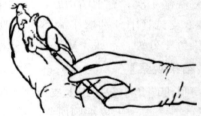

图 5－12　小白鼠腹腔注射操作示意图

3. 将 2 只小白鼠分别置于玻璃缸内饲养，每日观察记录其发病情况。

4. 待小白鼠濒临死亡时，及时解剖，取其腹腔渗出液或心血涂片，分别进行革兰氏染色和荚膜染色，显微镜下观察细菌形态及荚膜。

5. 存活小白鼠人工处死后同法处理。

【实验结果观察】

肺炎链球菌荚膜株能使小白鼠在注射菌液后 12～36 小时内出现萎靡不振，鼠毛松散失去光泽，甚至濒临死亡；而接种肺炎链球菌无荚膜株的小白鼠则未出现发病及死亡现象。接种肺炎链球菌荚膜株的小白鼠腹腔渗出液或心血涂片中可观察到有荚膜的革兰氏阳性双球菌，接种肺炎球菌无荚膜株的小白鼠腹腔渗出液或心血涂片中也可观察到革兰氏阳性双球菌，但未见荚膜形成。

【注意事项】

1. 小白鼠性情比较温顺，捉取过程中应镇定沉着。

2. 在饲养过程中应及时喂食喂水，冬天还须注意保暖。特别注意盖好盖子，以防感染动物逃逸。

3. 实验过程中要严格无菌操作，防止污染。小鼠尸体和用过的棉签等放入装有消毒液的污物桶进行专门处置，解剖用具放到指定位置并进行消毒灭菌。

【思考题】

1. 为什么肺炎链球菌荚膜株能导致小白鼠患病甚至死亡？
2. 荚膜本身对机体有无直接毒性作用？

（陈长春）

实验 31　血浆凝固酶试验

【实验目的】

掌握血浆凝固酶试验的原理及其临床意义，熟悉血浆凝固酶试验操作方法和结果观察。

【实验原理】

许多病原菌在生长过程中可合成并分泌侵袭性酶类，有利于病原菌的抗吞噬作用并向周围组织扩散，如致病性葡萄球菌分泌的血浆凝固酶、A 群溶血性链球菌分泌的透明质酸酶、脑膜炎奈瑟菌分泌的 IgA 蛋白酶等。这些侵袭性酶类种类较多，在病原菌的侵袭致病过程中发挥着重要作用，通过实验手段检测细菌的侵袭性酶类有助于了解细菌的致病性。

血浆凝固酶是葡萄球菌的合成代谢产物，致病性葡萄球菌大多能产生此酶，而非致病性葡萄球菌一般不产生此酶，故血浆凝固酶是鉴别葡萄球菌有无致病性的重要指标。血浆凝固酶有两种：一种是分泌至菌体外的，称为游离血浆凝固酶，作用类似凝血酶原，可被人或兔血浆中的协同因子活化为凝血酶样物质，使液态的纤维蛋白原变成固态的纤维蛋白，导致血浆凝固，常用试管法检测；另一种血浆凝固酶结合于菌体表面并不释放，称为结合血浆凝固酶，在该菌株的表面起纤维蛋白原特异性受体的作用，当细菌混悬于人或兔血浆中时，结合血浆凝固酶与纤维蛋白原交联，使其变为纤维蛋白而引起血浆凝集，常用玻片法检测。

【实验材料】

1. 菌株：金黄色葡萄球菌及表皮葡萄球菌 18～24 小时琼脂斜面及肉汤培养物、待检菌株 18～24 小时肉汤培养物。

2. 试剂耗材：EDTA 抗凝的新鲜兔血浆、生理盐水、载玻片、试管、1mL 刻度吸管、接种环、酒精灯等。

【实验方法】

1. 玻片法。

（1）取洁净载玻片 1 张，用记号笔将其划分成 3 格。

（2）在每格中滴加 1 滴无菌生理盐水。

（3）用灭菌接种环取金黄色葡萄球菌培养物少许，分别轻轻研磨于第 1 格、第 3 格生理盐水中,制成均匀的菌悬液。另取表皮葡萄球菌培养物少许,研磨于第2格生理盐水中,同法制成菌悬液。

(4) 在第1格、第2格菌悬液中分别加1~2环兔血浆,第3格菌悬液中加1~2环生理盐水,充分混匀后静置片刻,观察载玻片上不同区域的血浆凝固情况。

2. 试管法。

(1) 取3支洁净小试管,并编号1~3。

(2) 用生理盐水将兔血浆做4倍稀释后,分别取0.5mL于3支小试管内。

(3) 用2支刻度吸管分别吸取金黄色葡萄球菌菌液和表皮葡萄球菌菌液0.5mL加入1号、2号管中,另1支刻度吸管吸取待检菌菌悬液0.5mL加入3号管中。

(4) 将试管置37℃水浴中,每30分钟观察一次,在3~4小时内出现血浆凝固者为阳性。

【实验结果观察】

在玻片法中,玻片第1格内出现明显的颗粒状凝集物,提示金黄色葡萄球菌能产生血浆凝固酶,凝固酶试验阳性;第2格内无明显凝集物出现,细菌在血浆中呈均匀浑浊状,提示表皮葡萄球菌不能产生血浆凝固酶,凝固酶试验阴性;第3格未加兔血浆,细菌在生理盐水中仍呈均匀浑浊,此为阴性对照。

在试管法中,金黄色葡萄球菌的试管内血浆凝固成胶冻状,表明金黄色葡萄球菌的血浆凝固酶试验阳性;表皮葡萄球菌的试管内血浆未凝固,仍可流动,表明表皮葡萄球菌的血浆凝固酶试验阴性。如果待检细菌能使试管内血浆凝固成胶冻状,则该菌的血浆凝固酶试验阳性;反之,则为阴性。

【注意事项】

1. 用玻片法检测血浆凝固酶时,一定要将细菌培养物在生理盐水或血浆中研磨均匀,以免影响结果观察。且该法需做生理盐水对照,以排除细菌自凝出现假阳性。

2. 试管法血浆凝固酶阳性者应观察到明显的纤维蛋白凝胶块,出现羊毛状或纤维状沉淀物并非真正凝固,应判定为阴性结果。

【思考题】

1. 血浆凝固酶有几种?它们导致血浆凝固的机制是否相同?

2. 为什么血浆凝固酶试验能检测葡萄球菌是否具有致病性?

(陈长春)

实验 32 透明质酸酶试验

【实验目的】

通过试验验证透明质酸酶的扩散作用,理解透明质酸酶在细菌致病中的作用。

【实验原理】

A群溶血性链球菌可产生多种侵袭性酶类,其中透明质酸酶能分解结缔组织中具有"细胞黏合剂"作用的透明质酸，使组织变得疏松，通透性增高，导致细菌及其产生的毒素在组织中易于扩散，故该酶又被称为扩散因子。透明质酸酶试验主要用于 A 群溶血性链球菌的鉴定及其致病性的测定。

【实验材料】

1. 菌株：乙型溶血性链球菌 18~24 小时血清肉汤培养物。
2. 动物：健康家兔。
3. 其他：无菌血清肉汤培养基、亚甲蓝溶液、无菌注射器、离心机等。

【实验方法】

1. 取洁净小试管 2 支，并编号 1~2。
2. 将乙型溶血性链球菌血清肉汤培养物经 3000rpm 离心 30 分钟，吸取上清液（内含透明质酸酶）1mL 于 1 号试管中。另取 1mL 无菌血清肉汤培养基于 2 号试管中。
3. 分别取 0.1mL 亚甲蓝溶液于 2 支试管中，充分混匀。
4. 取家兔 1 只，剪去背部两侧（约 10cm×10cm）的兔毛，常规消毒。
5. 用注射器各吸取上述混合液 0.2mL 分别注入家兔背部两侧皮内，并标记。
6. 注入后立即测量两侧亚甲蓝扩散区直径。1 小时后再测亚甲蓝扩散区直径，比较两侧亚甲蓝扩散情况，并记录结果。

【实验结果观察】

比较家兔背部两侧亚甲蓝溶液在皮内的扩散范围，试验侧亚甲蓝扩散直径较对照侧大 2 倍及以上者为阳性结果，反之为阴性结果。

【注意事项】

1. 由于幼龄家兔皮肤较嫩，亚甲蓝溶液扩散后易于观察，因此透明质酸酶试验最好选择幼龄家兔进行，效果较为明显。
2. 对家兔背部刮毛时勿将其皮肤划破，注射时勿将亚甲蓝溶液漏出且避免注入皮下。

【思考题】

试分析 A 群溶血性链球菌所致感染易扩散的原因。

（陈长春）

实验 33　细菌内毒素的检测

【实验目的】

掌握细菌内毒素的检测原理及方法。

【实验原理】

内毒素是革兰氏阴性菌细胞壁的结构组分，由 O-特异性多糖、核心多糖和脂质 A 三部分以共价连接组成，当细菌死亡裂解或用人工方法裂解细菌后才被释放出来。内毒素的化学成分是脂多糖，耐高温，经高压蒸汽灭菌亦不被破坏，由于其被注入人体或动物体内能引起发热，也是致热原的组成成分。接触人体血液的医疗器械、注射用液体或透析用水等被革兰氏阴性菌污染，其产生的内毒素可能导致机体的发热反应。因此，在无菌医疗用品和医疗用水的质量检测中，内毒素检测是重要内容之一。目前，我国一般采用鲎试验检查标本中的微量内毒素，必要时再做家兔发热试验进行检测。

鲎是一种海洋节肢动物，其血液及淋巴液中的有核变形细胞胞质中含有凝固酶原及凝固蛋白原。这些有核变形细胞的溶解物冻融裂解后制成的鲎试剂与待检标本中的内毒素接触，内毒素可激活鲎试剂中的凝固酶原，使可溶性的凝固蛋白原变成凝固蛋白而呈凝胶状态。鲎试验具有快速、简便、灵敏、可重复性好等优点，可检测出 $0.01 \sim 1.00$ng/mL 的微量内毒素，目前多用于革兰氏阴性菌感染的辅助诊断，也用于检测注射用液体和生物制品是否被内毒素污染。

内毒素作为外源性致热原，可激活人或动物体内的中性粒细胞等，使之释放出内源性致热原，作用于体温调节中枢引起发热。家兔对致热原的作用敏感，将一定剂量的待测标本从静脉注入家兔体内，在规定的时间内观察家兔的体温变化，可反映出致热原引起哺乳动物体温变化的复杂过程，也可以此判定待测标本中所含内毒素的限度是否符合规定。

【实验材料】

1. 标本：注射剂、血液或细菌培养上清液等。

2. 动物：健康家兔。

3. 试剂耗材：鲎试剂（鲎有核变形细胞裂解物冷冻干燥制剂）、标准内毒素（100ng/mL 的大肠埃希菌内毒素）、无致热原蒸馏水、1mL 刻度吸管和灭菌试管（除去内毒素）、无菌注射器、37℃水浴箱、体温计等。

【实验方法】

1. 鲎试验。

（1）打开鲎试剂安瓿，按说明书要求加一定量蒸馏水使其溶解。

（2）取 3 支除去内毒素的灭菌试管，并编号 1～3。在每支试管内各加入 0.1mL 上述鲎试剂稀释液。

（3）在 1 号、2 号、3 号试管内分别加入已溶解的标准内毒素（阳性对照）、无菌蒸馏水（阴性对照）和待检标本各 0.1mL。

（4）轻轻摇匀后，用胶布封口。将 3 支试管垂直放于 37℃水浴箱中，15～30 分钟后观察结果。

2. 家兔发热试验。

（1）选健康家兔 3 只，停食 1 小时后，分别间隔 1 小时连续测量 2 次肛温，2 次肛温之差不得超过 0.2℃，以 2 次肛温的平均值作为该兔的正常体温。家兔正常体温为38.5℃～39.6℃，各家兔间正常体温之差不得超过 1℃。

（2）每 2 次测温后 15 分钟内，用无菌注射器将规定剂量并预热至 38℃的待检标本缓慢注入家兔耳静脉。静脉输液剂按 10mL/kg，肌内注射剂按 1～2mL/kg。

（3）注射后，每隔 1 小时按上述方法分别测量 3 只家兔的肛温，连测 3 次，记录体温变化情况。取最高一次肛温减去正常体温，则为该兔体温的升高度数。

【实验结果观察】

鲎试验主要观察试管内液体的凝固状态。如果试管内液体形成牢固凝胶，倒置试管凝胶也不流动，则判定为"＋＋"；如果试管内液体形成的凝胶不牢固，倒置试管能流动，则判定为"＋"；如果试管内液体不形成凝胶，仍保持流动状态，则判定为"－"。"＋＋、＋"均表示标本中有内毒素存在，"－"表示标本中不含内毒素。观察鲎试验结果时，要先观察阳性及阴性对照管，结果正确再观察待测管。

家兔发热试验中，3 只试验家兔中若有 2 只或以上出现体温升高≥0.6℃，则为内毒素阳性；若仅有 1 只体温升高≥0.6℃，或 3 只体温升高均低于 0.6℃，但体温升高数合计≥1.4℃，应另取 5 只健康家兔重复试验，试验方法同上。重复试验的 5 只家兔中，体温升高≥0.6℃的家兔超过 1 只，或两次试验中的 8 只家兔体温升高数合计＞3.5℃时，亦可判定为内毒素阳性。

阳性结果表明，待检标本中所含内毒素超过相关规定，该制剂不宜用于临床。

【注意事项】

1. 鲎试验中，从水浴箱中取出试管时，应轻轻倾斜试管并注意不要摇动，以免影响结果观察。

2. 体温计上应涂凡士林，缓慢插入家兔肛门约 6cm 深，5 分钟后取出，擦去粪便，记下读数。插入肛门的深度和时间各家兔应相同，每只家兔固定用 1 支体温计，以减少误差。

3. 测体温时，插入体温计时动作要轻，避免家兔挣扎而影响体温测定。

4. 所用刻度吸管、试管等，应先经 180℃加热 2 小时，以除去致热原。

【思考题】

1. 鲎试验能否测出是哪种细菌产生的内毒素？能否对内毒素进行定量检测？

2. 在生物制品或药品的研究、生产过程中，为什么需要进行内毒素的检测？

（陈长春）

实验 34　细菌外毒素的检测

【实验目的】

掌握常用细菌外毒素的检测原理和方法。

【实验原理】

外毒素是主要由革兰氏阳性菌和部分革兰氏阴性菌合成并释放到菌体外的毒性蛋白质，其性质不稳定，易被热、酸及蛋白酶破坏，抗原性强，毒性作用强，对宿主组织细胞选择性强，不同细菌产生的外毒素能选择性地作用于有相应受体的组织细胞，引起特殊病变和临床表现。例如，破伤风芽孢梭菌产生的破伤风痉挛毒素是一种神经毒素，对脊髓前角细胞和脑干神经细胞具有高度的亲嗜性，能封闭脊髓抑制性突触，阻止神经细胞抑制性介质的释放，阻碍上下神经元间正常抑制性冲动的传递，导致屈肌与伸肌同时强烈收缩，出现破伤风症状。

许多细菌在生长繁殖过程中可产生外毒素，由于不同细菌外毒素的作用机制不同，所引起的临床症状和体征各不相同，因此检测方法也不一样。本实验主要介绍破伤风芽孢梭菌痉挛毒素致病及其抗毒素保护试验。试验中，给动物注射破伤风芽孢梭菌培养物，观察动物的发病情况，以检测有无相应痉挛毒素产生；但如果事先给动物注射一定剂量的破伤风抗毒素，再注射的破伤风痉挛毒素可被相应抗毒素所中和，动物不会产生中毒症状。

外毒素抗原性强，可刺激机体产生相应抗体，在体外细菌外毒素能与相应的特异性免疫血清中的抗体结合，用此法也可检测细菌外毒素。如白喉棒状杆菌的 Elek 平板毒力试验。Elek 平板毒力试验是一个双向琼脂扩散试验。当白喉棒状杆菌产生的白喉外毒素与适量白喉抗毒素在 Elek 琼脂平板扩散相遇时，在最适比例处可显示出一条白色沉淀线。通过观察白喉外毒素与白喉抗毒素的双向琼脂扩散现象，判断所培养的白喉棒状杆菌能否产生外毒素。

【实验材料】

1. 菌株：破伤风芽孢梭菌培养物滤液（内含破伤风痉挛毒素）、产毒素的白喉棒状杆菌、类白喉棒状杆菌、待检的白喉棒状杆菌吕氏血清斜面 24 小时培养物。

2. 实验动物：健康小白鼠。

3. 培养基：Elek 琼脂蛋白胨培养基。

4. 其他：马或兔血清、破伤风抗毒素、白喉抗毒素（1000U/mL）、1mL 注射器、75% 乙醇棉球、无菌滤纸条（6.0cm×1.5cm）、5mL 无菌刻度吸管、无菌培养皿及镊子等。

【实验方法】

1. 破伤风芽孢梭菌痉挛毒素致病及其抗毒素保护试验。

（1）取 2 只小白鼠，编号并做好标记。

（2）给 1 号小白鼠腹腔注射破伤风抗毒素 0.2mL（100U）。

（3）30 分钟后，给 1、2 号小白鼠均经右后腿肌内分别注射 0.2mL 破伤风芽孢梭菌培养物滤液。

（4）将 2 只小白鼠放入已标记好的鼠缸内分别喂养，每日观察并记录其发病情况。

2. Elek 平板毒力试验。

（1）将 Elek 琼脂蛋白胨培养基 10mL 加热熔化，待冷却至 50℃～55℃时，加入无菌的马或兔血清（经 60℃ 30 分钟灭活）2mL，立即混匀（切勿有气泡产生），倾入无菌培养皿内。

（2）待琼脂快凝固时，用无菌镊子将浸有白喉抗毒素（1000U/mL）的滤纸条 1 条（尽量使滤纸条上的抗毒素液体流尽）贴于平板中央。琼脂凝固后，将平板置 37℃下孵育 1～2 小时（平板面朝下），以烘干其表面水分。

（3）如图 5-13 所示接种细菌。用接种环挑取产毒素的白喉棒状杆菌、类白喉棒状杆菌及待检的白喉棒状杆菌分别以与滤纸条成垂直的方向划线接种，划线宽为 6～7mm，接种线应密集且集中，接种的菌量宜多。平板置37℃下分别培养 24 小时、48 小时、72 小时后观察结果，注意观察接种线两侧有无白色沉淀线。若以此法测未知标本时需设阳性对照（产毒株）及阴性对照（无毒株），一般每个平板可接种 5～6 个标本。

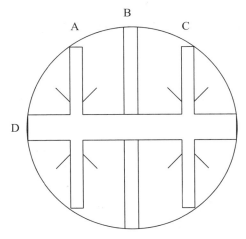

图 5-13 Elek 平板毒力试验示意图

A. 产毒素的白喉棒状杆菌；B. 类白喉棒状杆菌；C. 待检白喉棒状杆菌（阳性）；D. 白喉抗毒素滤纸条

【实验结果观察】

每日观察破伤风芽孢梭菌痉挛毒素致病及其抗毒素保护试验中的小白鼠。只注射破伤风芽孢梭菌培养物滤液的小白鼠出现破伤风特有的临床症状，表现为注射侧后肢及尾部痉挛强直，并逐渐累及另一侧肢体，最后全身肌肉强直性痉挛，2～3 天内死亡，判断为毒力试验阳性；预先注射破伤风抗毒素的小白鼠不出现上述症状，仍健康存活。

Elek 平板毒力试验中要注意观察菌苔两侧距滤纸条约 1cm 处有无与接种线成 45°角的白色沉淀线出现。有沉淀线，并与标准产毒株产生的沉淀线相吻合者，判断为白喉棒状杆菌毒力试验阳性，表明该菌株能产生白喉外毒素；72 小时后仍无沉淀线者，判断为白喉棒状杆菌毒力试验阴性，表明该菌株不能产生白喉外毒素。

【注意事项】

1. 破伤风痉挛毒素毒性很强，微量即可使人致病，操作时应谨慎，以免发生意外。

2. 注射破伤风痉挛毒素用过的针头、注射器及沾有破伤风痉挛毒素的物品，应放入指定容器内，切勿到处乱放。

3. 为保持白喉棒状杆菌毒力，细菌培养物在室温放置时间不要超过 2 小时，在4℃不要超过 4 小时。

4. 在 Elek 平板表面贴置浸有白喉抗毒素的滤纸条时，尽量使滤纸条上的抗毒素液体流尽。

【思考题】

1. 破伤风抗毒素保护试验中，若先给小白鼠注射破伤风芽孢梭菌培养物滤液，再注射破伤风抗毒素有保护作用吗？为什么？

2. 根据抗原抗体结合反应原理，还可设计哪些试验来检测白喉棒状杆菌的毒力？各有何优点？

（陈长春）

实验 35　细菌半数致死量的测定

【实验目的】

熟悉细菌半数致死量测定的原理，了解细菌半数致死量测定的方法。

【实验原理】

细菌的致病性有强弱之分，在一定的宿主免疫状态下或同一条件下，不同种或同种不同型的细菌表现出的致病性会有差异。细菌的致病能力的强弱程度称为细菌的毒力。在实际工作中，细菌毒力的测定特别重要，比如在疫苗和血清效价测定及药物疗效研究等工作中，需先测定其毒力。测定毒力常用半数致死量（median lethal dose，LD_{50}）或半数感染量（median infective dose，ID_{50}）测定法，即在一定条件下能引起 50% 实验动物死亡或感染所需的细菌最小数量。本实验主要介绍 LD_{50} 测定法。所测得的 LD_{50} 值越小，细菌毒力越强，致病性越强。

【实验材料】

1. 菌株：伤寒沙门菌 18~24 小时肉汤培养物。
2. 动物：健康小白鼠（体重 18~22g）。

【实验方法】

1. 动物分组：取体重在 18~22g 的健康小白鼠 48 只，随机分为 6 组，标记笼号。
2. 制备菌液：参照麦氏标准比浊法用生理盐水配制菌液，浓度分别为 3×10^8、6×10^8、9×10^8、12×10^8、15×10^8、18×10^8。
3. 用上述不同浓度菌液分别给每组小白鼠灌胃，每只 0.5mL。
4. 观察并记录小白鼠死亡时间及死亡数。

【实验结果观察】

记录实验动物反应情况、死亡时间和数目。能导致小白鼠半数死亡的最低细菌浓度为该细菌的 LD_{50}。

【注意事项】

1. 测定前需做预实验，摸索上下限，设计组数、各组剂量等。
2. 测定细菌 LD_{50} 应选取品种、年龄、体重乃至性别等各方面都相同的易感动物，分组时应随机分配。
3. 观察时间是直到动物不再因细菌作用而死亡为止。在观察期间应注意保证食、水、温度等生活条件，严防非被试因素引起的死亡。

【思考题】

测定细菌 LD_{50} 的意义何在？

（陈长春）

第八节　自然界与人体细菌分布的检查

细菌具有个体微小、种类繁多、营养类型多样、繁殖迅速、代谢活跃、适应能力强、分布广泛等特点。江河、湖泊、海洋、土壤、空气等自然环境中均存在数量不等、种类不一的细菌，有的细菌还可以存在于其他生物不能生存甚至极端的环境中。这些细菌有的可以直接采集标本后染色镜检观察，有的则需要人工培养后才能检出。通过检查存在的活菌，可以深刻认识到细菌分布的广泛性及无菌操作的重要性。

人类生存于自然环境中，与自然环境密切接触，而自然环境中广泛存在着大量的多种多样的细菌，因此，正常人的体表和与外界相通的腔道（如口腔、鼻咽腔、肠道、泌尿生殖道等）表面都寄居着不同种类和数量的细菌。一个健康成年人全身定植的细菌总数高达 10^{14} 个，是人体组织细胞数量的 10 倍。在正常情况下，这些细菌对宿主不表现出任何致病作用，有些对宿主还是有益的，具有生物拮抗、营养、免疫、抗衰老等生理功能，被称为正常菌群。正常菌群在机体的不同部位表现出各自的群落特征，发挥着不同的生理功能，与宿主是相互依赖、相互制约的，并形成平衡关系。这种平衡关系是动态的，在不同年龄、不同发育阶段、不同生态环境中，机体内都存在着特定的微生态平衡。当宿主的免疫力、营养及代谢，正常菌群的种类、数量、位置或外界的理化和生物因素发生改变时，导致机体的微生态失衡，不致病的正常菌群就会转变为机会致病菌而引发疾病。通过检测人体不同部位正常菌群的种类及数量变化，有助于及时发现并调整正常菌群与宿主间的微生态平衡，更好地保障人类健康。

实验 36　自然界中细菌的检查

【实验目的】

了解自然界中细菌的分布情况。

【实验原理】

自然界的土壤具备各类微生物生长繁殖所需的必要条件，因此，土壤是微生物存在最多的地方，分布着大量不同种类的微生物，可以称为微生物的"大本营"。水体是仅次于土壤的微生物分布、定居的第二天然场所，微生物在自然界不同类型的水体中均有分布。与土壤和水体相比，空气由于干燥、缺乏营养物质、受日光照射等原因，不具备微生物生长所需的必要条件，分布的微生物数量较少，主要来源于土壤、尘埃以及人和动物的分泌物。经常暴露在空气中的物体表面也有大量的微生物存在。自然界广泛分布的各种微生物在能量转化、物质循环、食物链的建立、微生物食品制造、污水废气处理、基因工程技术等方面发挥着非常重要的作用。自然界中也分布着少数病原微生物，它们可以通过不同的传播途径引起人、动物和植物的疾病。

检测空气中细菌的分布情况通常采用自然沉降法，检测土壤、水体及物体表面细菌的分布情况通常采用涂布法或倾注法。本实验通过对空气、水体、土壤和物体表面的菌群进行取样培养，观察细菌在自然界不同环境中的分布情况，为医学实践中严格建立无菌操作的观念打下坚实基础。

【实验材料】

1. 标本：取自空气、自来水、池塘水、土壤和不同物体表面。

2. 培养基：普通琼脂平板培养基、肉汤培养基、庖肉培养基。

3. 其他：无菌生理盐水、试管、三角瓶、液体石蜡、吸管、L型玻璃棒、培养皿、酒精灯、记号笔、37℃培养箱等。

【实验方法】

1. 空气中细菌的检查。

（1）取普通琼脂平板5块，其中4块开启皿盖，分别置于实验桌上、实验桌下、实验室走廊及酒精灯火焰旁或超净工作台内（实验前经紫外线灯照射30分钟），培养基面向上暴露在空气中15～30分钟后盖好皿盖。第5块平板不开启皿盖作为对照。所有平板底部做好标记。

（2）将上述5块平板置于37℃培养箱内培养18～24小时，观察并比较各平板中细菌的生长情况。

2. 水体中细菌的检查。

1）涂布法。

（1）无菌吸管吸取自来水及池塘水各1.0mL，分别置于2个无菌试管中。

（2）用无菌生理盐水将上述池塘水标本按1:10、1:100、1:1000的比例稀释。

（3）分别吸取自来水和不同稀释度的池塘水标本各0.1mL，用无菌L型玻璃棒均匀涂布接种于4块普通琼脂平板上，盖好皿盖，做好标记。

（4）将上述平板置于37℃培养箱培养18～24小时，观察细菌生长情况，并比较不同稀释度池塘水中菌落数目的差异。

2）倾注法。

（1）无菌吸管吸取自来水及池塘水各1.0mL，分别置于2个无菌空培养皿中。

（2）用无菌生理盐水将上述池塘水标本按1:10、1:100、1:1000的比例稀释。

（3）将高层琼脂培养基加热熔化，冷却至60℃左右，倾注入上述培养皿中，立即混匀。

（4）待琼脂凝固后，将培养皿置于37℃培养箱培养18～24小时，观察培养皿内细菌的生长情况，并比较不同稀释度池塘水中菌落数目的差异。

3. 土壤中细菌的检查。

（1）采集土样：选择肥沃土壤，去表皮层，取地面下10～20cm深处的土壤10g，装入已灭菌的牛皮纸袋，封好袋口，带回实验室。

（2）稀释土样：称取土样 1.0g，放入盛有 10mL 无菌生理盐水的三角瓶中，置于摇床振荡 20 分钟，使土壤均匀分散成土壤悬液，静置 10 分钟。

（3）有氧培养：用无菌吸管吸取土壤悬液上清液 1.0mL，加入肉汤培养基中，混匀。另取一试管无菌肉汤培养基作为对照。以上 2 支试管塞好塞子，做好标记，置于 37℃培养箱培养 18～24 小时，观察土壤中需氧菌的分布情况。

（4）厌氧培养：另吸取土壤悬液上清液 0.5～1.0mL 加入庖肉培养基中。将已灭菌的液体石蜡滴加于庖肉培养基液面，厚度达 0.5～1.0cm，以隔绝空气。塞好塞子，做好标记，置于 37℃培养箱培养 24～48 小时，观察土壤中厌氧菌的分布情况。

4. 物体表面细菌的检查。

（1）标记：取普通琼脂平板 1 块，用记号笔在培养皿底部将其分为 4 部分，标明"书本""硬币""工作服""手机"字样。

（2）取样：用浸有无菌生理盐水的棉拭子在书本表面来回擦拭进行取样。同法对其他物品进行取样。

（3）接种：将取样后的棉拭子分别在普通琼脂平板表面对应的区域内来回涂抹几次，盖上皿盖。另取一块普通琼脂平板不接种，作为对照。

（4）培养：将 2 块普通琼脂平板置于 37℃培养箱培养 18～24 小时，观察平板各区域内是否有细菌生长，并进行菌落计数及菌落生物学特性的比较。

【实验结果观察】

暴露在不同环境空气中的 4 块普通琼脂平板上均有数量不等、种类各异的菌落生长，而对照平板无菌落形成。仔细比较不同平板上菌落的数量、大小、种类、形态、颜色等方面的差异，并分析原因。

接种不同来源、不同稀释度水标本的 4 块普通琼脂平板上均有数量不等的菌落生长，稀释度越高的水标本平板上菌落数目越少。仔细观察各平板上菌落的生长情况，并计算出 1.0mL 原浓度自来水及池塘水中所含细菌数。

接种土壤标本的肉汤培养基呈现浑浊且液面出现菌膜生长，作为对照的肉汤培养基始终保持澄清状态；接种土壤标本的庖肉培养基呈现浑浊，并伴有气体产生。

接种来源于不同物体表面棉拭子标本的普通琼脂平板各区域均有数量不等、种类不同的菌落生长，而对照平板无菌落形成。仔细比较不同平板区域内菌落的数量、大小、性状、颜色等方面的差异，如图 5-14 所示。

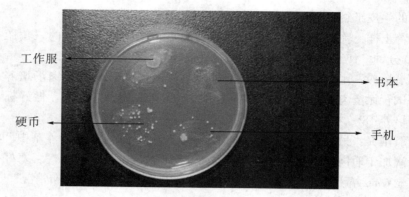

工作服　　　书本　　　硬币　　　手机

图 5-14　不同物体表面的细菌检查结果

【注意事项】

1. 接种标本后的培养基应做好标记，包括接种标本的类型、接种时间、接种者姓名及分组等。

2. 实验过程中减少人员走动和讲话，严格无菌操作，尽可能减少污染。

3. 实验所用的生理盐水、液体石蜡及试管、三角瓶、L型玻璃棒等实验耗材要严格消毒灭菌。

4. 用L型玻璃棒在培养基表面接种时，注意不能划破培养基表面。

5. 结果观察中，除可检出细菌外，还可能检出真菌、放线菌等，应注意加以区别。

【思考题】

1. 依据实验结果，试分析不同来源的标本中检出的微生物种群和数量为何有差异？

2. 自然界中微生物检查有何实际意义？

3. 我国生活饮用水的标准是什么？

(黄筱钧)

实验 37　皮肤正常菌群的检查

【实验目的】

了解细菌在正常人体皮肤表面的分布情况。

【实验原理】

人体皮肤表面温度适中，稍偏酸性，汗液中的无机离子和其他有机物是微生物生长的合适微环境，因此皮肤表面定植着大量的细菌。皮肤表面的常驻菌主要有表皮葡萄球菌、丙酸杆菌等，暂驻菌主要是金黄色葡萄球菌和链球菌。皮肤表面分布的这些正常菌群不仅能防御外来病原菌的入侵，而且能协助皮肤发挥营养、免疫及自净等生理功能。本实验通过对分布于正常人体皮肤表面的菌群取样培养，观察细菌在正常人体皮肤表面的分布情况，进一步提高学生的无菌操作意识。

【实验材料】

1. 标本：取自正常人体皮肤表面。

2. 培养基：普通琼脂平板培养基。

3. 其他：2.5％碘酒棉球、75％乙醇棉球、记号笔、37℃培养箱等。

【实验方法】

1. 取普通琼脂平板 1 块，用记号笔在培养皿底部中央划一条直线，将其分为两部分，标明"消毒前""消毒后"。

2. 开启皿盖，用右手指指腹直接在"消毒前"区域内琼脂表面行"S"形涂抹；自来水冲洗该手指后用 2.5％碘酒棉球及 75％乙醇棉球涂擦消毒，待消毒液干燥后直接在"消毒后"区域内琼脂表面行"S"形涂抹。

3. 盖上皿盖，将平板置于 37℃培养箱培养 18～24 小时，观察结果。

【实验结果观察】

"消毒前"区域培养基表面有多种不同大小、不同形态的菌落生长，有的还能产生色素；"消毒后"区域培养基上没有或只有极少量细菌生长。结果如图 5-15 所示。

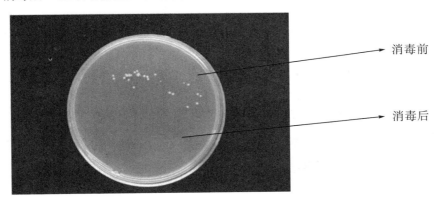

消毒前

消毒后

图 5-15　皮肤正常菌群的检查结果

【注意事项】

1. 实验所用培养皿应做好标记，以便观察结果时区分。

2. 实验过程中严格无菌操作，尽可能减少污染。

3. 手指在琼脂表面涂抹时，注意不能划破培养基表面。

【思考题】

1. 了解人体皮肤表面正常菌群分布有何实际意义？

2. 人体皮肤表面有多种细菌存在，为什么正常情况下没有引起感染呢？

（黄筱钧）

实验 38　口腔及咽喉部正常菌群的检查

【实验目的】

了解正常人体口腔及咽喉部细菌的分布情况，熟悉牙菌斑涂片的刚果红负性染色法，熟悉口腔菌群的厌氧培养方法。

【实验原理】

健康人体上呼吸道定植多种微生物，上呼吸道正常菌群可刺激机体产生全身或局部特异性抗体，是防御外来微生物入侵的重要生物屏障。

口腔中有弱碱性唾液、食物残渣等，为正常菌群的繁殖提供了合适的条件。口腔的微生物群数量、种类繁多，是人体最复杂的微环境之一，目前已从口腔中分离出300多种微生物。口腔中最常见的菌群是甲型溶血性链球菌和厌氧链球菌，其次是表皮葡萄球菌、奈瑟菌、乳杆菌等。口腔细菌是龋病、牙周病、牙龈炎发生及发展的重要因素，了解口腔菌群的组成与变化特征，有助于预防和治疗口腔感染性疾病。

使用咳碟法或拭子法检查咽喉部的细菌，可初步了解正常人体上呼吸道的菌群分布情况；刚果红负性染色法检查牙菌斑细菌不仅可观察牙菌斑上不同种类、不同数量的细菌，并可用于监测牙周病的活动性及其疗效观察；口腔菌群的厌氧培养则能更加精确地定性、定量研究口腔菌群的变化情况。

【实验材料】

1. 标本：健康个体咽喉部的分泌物、龈下菌斑。
2. 培养基：血琼脂平板培养基。
3. 试剂耗材：2%刚果红液、37%盐酸、硫乙醇酸盐稀释液、无菌生理盐水、消毒牙签、载玻片、香柏油、离心管、接种环、酒精灯、厌氧罐、产气袋。
4. 其他：普通光学显微镜、37℃培养箱等。

【实验方法】

1. 咽喉部正常菌群的检查。

1）咳碟法。

（1）取血琼脂平板1块，将其垂直置于离口10cm处，持续用力咳嗽约0.5分钟，让飞沫溅在培养基表面。

（2）立即盖上皿盖，做好标记，将平板置于37℃培养箱内培养18~24小时，观察平板表面细菌的生长情况及菌落周围有无溶血环出现。

2）拭子法。

（1）取一支无菌棉签放入无菌生理盐水中浸泡并在管壁上挤干水，用此棉签在咽喉部拭取分泌物（或在扁桃体两侧取分泌物）。然后，将此棉签在血琼脂平板表面涂布划线。

（2）盖上皿盖，做好标记，将平板置于37℃培养箱培养18~24小时，观察平板表面细菌生长情况及菌落周围有无溶血环出现。

2. 牙菌斑涂片的刚果红负性染色法。

（1）去除待测牙齿的龈上菌斑及软垢，用无菌牙签伸进龈袋底部紧贴牙面向牙冠方向刮取龈下菌斑。

（2）立即将标本置于滴有2%刚果红液的干净载玻片上，将标本与染色液混匀，自然干燥。

（3）37%盐酸蒸汽熏涂片约1分钟，使涂片呈深蓝色。

（4）在普通光学显微镜下，用油镜观察涂片并计数细菌。

3. 口腔菌群的厌氧培养。

（1）标本稀释：用无菌牙签挑取少量牙垢，加入含有硫乙醇酸盐稀释液 0.5mL 的离心管中，振荡摇匀，并用硫乙醇酸盐稀释液将标本稀释成 1∶10、1∶20、1∶40 三个稀释度备用。

（2）厌氧培养：取 1∶20、1∶40 稀释液各 2～3 环接种于血琼脂平板。在厌氧罐中放入产气袋，并加水约 10mL。将接种后的血琼脂平板放入厌氧罐，迅速拧紧罐盖，置于 37℃培养箱培养 3 天后观察细菌生长情况。

（3）耐氧实验：将血琼脂平板上生长的不同菌落分别编号，同时接种于另外 2 块血琼脂平板上，一块常规培养、一块厌氧培养，均置于 37℃培养箱培养 3 天后观察细菌生长情况。

（4）厌氧菌形态观察：厌氧培养生长而常规培养不生长的细菌，可判定为厌氧菌；常规培养和厌氧培养时均生长的细菌，可判定为兼性厌氧菌。挑取厌氧菌菌落进行革兰氏染色观察其形态学特征。

【实验结果观察】

咳碟法或拭子法自咽喉部采样接种并培养后，血琼脂平板表面有不同大小、不同形态的菌落生长，有的菌落周围还可见草绿色半透明或无色全透明的溶血环。

牙菌斑涂片经刚果红负性染色后，油镜下可观察到蓝色背景中分布着白色、发亮、形态清晰的细菌及其他微生物。注意观察并记录球菌（C）、直杆菌（R）、梭状菌（Fu）、丝状菌（F）、弯曲菌（Ca）、螺旋体（S）六类微生物的百分比。

记录牙垢稀释液经厌氧培养后厌氧菌群的种类和数量。如果实验同时培养牙周病患者和正常人的牙垢标本，则可对比两类人群厌氧菌群种类和数量的差异，讨论口腔厌氧菌群变化对牙周病的影响。

【注意事项】

1. 咳碟法取咽喉部标本时，应注意不要将唾液喷于培养基上。
2. 用 37％盐酸蒸汽熏涂片时，皮肤一定不能接触 37％盐酸，以免灼伤皮肤。
3. 产气袋加入水后，会迅速释放 O_2，需立即盖好厌氧罐，并确保不漏气。
4. 实验用牙签、棉签一定要消毒灭菌，实验过程中注意无菌操作。

【思考题】

1. 口腔正常菌群的变化对口腔疾病的发生有何意义？
2. 从口腔菌群的分布情况，思考龋齿发生的可能原因有哪些。

（黄筱钧）

第九节　外界因素对细菌的影响

微生物为低等生物，广泛存在于自然界，其生长繁殖及代谢极易受外界物理及化学因素的影响。当环境条件适宜时，微生物生长繁殖迅速；当环境条件不适宜或变化过于剧烈时，可引起微生物核酸、蛋白质等有机大分子发生变性，从而干扰、抑制甚至终止其新陈代谢，导致微生物生长受抑，甚至死亡。在医学实践中，人们常采用人工方法（物理、化学和生物方法）改变微生物的生存条件，抑制或杀灭微生物，以预防和控制微生物感染性疾病的发生与流行。

消毒灭菌是指用物理或化学方法抑制或杀灭物体上、机体体表或外界环境中的微生物，以防止微生物污染或病原微生物传播。在微生物实验操作中，严格执行实验室生物安全管理制度，实施个人防护和实验室安全行为，能有效防止实验室污染及扩散。在医院感染的控制中，医疗用品及环境的消毒灭菌，有利于提高医疗质量，防止院内交叉感染，缩短患者住院时间，减少患者和医护人员受感染的机会。因此，消毒灭菌已成为预防微生物感染、控制传染病的重要措施。

微生物之间以及微生物与动物、植物之间也存在各种不同程度的相互作用，主要表现为对细菌的抑制或杀灭作用。例如，微生物的代谢产物抗生素、细菌素对细菌的抑制或杀灭作用，毒性噬菌体对易感细菌的侵袭裂解作用。本节除了介绍常用的物理、化学消毒灭菌方法外，还简单介绍生物因素对微生物的影响。

实验 39　热力灭菌实验

【实验目的】

掌握热力灭菌的原理及用途，熟悉医学上常用的热力灭菌方法。

【实验原理】

高温可使菌体蛋白凝固变性、细胞受损、电解质浓缩、细菌失去活性，因此可以用于消毒和灭菌。根据热力灭菌时是否以水及水蒸气作为传导媒介，可将其分为干热灭菌法和湿热灭菌法两类。

干热灭菌法主要利用燃烧、火焰、热空气或电磁波产热等方法，使微生物脱水、干燥和大分子变性而杀灭微生物。常用的干热灭菌法包括焚烧、烧灼、干烤、红外线等，主要用于耐高温的实验器材、医疗器械、食具等的消毒。

同一温度下湿热灭菌法的灭菌效果较干热灭菌法更好。湿热灭菌法是通过加热煮沸或产生水蒸气的热量进行消毒与灭菌。常用的湿热灭菌法包括巴氏消毒法、煮沸法、流通蒸汽消毒法、间歇蒸汽灭菌法、高压蒸汽灭菌法等。其中，高压蒸汽灭菌法是医学上最常用、最有效的灭菌方法，该法是通过一个密闭的高压蒸汽灭菌器，容器内的压力升高达到 $1.05kg/cm^2$，温度达到 121.3℃，维持 15~20 分钟，能杀灭包括细菌芽孢在内的所有微生物，常用于普通培养基、生理盐水、手术器械和敷料等耐高温、耐湿热物品的灭菌。煮沸法是在常压下将消毒物品浸入水中加热煮沸而杀死细菌繁殖体或芽孢的方法，一般细菌的繁殖体100℃经5分钟能被杀死，细菌芽孢则需煮沸1~2小时才被杀灭，主要用于食具、玻璃注射器、一般外科器械等的消毒。

本实验主要观察和比较高压蒸汽灭菌法和煮沸法对不同细菌繁殖体及芽孢的影响。

【实验材料】

1. 标本：大肠埃希菌、枯草芽孢杆菌 18～24 小时培养物。

2. 培养基：液体培养基、普通琼脂平板培养基。

3. 其他：无菌刻度吸管、记号笔、水浴锅、手提式高压蒸汽灭菌器、37℃ 培养箱等。

【实验方法】

1. 取 10 管液体培养基分成两组，每组 5 管，分别标注大肠埃希菌和枯草芽孢杆菌菌名。

2. 用无菌刻度吸管分别在两组液体培养基内接种标注的相应菌液，每管 0.1mL。

3. 每组各取 1 支试管直立置于手提式高压蒸汽灭菌器内，1.05kg/cm² 121.3℃ 灭菌 15～20 分钟，取出后做好标记；每组另取 3 支试管置于 100℃ 水浴加热，分别在 5 分钟、15 分钟、30 分钟时每组各取出 1 管，使之迅速冷却，并做好标记；每组各留 1 支试管不加热，作为对照。

4. 将上述两组共 10 支试管置于 37℃ 培养箱培养 18～24 小时，观察每支试管内细菌的生长情况，注意比较不同灭菌方法及不同灭菌时间对两种细菌的灭菌效果的差异。

【实验结果观察】

对照管中表现为液体浑浊或菌膜生长，提示有大量细菌生长；经过高压蒸汽灭菌法灭菌处理后的 2 支试管内液体保持清亮，提示无细菌生长；经过煮沸处理的 6 支试管中可观察到细菌经不同时间处理后的生长变化，随着加热时间的延长，细菌生长量减少或无细菌生长。两种细菌对热力的耐受程度为大肠埃希菌小于枯草芽孢杆菌。

【注意事项】

1. 使用高压蒸汽灭菌器时，必须排尽容器内的冷空气，再关闭排气阀，否则高压蒸汽灭菌器内的温度达不到规定温度，影响灭菌效果。

2. 液体灭菌时，切勿在压力下降至零之前打开排气阀排气减压，否则，试管内液体会剧烈沸腾，冲掉瓶塞而外溢，甚至导致容器爆裂。

3. 放入高压蒸汽灭菌器之前，盛装培养基的试管或三角瓶的塞子应用油纸或牛皮纸包扎好，以防冷凝水渗入浸液。

4. 高压蒸汽灭菌器内放置消毒物品不应太挤，以便蒸汽流通；灭菌的瓶口或试管口不宜紧靠高压蒸汽灭菌器壁，以免蒸汽进入。

5. 接种时注意不要把菌液碰到试管的内壁上，实验过程中注意无菌操作。

【思考题】

1. 简述热力灭菌法的原理。

2. 简述不同热力灭菌法的适用范围及实际意义。

3. 同一温度下湿热灭菌法的灭菌效果为什么比干热灭菌法的效果好？

4. 为什么芽孢菌对热力的耐受程度比无芽孢菌强？

（黄筱钧）

实验 40　紫外线灭菌实验

【实验目的】

掌握紫外线灭菌的原理及用途，熟悉紫外线灭菌中应注意的问题。

【实验原理】

波长为 240~300nm 的紫外线具有灭菌作用，其中以 265~266nm 的紫外线灭菌作用最强。紫外线主要作用于 DNA 分子，使一条 DNA 链上相邻的两个胸腺嘧啶以共价键结合，形成二聚体，从而干扰 DNA 的正常复制与转录，导致细菌变异或死亡。紫外线的穿透力较弱，可被普通玻璃、纸张、尘埃、水蒸气等阻挡，一般只用于手术室、传染病房、无菌室等的空气消毒，或者用于不耐热塑料器皿等物品的表面消毒。

【实验材料】

1. 标本：大肠埃希菌 18~24 小时肉汤培养物。
2. 培养基：普通琼脂平板培养基。
3. 其他：无菌棉签、超净工作台、酒精灯、镊子、记号笔、37℃培养箱等。

【实验方法】

1. 用无菌棉签蘸取大肠埃希菌 18~24 小时培养物，在普通琼脂平板表面来回均匀涂布。

2. 将接种了细菌的普通琼脂平板置于超净工作台上，皿盖不完全遮盖平板，露出月牙形的空隙，在紫外线灯下 60~100cm 处照射 30 分钟。

3. 盖好皿盖，置于 37℃培养箱培养 18~24 小时，观察平板上细菌的生长情况，注意比较皿盖遮盖部分与直接暴露于紫外线部分细菌生长的差异。

【实验结果观察】

紫外线灯下照射后培养，普通琼脂平板表面被皿盖遮盖的部分形成菌苔，而直接暴露在紫外线灯下的普通琼脂平板表面无细菌生长或仅有少量细菌生长。

【注意事项】

灭菌波长的紫外线对人体皮肤和角膜均有损伤作用，实验中应注意避免眼睛和皮肤直接暴露于紫外线下，做好自我防护。

【思考题】

1. 简述紫外线灭菌的原理。
2. 紫外线为什么只适用于空气及物体表面的消毒？

（黄筱钧）

实验 41 滤过除菌实验

【实验目的】

掌握滤过除菌实验的原理及用途，熟悉滤过除菌中应注意的问题。

【实验原理】

滤过除菌法是用物理阻留的方法去除液体或空气中的细菌、真菌，以达到无菌的目的，但不能去除病毒和支原体。液体除菌所用的器具是滤菌器，滤菌器的滤板或滤膜上含有微细小孔，大于该孔径的细菌、真菌等微生物颗粒不能通过。滤菌器的种类很多，目前常用的主要有塞氏滤菌器、玻璃滤菌器和滤膜滤器，详见本书第一篇第三章"常用仪器的使用与维护"。滤过除菌法主要用于一些不耐高温的血清、细胞培养液、毒素、抗体、抗生素等液体的除菌，也可用来分离细菌和病毒。

【实验材料】

1. 培养基：液体培养基、普通琼脂平板培养基。

2. 其他：待滤细胞培养液、无菌刻度吸管、记号笔、微孔薄膜滤器、37℃ 培养箱等。

【实验方法】

1. 将待滤细胞培养液倒入滤斗，启动抽气机，减压抽滤。滤毕，关闭抽气机，用无菌刻度吸管吸取瓶中的滤液，移至无菌试管内。

2. 无菌取 $100\mu L$ 滤液接种于 1 支液体培养基内，同时设立接种待滤细胞培养液的阳性对照管和不进行接种的阴性对照管。

3. 将 3 支试管置于 37℃ 培养箱培养 18~24 小时，观察并比较各液体培养基内细菌的生长情况。

【实验结果观察】

接种待滤细胞培养液的阳性对照管呈浑浊状态，提示有细菌生长；接种滤液的试管和未接种的阴性对照管均表现为澄清，提示无细菌生长或仅有极少量细菌生长。

【注意事项】

1. 滤过除菌时滤过速度和除菌效果有关，要注意调整滤过速度，速度太快会影响除菌效果。

2. 接种时注意不要把菌液碰到试管的内壁上，实验过程中注意无菌操作。

【思考题】

1. 简述滤过除菌法的原理。

2. 比较各种物理消毒灭菌法的优缺点及其应用范围。

（黄筱钧）

实验 42　常用化学消毒液抑菌实验

【实验目的】

熟悉常用化学消毒液的杀菌或抑菌原理，了解常用化学消毒液的种类及用途，验证常用化学消毒液对细菌的抑制作用。

【实验原理】

某些化学试剂，如乙醇、甲醛、氧化剂、表面活性剂、酸、碱、含氯或含碘溶液等，能影响微生物的结构、组成和生理活动，并可随着浓度的变化而具有防腐、消毒甚至灭菌的作用。化学消毒液的种类众多，其杀菌机制包括促进菌体蛋白变性或凝固、改变细胞壁和细胞膜的通透性、干扰细菌的酶系统和代谢等。化学消毒液在常用浓度下仅对细菌繁殖体有效，要杀灭细菌芽孢则需提高化学消毒液浓度和延长消毒时间。化学消毒液一般都对人体组织有害，只能外用或用于环境的消毒。微生物实验室常用的化学消毒液有乙醇、含碘消毒液、过氧醋酸、过氧化氢、高锰酸钾、苯扎溴铵等。

【实验材料】

1. 标本：表皮葡萄球菌、大肠埃希菌 18～24 小时肉汤培养物。
2. 培养基：普通琼脂平板培养基。
3. 消毒液：2％结晶紫、2.5％碘酒、75％乙醇、0.5％过氧醋酸。
4. 其他：无菌棉拭子、无菌镊子、直径 6mm 的无菌滤纸片、记号笔、37℃培养箱等。

【实验方法】

1. 用无菌棉拭子分别蘸取表皮葡萄球菌、大肠埃希菌菌液，致密均匀地涂布于 2 块普通琼脂平板表面，并做好标记。

2. 用记号笔在每块平板底部划"十"字线，将培养基分成 4 等份，分别标记为"结晶紫""碘酒""乙醇""过氧醋酸"，详见图 5-16。

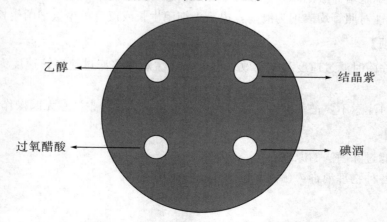

图 5-16　化学消毒液抑菌实验示意图

3. 用无菌镊子夹取滤纸片分别浸入 2%结晶紫、2.5%碘酒、75%乙醇、0.5%过氧醋酸中，每种消毒液中浸 2 片。将浸有消毒液的滤纸片分别均匀贴在已接种细菌的琼脂表面对应区域。

4. 盖好皿盖，置于 37℃培养箱培养 18～24 小时，观察滤纸片周围有无抑菌圈，并比较其大小。

【实验结果观察】

如果化学消毒液有灭菌作用，则在相应滤纸片周围可形成无细菌生长的环形区域，即抑菌圈。如果化学消毒液灭菌作用越强，则抑菌圈直径越大。

【注意事项】

1. 从化学消毒液中取出滤纸片时让其靠着管壁，将多余的消毒液除去。

2. 浸有化学消毒液的滤纸片置于培养基表面后不应移动位置，以免形成不规则抑菌圈，影响实验结果观察。

3. 置于培养基表面的 2 片滤纸片间距≥20mm，滤纸片中心距离培养皿边缘≥10mm，否则易形成重叠或不规则抑菌圈，影响实验结果观察。

【思考题】

1. 化学消毒液的灭菌或抑菌的机制有哪些？
2. 试分析影响化学消毒液作用效果的因素。
3. 简述常用化学消毒液的种类及用途。

（黄筱钧）

实验 43 噬菌体特异性溶菌实验

【实验目的】

观察噬菌体的溶菌现象，掌握噬斑形成单位的测定方法及其意义。

【实验原理】

噬菌体是侵袭感染细菌、真菌等微生物的病毒，是一类专性细胞内寄生的微生物。依据噬菌体与宿主菌的关系，可将其分为毒性噬菌体和温和噬菌体两大类。能在宿主菌内大量增殖，产生许多子代噬菌体，并最终裂解宿主菌的噬菌体称为毒性噬菌体。毒性噬菌体具有严格的宿主特异性，只能寄居在易感的宿主菌体内并裂解宿主菌，其在宿主菌内的增殖过程包括吸附、穿入、生物合成、成熟与释放四个阶段。由于噬菌体具有宿主特异性、基因数目少、增殖速度快、易于培养等特点，因此，常用于细菌的分型及鉴定，并可作为分子生物学研究的重要工具。

噬斑是指将适量的噬菌体和宿主菌菌液混合接种于固体培养基后，培养基表面出现的透亮溶菌空斑，每个空斑由一个噬菌体复制、增殖并裂解宿主菌后形成。若将噬菌体按一定比例稀释，通过噬斑计数，可测得一定体积内的噬斑形成单位（plaque forming unit，PFU）数目，即噬菌体的数量。PFU 表示形成一个噬斑所需的、有感染能力的最少噬菌体数量，以 PFU/mL 表示。本实验主要观察毒性噬菌体在液体培养基及固体琼脂平板培养基上的噬菌现象，并学习噬斑形成单位的测定方法。

【实验材料】

1. 菌株：金黄色葡萄球菌、大肠埃希菌、痢疾志贺菌 18~24 小时肉汤培养物。

2. 噬菌体：金黄色葡萄球菌噬菌体液、大肠埃希菌噬菌体液、痢疾志贺菌噬菌体液。

3. 培养基：普通固体琼脂平板培养基、肉汤培养基。

4. 其他：无菌棉拭子、接种环、刻度吸管、恒温水浴箱、酒精灯、记号笔、37℃培养箱等。

【实验方法】

1. 噬菌体的溶菌实验。

（1）取 4 支肉汤培养基，2 支接种金黄色葡萄球菌，另 2 支接种大肠埃希菌，做好标记。

（2）取接种了上述两种细菌的试管各 1 支，2 支试管分别用无菌刻度吸管加入对应噬菌体液 0.2mL，另外 2 支试管不加噬菌体液作为阴性对照。

（3）将上述 4 支试管置于 37℃条件下培养 18~24 小时，观察有无噬菌体的溶菌现象。

2. 噬菌体的噬斑形成实验。

（1）取普通琼脂平板 1 块，将其分为 4 等份，分别标记为 A、B、C 和 D。

（2）用无菌棉拭子在 A、B 处涂布接种痢疾志贺菌，在 C 处涂布接种大肠埃希菌，在 D 处涂布接种金黄色葡萄球菌。

（3）在 A 处加 1 接种环的肉汤（阴性对照），在 B、C 和 D 处均点种 1 接种环的痢疾志贺菌噬菌体液。

（4）将上述平板置于 37℃条件下培养 18~24 小时，观察有无噬斑出现。

3. 噬斑形成单位测定实验。

（1）将盛有 2.5mL 半固体琼脂的试管加热，熔化其中的琼脂。然后将试管置于 55℃水浴箱内保温，临用时取出。

（2）将大肠埃希菌噬菌体液用肉汤稀释成 1×10^{-4}、1×10^{-6}、1×10^{-8} 三个稀释度。吸取不同稀释度的大肠埃希菌噬菌体液分别加入熔化的半固体琼脂管内，每个稀释度制作 3 管。

（3）每管加入经 4 小时培养的大肠埃希菌肉汤培养物 0.1mL，混匀后立即倾注于准备好的琼脂平板上，并在水平台面上使其凝固。

（4）琼脂平板置于 37℃培养箱培养过夜，次日观察并计数一定范围内的噬斑数目，计算噬斑形成单位。

【实验结果观察】

将噬菌体加入相应菌液中培养后，可观察到有噬菌体的液体培养基始终保持澄清，而未加噬菌体的液体培养基则表现为均匀浑浊状态。

噬菌体的噬斑形成实验中可观察到琼脂平板 B 处中央形成一无菌生长的空斑，即噬斑，其余几处均无空斑形成，结果如图 5-17 所示。

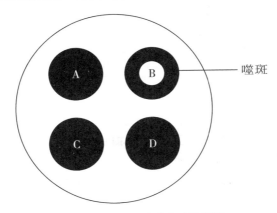

图 5-17　噬斑形成实验示意图

计算噬斑形成单位时，通常选取噬斑数在 30~300 个的平板（图 5-18），并按照下列公式进行计算，即 N（噬斑形成单位）$=Y$（所有平板的平均噬斑数）/ $[V$（取样量）$\times X$（稀释度）$]$。例如，噬菌体稀释度为 1×10^{-8}，取样量为 0.1mL，同一稀释度 3 个平板中噬斑的平均值为 162 个，则噬斑形成单位计数结果如下：$N=162/$（0.1×10^{-8}）$=1.62\times10^{11}$（PFU/mL）。

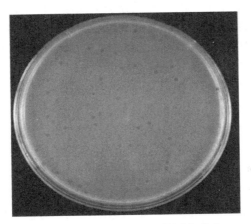

图 5-18　噬斑形成单位的测定试验

【注意事项】

1. 注意观察噬菌体的宿主特异性。

2. 点种噬菌体到琼脂平板表面时切勿划破琼脂平板，接种量也不能太大。

3. 噬菌体的噬斑形成实验中，须待接种的菌液干后再点种噬菌体液。

4. 为了减少噬菌体液稀释过程中的技术误差，一般采用连续百倍稀释法，即吸取 0.02mL 噬菌体液稀释在 2mL 肉汤内，使其稀释度为 1×10^{-2}；另换吸管，吸取此稀释液 0.02mL 稀释在 2mL 肉汤内，使其稀释度为 1×10^{-4}；再换吸管，依次做 1×10^{-6} 和

$1×10^{-8}$稀释液。吸管内肉汤按吹出量计算，绝不可把吸管插入新的肉汤管内，更不可在新肉汤管内吹吸。

5. 噬斑计数时，平板上噬斑数目不宜太多。同一平板上中等大小的噬斑一般不超过 200 个，且要求噬斑之间必须有足够的空隙。

6. 用作底层的琼脂平板，一般要求直径为 9cm 的平板内倾注 25mL 的营养琼脂即可。

【思考题】

1. 毒性噬菌体是如何感染和裂解宿主菌的？
2. 分析噬斑形成实验中出现无菌生长区的原因。
3. 简述噬斑形成单位的计数方法及意义。
4. 噬菌体溶菌具有高度的宿主特异性，这一特点在医学上有何实际用途？

（黄筱钧）

实验 44 溶菌酶灭菌实验

【实验目的】

了解溶菌酶的灭菌原理，观察溶菌现象。

【实验原理】

溶菌酶是正常体液和分泌液中的一种低分子量碱性蛋白质，它能水解细菌、真菌等微生物的细胞壁而导致细胞崩解，故也称细胞壁溶解酶。人们最初对其认识是英国细菌学家弗莱明（Alexander Fleming）于 1922 年发现人的唾液、眼泪中存在溶解细菌细胞壁的酶，因其具有溶菌作用，故命名为溶菌酶。

溶菌酶能裂解细菌细胞壁肽聚糖结构中 N-乙酰葡糖胺和 N-乙酰胞壁酸之间的 $\beta-1,4$ 糖苷键，破坏聚糖骨架，引起细菌裂解。溶菌酶对革兰氏阳性菌的溶菌效果较好。由于革兰氏阴性菌的细胞壁肽聚糖层外还有一层外膜，因此，一般情况下，其受溶菌酶影响较小。溶菌酶不仅能溶解细菌细胞壁，还可作用于真菌细胞壁，目前广泛应用于医疗、食品工业及生物工程。

溶菌酶是机体非特异性免疫的重要组成成分，分泌物中溶菌酶的含量及其变化，可作为了解机体固有免疫力的指标之一。测定溶菌酶灭菌的方法有紫外分光光度法和琼脂平板法，本实验主要介绍琼脂平板法。

【实验材料】

1. 标本：金黄色葡萄球菌 18~24 小时肉汤培养物。
2. 培养基：普通固体培养基。
3. 其他：人唾液、生理盐水、无菌培养皿、恒温水浴箱、打孔器（孔径 6mm）、毛细吸管、直尺等。

【实验方法】

1. 将 3‰固体琼脂培养基 100mL 加热熔化，冷却至 60℃~70℃后，加入金黄色葡萄球菌肉汤培养物 1.0mL 混匀，分别倒入 4 块无菌培养皿中（厚约 4mm），并在水平台面上使其凝固。

2．用打孔器在已经凝固的培养基中打孔，每块 1 孔。

3．用毛细吸管从无菌平皿中吸取收集的新鲜唾液，分别加入其中的 3 个孔中，每孔加满唾液，第 4 个孔加生理盐水作为对照。

4．将培养皿置于 24℃～26℃培养箱培养 16～18 小时后观察结果。

【实验结果观察】

加有唾液的培养基表面有大小不等的溶菌环出现，用直尺测量溶菌环的直径，并做好记录，而加有生理盐水的培养基表面无溶菌环出现。

【注意事项】

1．培养基凝固后再打孔，以免破坏琼脂。

2．在孔内加唾液时，唾液不能溢出孔外，孔内不应有气泡。

【思考题】

1．唾液中的溶菌酶对金黄色葡萄球菌是否有破坏作用？

2．唾液中溶菌酶的浓度与杀菌效果之间有何关系？

（黄筱钧）

第六章　病毒学基础实验

病毒是形体最微小、结构最简单的微生物，必须在电子显微镜下放大几万甚至几十万倍才能观察到，且没有细胞结构，只含一种类型的遗传物质，属于典型的非细胞型微生物。病毒在医学微生物中占有十分重要的地位。在微生物引起的疾病中，由病毒引起的约占75%。常见的病毒性疾病有病毒性肝炎、流行性感冒、流行性脑炎、腹泻、艾滋病等，有的病毒感染还与肿瘤和自身免疫性疾病的发生密切相关。本章将从形态观察、人工培养以及病毒感染的血清学实验和分子生物学诊断方法介绍常用的病毒学实验。

第一节　病毒形态观察

病毒个体微小，结构简单，可通过细菌滤器。一个完整成熟的病毒颗粒称为病毒体（virion），是病毒在细胞外的典型结构形式，并有感染性。病毒体大小的单位是纳米，病毒体的形态需用电子显微镜观察。如果标本中病毒颗粒浓度较高（≥10^7个/mL），经过适当的染色（如磷钨酸负色染法），可直接在电子显微镜下观察病毒的大小、形态和结构；如果标本中病毒颗粒浓度较低，可采用免疫电镜技术，将标本与特异性抗血清混合，使病毒颗粒凝聚成团，再用电子显微镜进行观察，从而提高特异度和病毒的检出率。另外，一些病毒感染可造成细胞病变，还有的病毒可在感染细胞内形成包涵体，用普通光学显微镜观察包涵体的形态、大小、数目、染色性及存在部位等特征，可作为病毒感染的诊断依据。例如，狂犬病病毒感染后在易感动物或人的中枢神经系统中增殖，可在易感动物或人的细胞质中观察到嗜酸性包涵体，称为内基小体（Negri body），可作为狂犬病的诊断依据。

实验 45　磷钨酸负染色法

【实验目的】

了解磷钨酸负染色法的基本原理和实验方法。

【实验原理】

磷钨酸负染色法是用磷钨酸盐（重金属盐类染色剂）将病毒标本染色，使背景着色，而病毒颗粒不着色。在电子显微镜下，电子光束不能通过染有高电子密度的重金属盐类染色剂的背景，但能通过低电子密度的病毒颗粒，从而使病毒颗粒在黑色背景中呈现出明亮清晰的结构。

【实验材料】

1. 病毒悬液。
2. 试剂耗材：2％磷钨酸盐溶液、毛细吸管、滤纸。
3. 其他：电子显微镜用铜网、电子显微镜。

【实验方法】

1. 用毛细吸管吸取少量的病毒悬液，滴加到覆盖有支持膜的铜网上，一般每份标本3～4个铜网。
2. 静置3～5分钟后，用滤纸从铜网边缘吸去多余液体。用另一个毛细吸管吸取2％磷钨酸盐溶液滴于铜网上，染色2～3分钟后，再用滤纸吸去多余染色液。
3. 待标本自然干燥后，即可在电子显微镜下观察。

【实验结果观察】

透射电子显微镜下可观察到灰色或黑色的背景中有浅色或透明的病毒颗粒。注意观察病毒颗粒的大小、形态及结构。

【注意事项】

1. 操作时毛细吸管不能离铜网太近，应让液滴离开吸管后自然滴下，否则液滴易将铜网吸起。
2. 支持膜应完好无损，毛细吸管不能太粗，液滴不能太大，否则都不能形成良好的液珠。

【思考题】

病毒体由哪些结构组成？

(周琳琳)

实验46 病毒体形态观察

【实验目的】

掌握病毒体在电子显微镜下的形态特征。

【实验原理】

病毒体大小差别很大，体长为20～300nm，且形态多样，有球形或近似球形、杆状、丝状、子弹状、砖块状、蝌蚪状等（图6-1）。在病毒学研究中，电子显微镜技术是研究病毒体大小、形态和结构最常用、最可靠的方法。

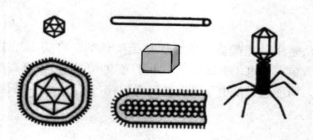

图 6-1　各类病毒体形态

【实验材料】

脊髓灰质炎病毒、流感病毒、狂犬病病毒、埃博拉病毒、乙型肝炎病毒及噬菌体的电子显微镜照片。

【实验方法】

1. 通过 PPT 演示各种病毒体的电子显微镜照片。
2. 观察并描述不同病毒体的大小和形态特点。

【实验结果观察】

完整的脊髓灰质炎病毒体呈球形，无包膜；流感病毒体多呈球形，有包膜；狂犬病病毒体一端钝圆，另一端扁平，外形呈子弹状；埃博拉病毒体为细长丝状，且长短不一；乙型肝炎病毒体可呈大球形、小球形和管形三种形态；噬菌体大多呈蝌蚪形，由头部和尾部两部分组成。

【思考题】

病毒体有哪些不同的形态？

（周琳琳）

实验 47　病毒感染细胞的病变观察

【实验目的】

掌握病毒的致细胞病变作用。

【实验原理】

某些病毒（如脊髓灰质炎病毒、腺病毒、柯萨奇病毒 B 组等）在宿主细胞内增殖过程中，会导致细胞裂解死亡，称为杀细胞性感染。这类病毒在细胞内增殖时所引起的特有细胞病变，称为致细胞病变作用（cytopathic effect，CPE）。致细胞病变作用在普通光学显微镜下即可观察到，常见表现有细胞变圆、集聚、坏死、溶解或脱落等；有些被病毒感染的细胞，还可观察到细胞质颗粒增多、细胞融合、包涵体形成等。

【实验材料】

腺病毒的人胚肾细胞培养物。

【实验方法】

细胞培养瓶或细胞培养管中的细胞培养物可直接置于倒置生物显微镜下观察。

【实验结果观察】

正常的人胚肾细胞呈多角形，单层排列，贴壁生长（图 6−2A）。在普通光学显微镜下，与正常人胚肾细胞对照相比，腺病毒感染后的人胚肾细胞出现肿大、变圆、聚集成葡萄串状，部分细胞出现融合现象，部分细胞从培养瓶壁脱落、漂浮（图 6−2B）。

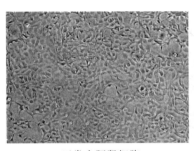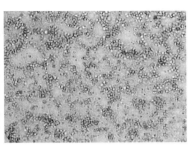

A.正常人胚肾细胞　　　　　　B.腺病毒感染后的人胚肾细胞

图 6−2　正常人胚肾细胞和人胚肾细胞腺病毒培养结果

【思考题】

什么样的病毒感染可引起致细胞病变作用？简述病毒损伤细胞的机制。

（周琳琳）

实验 48　病毒感染细胞内包涵体的观察

【实验目的】

掌握病毒感染细胞内包涵体的形态特征，了解包涵体检查的临床意义。

【实验原理】

某些受病毒感染的细胞内，经染色后用普通光学显微镜观察，在细胞质或细胞核中存在与正常细胞结构和着色不同的圆形或椭圆形团块，称为包涵体。不同种类的病毒感染细胞所形成的包涵体，其存在部位及染色性不同。因此，包涵体对病毒的鉴别和诊断具有一定意义。

【实验材料】

人巨细胞病毒感染者分泌物涂片。

【实验方法】

将涂片置于普通光学显微镜高倍镜或油镜下观察人巨细胞病毒包涵体。

【实验结果观察】

人巨细胞病毒感染者分泌物涂片经瑞氏染色后，在光学显微镜下可观察到人巨细胞病毒感染的人胚肺纤维母细胞核内有嗜酸性包涵体，有时也可为嗜碱性。包涵体呈圆形或椭圆形，大小不等，数量不定，偏于核内或胞质内一端，周围有与核膜明显区分的区域，使细胞呈"猫头鹰眼"状。

【思考题】

什么是包涵体？其具有哪些临床价值？

（周琳琳）

第二节　病毒人工培养技术

病毒是专性活细胞内寄生的非细胞型微生物。和细菌、真菌不同，病毒不能在无生命培养基中生长，必须在活细胞内才能显示出其生命活性，完成复制周期并产生大量的子代病毒。因此，人工培养病毒时，必须为病毒提供易感的活细胞。根据细胞的来源及培养条件，常用的分离培养病毒方法有动物接种法、鸡胚培养法和组织细胞培养法。

实验 49　动物接种法

【实验目的】

熟悉病毒培养的动物接种法及其应用。

【实验原理】

动物接种法是应用最早的病毒培养方法，主要用于分离鉴定病毒，为制备疫苗、诊断试剂提供抗原，连续传代以减弱病毒致病力，研究病毒致病机制等。常用的实验动物有小鼠、地鼠、豚鼠、家兔、绵羊、鸡、猴等，接种的途径有鼻腔内、颅内、静脉等。进行病毒培养时，应根据病毒嗜性选择敏感动物及适宜接种部位。

动物接种法具有方法简便、病毒在动物体内生长繁殖引起的病理改变能较客观地反映其致病性、动物发病或死亡的指征易于观察和分析等优点。其缺点是动物的购买和饲养价格昂贵、管理条件严格、有些动物自身还可能携带病毒，而且动物对很多人类病毒并不敏感，目前已较少使用。本实验主要介绍小鼠颅内接种流行性乙型脑炎病毒实验方法。

【实验材料】

1. 毒株：稀释流行性乙型脑炎病毒减毒株悬液。
2. 动物：4 周龄 BALB/c 小鼠（18～20g）。
3. 其他：碘伏、75％乙醇、一次性 1mL 注射器、无菌棉签和棉球、小玻璃瓶等。

【实验方法】

1. 用一次性 1mL 注射器吸取稀释流行性乙型脑炎病毒减毒株悬液 0.1mL，注意排出注射器内的气泡。
2. 右手抓住 BALB/c 小鼠尾巴。左手固定小鼠：左手大拇指和示指捏住小鼠的头颈部，小指和手掌轻轻按住其体部和尾巴。
3. 右手用棉签蘸取碘伏消毒小鼠颞部皮毛，再用 75％乙醇棉球脱碘（不碰到鼠眼）。

4. 右手拿注射器在小鼠颞部（鼠眼与耳根连线中点略偏耳根方向的 1/3 处）刺入颅腔，进针 2~3mm，注射稀释流行性乙型脑炎病毒减毒株悬液 0.02~0.03mL。

5. 注射后，用碘伏消毒注射局部。每日观察小鼠的发病情况。

【实验结果观察】

小鼠颅内接种流行性乙型脑炎病毒减毒株后，一般在 3~4 天开始发病。发病时，可观察到小鼠出现弓背、耸毛、抽搐、肢体麻痹等症状，重者死亡。

【注意事项】

进行动物接种时应注意消毒。

【思考题】

动物接种法有哪些用途？有何优缺点？

（周琳琳）

实验 50　鸡胚培养法

【实验目的】

熟悉病毒鸡胚培养法的操作过程及其应用。

【实验原理】

鸡胚是正处于分化发育过程中的胚胎组织，组织分化程度较低，对多种病毒敏感，有绒毛尿囊膜、尿囊腔、羊膜腔和卵黄囊等多个部位可供接种（图 6-3）。鸡胚培养法具有来源充足、价格低廉、操作简单、易于管理、病毒繁殖快等优点。缺点是鸡胚本身可能携带病毒，另外，除产生痘疱的病毒及引起鸡胚死亡的病毒外，一般缺乏病毒感染和增殖的指征，其结果需通过其他实验来证实。常用于痘病毒、正黏病毒科、副黏病毒科和疱疹病毒的分离鉴定、制备抗原、生产疫苗以及研究病毒特性等。

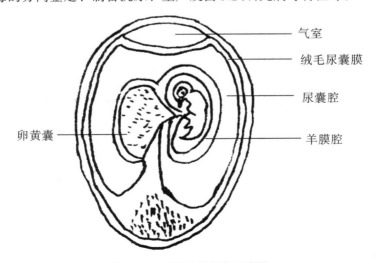

图 6-3　鸡胚接种部位示意图

鸡胚培养法通常选用白壳莱杭鸡的 5～14 日龄鸡胚（无病毒及细胞感染），根据病毒种类和培养目的，选择适当的部位和方法接种病毒。不同病毒接种鸡胚的部位及其胚龄详见表 6-1。本实验以尿囊腔接种法为例介绍副流感病毒的鸡胚培养法。

表 6-1　不同病毒接种鸡胚的部位及其胚龄

病毒名称	接种部位	鸡胚胚龄（天）
痘病毒	绒毛尿囊膜	10～13
流感病毒、副流感病毒、腮腺炎病毒等	尿囊腔	9～11
嗜神经病毒	卵黄囊	5～8
初次分离标本	羊膜腔	10～12

【实验材料】

1. 毒株：稀释副流感病毒悬液。

2. 鸡胚：9～11 日龄鸡胚。

3. 试剂耗材：75％乙醇、一次性 1mL 注射器、无菌吸管、胶水或胶布、无菌离心管、无菌棉球、小玻璃瓶、医用胶布、检蛋灯、蛋架、鸡胚开孔器、镊子等。

【实验方法】

1. 选用 9～11 日龄鸡胚，用检蛋灯照视检查鸡胚发育情况。发育健康的鸡胚有以下特征：①血管清晰；②有明显胎动（观察鸡胚的眼睛黑点是否移动）；③血管密布的绒毛尿囊膜与鸡胚的另一面（卵黄囊）形成明显的界限，绒毛尿囊膜一边较亮，卵黄囊一边为暗红色。弃去有血管模糊不清、胎动停滞、胎盘一侧发黑或苍白等情况的死亡鸡胚。

2. 在检蛋灯下标出气室与胚胎的位置，参照鸡胚接种部位示意图（图 6-3），在胚胎旁避开大血管处标记好注射点。

3. 将鸡胚气室朝上置于蛋架上，用碘伏、75％乙醇对注射点和气室附近的蛋壳进行消毒，然后用鸡胚开孔器于注射点上钻一小孔，勿伤及卵膜。

4. 用一次性 1mL 注射器吸取稀释副流感病毒悬液约 0.5mL，将针头与蛋壳成 30°角的方向，由注射点斜向刺入，进针 0.5～1.0cm，注入稀释副流感病毒悬液 0.1～0.2mL。

5. 注射完毕用医用胶布封口，封口前医用胶布过火焰消毒。鸡胚置于 35℃～37℃培养，注意鸡胚直立，气室朝上。

6. 第二日观察鸡胚生活情况，弃去 24 小时内死亡的鸡胚，余者培养 48～72 小时。之后移入 4℃冰箱过夜，目的是将鸡胚冻死，以减少收获时的出血。

7. 取出鸡胚，先用碘伏、75％乙醇消毒气室端，再用无菌镊子除去气室端蛋壳，沿气室边缘小心打开一大缺口，然后轻轻撕去壳膜与绒毛尿囊膜，最后用无菌吸管吸取透明清亮的尿囊液，置于无菌离心管中，4℃下保存备用。

【实验结果观察】

接种副流感病毒的鸡胚，继续培养 48～72 小时后，可收获清亮透明、无鸡血的尿囊液。可按照"实验52 血凝试验及血凝抑制试验"的操作对收获的尿囊液进行病毒鉴定和效价测定。测定后小瓶分装，低温保存。

【注意事项】

选用的鸡胚应新鲜，孵育时应注意保持一定相对湿度，并每天翻蛋 2 次，以免粘壳。

【思考题】

鸡胚培养法有哪些用途？有何优缺点？

(周琳琳)

实验51 组织细胞培养法

【实验目的】

熟悉病毒组织细胞培养法的操作过程及其应用。

【实验原理】

组织细胞培养法是指从机体取出组织或细胞，模拟体内的生理环境在体外进行培养，使之生长、分裂。组织细胞培养法包括离体活器官、活组织和活细胞的培养方法。组织细胞培养法细胞病变指标明显、培养的病毒及其感染性材料易于控制和处理。故该法被广泛用于病毒的分离鉴定、疫苗和病毒抗原的制备、病毒致病机制研究以及抗病毒药物的体外筛选等。

根据细胞来源、染色体特征和传代次数等，可将细胞分为原代细胞、二倍体细胞及传代细胞三种类型。人胚肾、猴肾、鸡胚细胞等原代细胞，一般只能传代 2~3 代即退化衰亡；人胚肺 MRC-5 株等为二倍体细胞，能在体外传代 50 代左右，适用于人类病毒的分离、病毒疫苗的生产等；传代细胞主要来源于肿瘤细胞或二倍体细胞突变株，如 HeLa 细胞、BHK-21 细胞、Hep-2 细胞等，能在体外无限制分裂传代，广泛用于病毒的分离鉴定，但由于传代细胞有致肿瘤等潜在风险，不能用于疫苗生产。病毒培养中的常用细胞及其适宜生长的病毒详见表 6-2。本实验主要介绍原代幼地鼠肾细胞培养腺病毒。

表6-2 病毒培养中的常用细胞及其适宜生长的病毒

细胞类型	通用名称	组织来源	细胞形态	适宜生长的病毒
原代细胞	HEK	人胚肾	上皮细胞	痘病毒、腺病毒、疱疹病毒、小 RNA 病毒、披膜病毒等
	MK	猴肾	上皮细胞	痘病毒、腺病毒、疱疹病毒、小 RNA 病毒等
	RK	兔肾	上皮细胞	疱疹病毒等
	CEF	鸡胚	成纤维细胞	痘病毒、呼肠病毒、流感病毒、披膜病毒等

细胞类型	通用名称	组织来源	细胞形态	适宜生长的病毒
二倍体细胞	MRC-5	人胚肺	成纤维细胞	疱疹病毒、流感病毒、冠状病毒、腺病毒、呼吸道合胞病毒等
	HFF	人包皮	成纤维细胞	腺病毒、疱疹病毒等
	H9	人T淋巴细胞	T淋巴细胞	人类免疫缺陷病毒等
传代细胞	Hep-2	人喉癌	上皮细胞	痘病毒、腺病毒、呼肠病毒、小RNA病毒、披膜病毒等
	HeLa	人宫颈癌	上皮细胞	痘病毒、腺病毒、疱疹病毒、副黏病毒、呼肠病毒、小RNA病毒、冠状病毒等
	Vero	非洲绿猴肾	上皮细胞	腺病毒、呼吸道合胞病毒等
	BHK-21	幼地鼠肾	成纤维细胞	乙型脑炎病毒、狂犬病病毒等
	A-549	人肺癌	上皮细胞	腺病毒、呼吸道合胞病毒等

【实验材料】

1. 毒株：稀释腺病毒悬液。

2. 动物：2~3周龄地鼠。

3. 试剂耗材：3%煤酚皂溶液、碘伏、Hank液、0.25%胰蛋白液、RPMI-1640培养液、0.1%结晶紫溶液（用0.1mol/L枸橼酸配制）、小牛血清、无菌纱布、培养皿、无菌吸管、三角瓶、细胞培养瓶。

4. 其他：剪刀、水浴箱、离心机、血细胞计数器、CO_2培养箱等。

【实验方法】

1. 剪断颈动脉后放血处死地鼠，用水洗净，置于3%煤酚皂溶液中浸泡2~3分钟。用碘伏消毒地鼠背部，剪开背部皮肤并剥离，暴露双肾位置。

2. 无菌操作取出双肾置于培养皿内，剥去外膜，将肾剪成1mm³左右的小块，用Hank液洗涤2~3次后，用无菌吸管移置于三角瓶内。

3. 于三角瓶内加入适量0.25%胰蛋白酶液（0.5mL/每对肾），混匀后置37℃水浴20分钟，并不时摇动三角瓶。

4. 将变浑的液体用4层纱布过滤，滤液经750rpm离心5分钟，弃去上清液，Hank液洗涤细胞1~2次，再经750rpm离心5分钟，弃去上清液，沉淀物加适量RPMI-1640培养液（80~100mL/每对肾），制成细胞悬液。

5. 取混合均匀的细胞悬液0.1mL，加0.1%结晶紫溶液0.2mL。置室温5分钟后，取少许放入血细胞计数器，计算四角大格内细胞总和。依据公式：每毫升细胞数=（4大格细胞数/4）×3×10⁴，计算每毫升的细胞数。

6. 用RPMI-1640培养液将细胞悬液稀释成（5~8）×10⁸个/mL浓度，移入细胞培养瓶（量的多少视培养瓶大小而定），37℃下培养。逐日镜检，一般培养48小时后镜检即可观察到贴壁长成一片的单层肾上皮细胞。

7. 弃去培养瓶内液体，Hank液轻轻洗涤细胞1~2次，以除去可能存在的病毒抑制物。将稀释腺病毒悬液 0.1mL 接种于培养瓶内，37℃下静置 15～30 分钟，使病毒悬液与单层肾上皮细胞充分接触。再加入适量含 2% 小牛血清的 RPMI－1640 维持液，并设正常细胞对照瓶，置 37℃下培养。

8. 自次日起，逐日镜检，观察有无致细胞病变作用。

【实验结果观察】

接种腺病毒的地鼠肾细胞，继续培养 48～72 小时后，在倒置生物显微镜下可观察到致细胞病变作用，主要表现为细胞变圆、肿胀，聚集成团，呈葡萄状。一般情况下，无细胞病变者用"－"表示，个别细胞出现可疑病变者用"±"表示，25% 细胞出现病变者用"＋"表示，25%～50% 细胞出现病变者用"＋＋"表示，50%～75% 细胞出现病变者用"＋＋＋"表示，75%～100% 细胞出现病变或全部脱落者用"＋＋＋＋"表示。取出"＋＋、＋＋＋、＋＋＋＋"细胞病变的培养物，做好标记，低温保存。

【注意事项】

1. 进行细胞培养时应注意严格无菌操作，在培养液中加入青霉素（100～250U/mL）和链霉素（100～250μg/mL）可防止细菌污染。

2. RPMI－1640 培养液与维持液均系细胞培养液。但培养液的营养成分高、pH 值适宜，有利于细胞的分裂并迅速形成单层。培养液若已形成单层且种入病毒，为防止细胞生长过快而衰老，则需换用维持液。

3. 病毒感染细胞引起致细胞病变作用，无需染色可直接在倒置生物显微镜下观察。

【思考题】

1. 用于病毒培养的细胞有哪些类型？
2. 哪些指标可表明病毒已在相应的组织细胞内增殖？请举例说明。

（周琳琳）

第三节　病毒感染的血清学试验

病毒感染后刺激机体产生的特异性抗体可存在于感染者的血液、肠液、唾液等体液中，根据血清或体液中特异性抗体或受体识别病毒抗原，可对病毒进行检测或鉴定，这类方法被称为病毒感染的血清学试验。目前常用于病毒感染的血清学实验有血凝试验及血凝抑制试验、微量细胞中和试验、酶联免疫吸附试验、免疫印迹试验等。本节主要介绍一些病毒感染中常用的血清学试验。

实验 52　血凝试验及血凝抑制试验

【实验目的】

掌握血凝试验和血凝抑制试验的原理及意义，熟悉血凝试验和血凝抑制试验的操作方法及结果判断。

【实验原理】

某些病毒（如流感病毒）表面有血凝素（hemagglutinin，HA），能与某些动物（如鸡、豚鼠、人）红细胞上的血凝素受体结合而出现红细胞凝集现象。血凝试验的基本原理是病毒表面配体与宿主细胞表面受体的特异性结合，而非抗原抗体反应。血凝试验常用于正黏病毒科、副黏病毒科中某些病毒的鉴定及分型。

能发生红细胞凝集的流感病毒等，若预先与该病毒血凝素的特异性抗体作用后再加入红细胞，则不会出现红细胞凝集现象，即红细胞凝集作用受到了抑制。血凝抑制试验的灵敏度和特异度都较高，常用于正黏病毒科、副黏病毒科中某些病毒所致疾病的辅助诊断及流行病调查。

【实验材料】

1. 毒株：流感病毒鸡胚尿囊腔培养液或羊膜腔培养液。

2. 标本：待测血清。

3. 试剂耗材：流感病毒型与亚型免疫血清、0.5％鸡红细胞悬液、生理盐水、试管、试管架、吸管、毛细吸管等。

【实验方法】

1. 血凝试验。

（1）取洁净试管9支，依次排列并编号（试管1～试管9）。向各管加入生理盐水，试管1加入生理盐水0.9mL，其余各管各0.25mL。

（2）取流感病毒鸡胚尿囊腔培养液0.1mL，加入试管1中做1∶10稀释。混匀后吸取0.5mL弃去，再吸0.25mL（1∶10）稀释液加至试管2并混匀，从试管2中吸取0.25mL至试管3混匀，依次做倍比稀释至试管8。混匀后从试管8中吸出0.25mL弃去。试管9为不加病毒的生理盐水对照。

（3）每管再加入0.5％鸡红细胞悬液0.25mL，轻轻摇匀后，置37℃下孵育30～60分钟，观察并记录结果。

具体操作详见表6-3。

表6-3 血凝试验操作方法

试管编号	1	2	3	4	5	6	7	8	9
生理盐水（mL）	0.9	0.25	0.25	0.25	0.25	0.25	0.25	0.25	0.25
病毒培养液（mL）	0.1	0.25	0.25	0.25	0.25	0.25	0.25	0.25	
		（弃0.5）							（弃0.25）
病毒稀释度	1∶10	1∶20	1∶40	1∶80	1∶160	1∶320	1∶640	1∶1280	—
0.5％鸡红细胞悬液（mL）	0.25	0.25	0.25	0.25	0.25	0.25	0.25	0.25	0.25

2. 血凝抑制试验。

（1）取洁净试管 11 支，依次排列并编号（试管 1～试管 11）。试管 1 和试管 9 加入生理盐水 0.9mL，试管 2～8 各管加入生理盐水 0.25mL。将试管 9 设为血清对照，试管 10 设为病毒对照，试管 11 设为红细胞对照。

（2）取待测血清 0.1mL，加入试管 1 中做 1∶10 稀释。吹吸混匀后，吸取 0.5mL 弃去，再吸 0.25mL（1∶10）稀释液加至试管 2 并混匀，依次做倍比稀释至试管 8，从试管 8 中吸出 0.25mL 弃去。试管 9 加待测血清 0.1mL，混匀后吸出 0.75mL 弃去。

（3）稀释完毕，在试管 1～8 及试管 10 中各加入流感病毒悬液 0.25mL（含 4 个血凝单位），混匀。试管 9、试管 11 不加流感病毒悬液。

（4）试管 9、试管 10 补加生理盐水 0.25mL，试管 11 补加生理盐水 0.5mL。

（5）摇匀后，每管加入 0.5％鸡红细胞悬液 0.5mL，置 37℃下孵育 30～60 分钟后观察结果。具体操作详见表 6－4。

表 6－4　血凝抑制试验操作方法

试管编号	1	2	3	4	5	6	7	8	9	10	11
生理盐水（mL）	0.9	0.25	0.25	0.25	0.25	0.25	0.25	0.25	0.9	—	—
待测血清（mL）	0.1	0.25	0.25	0.25	0.25	0.25	0.25	0.25	0.1		
		（弃 0.5）						（弃 0.25）	（弃 0.75）		
血清稀释度	1∶10	1∶20	1∶40	1∶80	1∶160	1∶320	1∶640	1∶1280	1∶10	—	—
病毒培养液（mL）	0.25	0.25	0.25	0.25	0.25	0.25	0.25	0.25	—	0.25	—
生理盐水（mL）	—	—	—	—	—	—	—	—	0.25	0.25	0.5
0.5％鸡红细胞悬液（mL）	0.5	0.5	0.5	0.5	0.5	0.5	0.5	0.5	0.5	0.5	0.5

【实验结果观察】

血凝试验的结果判断依据是各管出现的红细胞凝集现象，凝集程度以＋的多少表示。"＋＋＋＋"表示鸡红细胞 100％凝集，凝集的鸡红细胞均匀铺满管底，无鸡红细胞沉积；"＋＋＋"表示 75％以上的鸡红细胞凝集，在管底铺成薄膜状，少数未凝鸡红细胞沉积到管底，在管底中心形成红色小圆点；"＋＋"表示 50％以上的鸡红细胞凝集，在管底铺成薄膜，面积较小，未凝集的鸡红细胞在管底中心形成更大、更红的圆点；"＋"表示 25％以上的鸡红细胞凝集，多数未凝集鸡红细胞沉积在管底，形成较大较红的圆点，凝集鸡红细胞在圆点周围形成小凝块；"－"表示没有鸡红细胞凝集，鸡红细胞全部沉积在管底，形成边缘整齐的致密圆点。以出现"＋＋"的最高稀释度作为该病毒的血凝效价，即 1 个血凝单位。在进行血凝抑制试验时，通常以每 0.25mL 病毒悬液中含 4 个血凝单位为宜。若某病毒的血凝效价是 1/320，4 个血凝单位则为 1/80，即将病毒悬液做 1/80 稀释即可。

血凝抑制试验的判断标准同上述血凝试验。当病毒对照管（试管 10）出现 100％红细胞凝集（＋＋＋＋），而血清对照管（试管 9）为完全不凝集（－）时，即可进行结果观察。"＋＋＋＋""＋＋＋""＋＋"均表示血凝不抑制，即血凝抑制试验阴性。"－"表示血凝抑制，即血凝抑制试验阳性。血凝抑制试验中，通常是以红细胞完全不凝集的血清最高稀释度作为该待检血清的血凝抑制效价。

【注意事项】

1. 以上两个试验受温度影响均较大，试验温度一般控制在 30℃以下。温度过高可能出现红细胞表面的血凝素受体被神经氨酸酶破坏，导致病毒解离，使已凝集的红细胞复离散而出现假阴性结果。

2. 温度越低凝集所需时间越长，一般以生理对照管红细胞凝集完全为准。若时间过长才观察结果，也会出现红细胞复离散。

3. 红细胞对照若出现凝集，说明试验所用鸡红细胞发生了自凝现象，应换用另外的鸡红细胞。

4. 病毒悬液和红细胞悬液在使用前一定要摇匀，以保证每管加入的浓度准确一致。

5. 因为正常血清中存在非特异性凝集物及血凝非特异性抑制物，所以试验前通常需对待检血清进行预处理，以免影响试验结果。血清预处理的常用方法包括白陶土法、冷丙酮法、霍乱弧菌滤液法、胰蛋白酶法等。

【思考题】

1. 血凝试验属于哪种血清学反应？

2. 血凝抑制试验的原理是什么？该试验为何要设计对照管？

3. 血凝试验和血凝抑制试验在病毒鉴定上各有何用途？

（王保宁）

实验 53　微量细胞中和试验检测流行性乙型脑炎病毒抗体

【实验目的】

掌握中和试验的原理及意义，熟悉微量细胞中和试验检测流行性乙型脑炎病毒抗体的操作方法及结果判断。

【实验原理】

人体或动物受到病毒感染后，体内产生特异性中和抗体，并与相应的病毒颗粒呈现特异性结合，因而阻止病毒对敏感细胞的吸附，或抑制其侵入，使病毒失去感染能力。中和试验是以测定病毒的感染力为基础，以病毒受免疫血清中和后的残存感染力为依据，判定免疫血清中和病毒的能力。该试验主要用于：①从待检血清中检出抗体，或从标本中检出病毒，以辅助诊断病毒感染性疾病；②测定抗病毒血清效价；③新分离病毒的鉴定和分型。中和试验不仅可在易感的实验动物体内进行，亦可在组织细胞上或鸡胚内进行。中和试验方法主要有简单定性试验、固定血清稀释病毒法、固定病毒稀释血清法、空斑减少法等。

流行性乙型脑炎病毒简称乙脑病毒。1935 年日本学者首次从脑炎死亡患者脑组织中分离到该病毒，故国际上也将其称为日本脑炎病毒。乙脑病毒通过蚊叮咬传播，引起流行性乙型脑炎（简称乙脑）。乙脑是严重威胁人类健康的急性传染病，病毒主要侵犯中枢神经系统，临床表现轻重不一，严重者死亡率高，幸存者常留下神经系统后遗症。目前常用的血清学检测方法主要有酶联免疫吸附试验（ELISA）、血凝抑制试验、乳胶凝集试验和中和试验等。本实验主要介绍应用微量细胞中和试验检测乙脑病毒抗体。

【实验材料】

1. 毒株：已知滴度的乙脑病毒株。

2. 细胞株：BHK－21 细胞（幼地鼠肾细胞）。

3. 标本：乙脑患者血清、标准阳性血清、标准阴性血清。

4. 其他：细胞维持液、96 孔培养板、CO_2 培养箱等。

【实验方法】

1. 抗原工作液准备：取 1 支已知滴度的乙脑病毒株，用细胞维持液稀释成 100 $TCID_{50}$/50 μL 作为抗原工作液。

2. 标本处理：将患者血清、标准阳性血清和标准阴性血清置于 56℃ 水浴中灭活 30 分钟，用细胞维持液做 1∶5 连续稀释。

3. 抗体中和：向 96 孔板中加入稀释血清和抗原工作液各 50 μL，每个标本重复 4 孔。轻轻振荡 96 孔板使抗原与稀释血清充分混合，置于 37℃、5% CO_2 培养箱内中和 1.5 小时。

4. 细胞接种：每孔加入 100 μL 生长良好的 BHK－21 细胞悬液，继续培养 24 小时后，观察细胞病变。

【实验结果观察】

在倒置生物显微镜下观察致细胞病变作用，以能减少 50% 细胞病变的血清标本确定为乙脑病毒抗体阳性血清标本。同时观察到阴性对照孔和空白对照孔中细胞完全发生病变，阳性对照孔中细胞能完好生长。

【注意事项】

1. 各种不同来源的血清，须采用不同温度加热进行灭活处理，以排除非特异性反应因素。

2. 用于中和试验的病毒，既要保持病毒的完整性，不使病毒表面的抗体结合靶点受到破坏，又要使病毒呈分散状态。

3. 一个抗体分子不足以引起中和反应，需要多个抗体分子才能起到中和病毒的作用。为保证试验的成功，须制备高效价免疫血清，或取高滴度患者恢复期血清用于中和试验。

【思考题】

1. 试述中和试验检测病毒抗体的原理。

2. 结合乙脑病毒抗体检测，简述中和试验检测流程及步骤。

（王保宁）

实验 54　酶联免疫吸附试验检测乙肝病毒表面抗原

【实验目的】

掌握酶联免疫吸附试验的原理、方法和结果判断，掌握乙型肝炎病毒感染的微生物检测原则和"两对半"的临床意义。

【实验原理】

酶联免疫吸附试验（enzyme-linked immunosorbent assay，ELISA）是目前应用最广泛的血清学实验方法之一，其基础是抗原或抗体的固相化及抗原或抗体的酶标记。ELISA 首先用物理方法将抗原或抗体结合到聚苯乙烯等固相载体表面，并保持其免疫活性；再使抗原或抗体与某种酶连接成酶标抗原或抗体，这种酶标抗原或抗体既保留抗原或抗体的免疫活性，又保留酶的活性。进行测定时，待检标本（测定其中的抗体或抗原）与固相载体表面的抗原或抗体发生反应，同时用洗涤的方法使固相载体上形成的抗原抗体复合物与液体中的其他物质分开。再加入酶标抗原或抗体，酶标抗原或抗体也通过反应结合在固相载体上，此时固相上的酶量与标本中待检物质的量呈一定的比例。最后加入酶反应底物，底物被酶催化成为有色产物，有色产物的量与标本中待检物质的量直接相关，故可根据呈色的深浅进行定性或定量分析。由于酶高效的催化效率，间接放大了免疫反应的结果，使测定方法达到很高的灵敏度。

进行 ELISA 必须准备三种试剂：①固相的抗原或抗体，即免疫吸附剂；②酶标抗原或抗体，也称酶联物或结合物，常用的标记酶为辣根过氧化物酶，相应底物为邻苯二胺；③酶反应的底物。ELISA 具体方法很多，临床检验中常用的有双抗体夹心法检测抗原、双抗原夹心法检测抗体、间接法检测抗体、竞争法检测抗体、竞争法检测抗原、捕获包被法检测抗体等。

乙型肝炎病毒（hepatitis B virus，HBV）是引起病毒性肝炎最常见的病原体。HBV 所导致的乙型病毒性肝炎（简称乙肝）发病率高、发病范围广、容易转化为慢性，且与肝硬化和原发性肝细胞癌相关，是我国重点防治的疾病之一。HBV 感染的实验室诊断方法主要是检测病毒的血清标志物，特别是 HBV 的抗原-抗体系统。目前临床诊断 HBV 感染最常用的方法是应用 ELISA 检测患者血清中的 HBV 抗原和抗体，主要检测 HBsAg、抗-HBs、HBeAg、抗-HBe 和抗-HBc，俗称"两对半"。本实验以 HBsAg 为检测指标，介绍夹心法 ELISA 试剂盒检测 HBsAg 的方法。

【实验材料】

1. 标本：患者血清。

2. 试剂耗材：商品化的 HBsAg-ELISA 检测试剂盒，内含抗-HBs 包被板（条）、抗-HBs 辣根过氧化物酶应用液、HBsAg 阴性和阳性对照血清、洗涤液、底物液及终止液、微量酶标板等。

3. 其他：酶标仪或全自动 ELISA 检测仪和加样器等。

【实验方法】

1. 一抗结合：在包被了抗－HBs 的微量酶标板中加入一定体积的待检血清标本，每孔 100μL，每份标本均设立复孔，同时设立阴性血清对照和空白生理盐水对照。37℃孵育 1 小时后，弃微量酶标板中培养上清液。用洗涤液洗涤微量酶标板 3 次，每次洗涤后均需拍干。

2. 二抗结合：加入适当稀释的 HRP 标记的抗人单克隆抗体，每孔 100μL。置 37℃下孵育 1 小时。同法洗涤微量酶标板至少 3 次。

3. 底物显色：加入邻苯二胺溶液，每孔 100μL，置 37℃下避光孵育 15~20 分钟后，再每孔加入 2mol/L H_2SO_4 100μL 终止反应。在酶标仪上以 450nm 波长测各孔 A_{450} 值。

【实验结果观察】

P/N 值＝（标本 A_{450} 值－空白对照 A_{450} 值）／（阴性对照 A_{450} 值－空白对照 A_{450} 值）。根据 P/N 值，参照 HBsAg－ELISA 检测试剂盒说明书进行阳性结果判定。

【注意事项】

1. 每次加入液体后均需混匀，微量酶标板应洗涤干净并尽量拍干板中液体。
2. 严格控制酶催化底物的反应时间，时间过长会影响结果判断。
3. 本试验结果须结合临床表现、病史做出诊断后，方可采取适当临床处理。

【思考题】

1. ELISA 的原理是什么？
2. 试述乙肝"两对半"各项指标检测的临床意义。
3. 分析 HBV 的致病机制及其传播途径，并提出相应的预防措施。

（王保宁）

实验 55　免疫印迹试验检测 HIV 抗体

【实验目的】

掌握免疫印迹试验检测 HIV 抗体的原理、操作方法和临床意义，熟悉免疫印迹试验检测 HIV 抗体的注意事项。

【实验原理】

人类免疫缺陷病毒（human immunodeficiency virus，HIV）是获得性免疫缺陷综合征（acquired immunodeficiency syndrome，AIDS，艾滋病）的病原体，属反转录病毒科。该病毒选择性地侵犯 CD4$^+$ 细胞，包括 CD4$^+$ T 淋巴细胞、单核巨噬细胞、树突状细胞等，导致机体免疫功能低下，容易发生反复而严重的感染，同时伴有自身稳定和免疫监视功能的异常，发生自身免疫性疾病和恶性肿瘤的概率增高。AIDS 患者 5 年死亡率约为 90％，死亡多发生于临床症状出现后 2 年之内。

大多数 HIV 感染者在病毒进入机体 2~3 个月内即可在血液中检测到 HIV 抗体，6

个月后几乎所有感染者的 HIV 抗体均呈阳性反应。因此，用血清学实验检测可疑个体血清中的 HIV 抗体是目前筛查和确认 HIV 感染者的主要手段。ELISA 测定血清 HIV 抗体灵敏度好、操作简便，但有一定的假阳性，目前主要用于初筛检查。初筛阳性者应重新采血进行确诊试验，免疫印迹试验（Western blotting，WB）是目前公认的确诊 HIV 感染的方法，此法可检出与 HIV 特定分子量抗原相应的抗体。

进行免疫印迹试验时，要先提纯经 T 淋巴细胞增殖的 HIV 颗粒，用理化方法灭活和裂解 HIV 蛋白质抗原，然后通过 SDS-PAGE 蛋白电泳将裂解抗原按分子量大小分离，再转移至硝酸纤维素（NC）膜上，制成 HIV 抗原膜。检测时，先用适当浓度的无关蛋白质封闭硝酸纤维素膜上无蛋白质部分，再加入待检血清与硝酸纤维素膜上 HIV 蛋白质抗原反应。若标本中有 HIV 抗体，抗体则与膜条上的抗原区带结合，形成抗原-抗体复合物。再用酶标抗人 IgG 抗体与膜条上的抗原-抗体复合物结合，使区带显色，即出现肉眼可见的不同区带，提示该待检血清中含有抗相应蛋白抗体。免疫印迹试验的灵敏度及特异度均较 ELISA 高，不仅可用于 HIV 抗体的确认试验，亦可用于 HIV 的分型。

【实验材料】

1. 标本：患者血清。

2. 主要试剂：HIV-1 型或 HIV-2 型抗原、不同浓度的聚丙烯酰胺凝胶、转移缓冲液（25mmol/L Tris-HCl，pH 值 8.3，含 192mmol/L 甘氨酸和 20%甲醇）、1% BSA、洗涤液（0.05mol/L pH 值 7.2 的 PBS，加 0.05%的吐温 20）、标本稀释液（洗涤液加 5%小牛血清，含 SDS-甘油-2-巯基乙醇、溴酚蓝）、酶标抗体稀释液（洗涤液加 1%小牛血清）、HRP-兔抗人 IgG（工作浓度为 1:1000）、四甲基联苯胺（TMB）-H_2O_2 底物溶液和 1:4 的丁二酸二辛酯磺酸钠溶液。

3. 其他：SDS-PAGE 电泳系统所用器材、孔径 0.22μm 的硝酸纤维素膜、印迹电转移系统所用器材、振荡器和加样器等。

【实验方法】

1. 硝酸纤维素印迹条的制备。

1) SDS-PAGE。

（1）灌胶：在凝胶玻璃板内灌注 12.5%凝胶作为分离胶（一般注入玻璃板高度的 2/3 即可），其上以 50%乙醇封顶。待分离胶聚合后，倾去乙醇溶液，用吸水纸吸去残余液体。上层缓缓加入 4%浓缩胶，插入样品梳子，待其聚合后，在电泳槽内加入电泳缓冲液，拔出梳子，即可上样。

（2）HIV-1 型抗原、HIV-2 型抗原处理：取 100μL HIV-1 型抗原、HIV-2 型抗原加 900μL 标本稀释液于水浴中煮沸 3~5 分钟，按说明书处理蛋白质分子量标准（14400~200000）。

（3）垂直电泳：待处理后的 HIV-1 型抗原、HIV-2 型抗原冷却后，迅速加入上样孔，接通电源。待溴酚蓝前缘进入分离胶后，提升电压继续电泳，直至溴酚蓝泳跑出分离胶下缘，关闭电源。

2）印迹电转移。

（1）在印迹电转移装置的阳极，放上 3 层浸有转移缓冲液的滤纸。

（2）将预先用转移缓冲液浸湿的硝酸纤维素膜置于上述滤纸上面。

（3）将电泳后的凝胶取出，切去浓缩胶，仔细地将分离胶放在硝酸纤维素膜上，用戴有乳胶手套的手指轻轻地去除两层之间的气泡。

（4）在凝胶表面再放 3 层浸有转移缓冲液的滤纸。

（5）将印迹电转移装置的阴极板用去离子水浸湿后盖上，接通电流。稳流在 $0.8mA/cm^2$，进行印迹电转移 1 小时。

3）封闭及切割：印迹电转移结束后，剪下含蛋白质分子量标准的硝酸纤维素膜，并用氨基黑染色。其余硝酸纤维素膜用 1%BSA 封闭空余部位 2 小时。洗涤后，用锋利小刀将硝酸纤维素膜割成约 4mm 宽的膜条，并在带有抗原的一面编上号码，放入试管内，加塞，4℃保存备用。

2. 检测 HIV 抗体。

（1）在免疫印迹反应槽内加入 3mL 洗涤液及 6μL 待检血清，充分混匀。

（2）取制备好的硝酸纤维素印迹条置于反应槽内，室温下轻轻振荡 2 小时，每份标本用 1 条硝酸纤维素印迹条。振摇过程中，应使硝酸纤维素印迹条带有抗原的一面始终保持向上。每次检测均需设立阴性、阳性对照。

（3）吸出槽内反应液，用洗涤液将各膜条洗涤 5 次，每次振摇 2~3 分钟，然后吸干洗涤液。

（4）在各反应槽内加含 1∶1000 的 HRP－兔抗人 IgG 抗体反应液 3mL，室温振摇 1 小时。用洗涤液洗涤 4 次，最后用底物溶液洗涤 1 次，方法同上。

（5）在各反应槽内加新配的底物溶液 3mL，并持续振摇 3~5 分钟。待阳性对照出现典型的蓝绿色区带后，迅速将反应槽内的底物溶液吸去。用蒸馏水冲洗硝酸纤维素印迹条，使其停止反应。再加入 1∶4 的丁二酸二辛酯磺酸钠溶液 3mL，继续振摇 20~30 分钟。

（6）取出反应槽内各硝酸纤维素印迹条，避光晾干，判断结果。

【实验结果观察】

根据显色区带的种类和多少判断检测结果，与试剂盒提供的阳性标准进行比较，并根据试剂盒说明书的说明综合判断。

1. 显色后的硝酸纤维素印迹条上，阳性对照和阳性标本可能出现三种区带，即 env 带（gp120、gp41）、pol 带（p66、p51、p32、p11）和 gag 带（p24、p17、p7），且一种区带可能有数条蛋白条带。其分子量大小可用分子量标准对应测得。

2. 我国 HIV 免疫印迹确证试验判断标准的依据是 WHO 推荐的判断标准，详见表 6—5。

表 6-5　WHO 推荐的 HIV 确证试验判定标准

区带（含蛋白质种类）	区带（含蛋白质种类）							
env（gp120、gp41）	1	1	1	2	0	0	0	0
pol（p66、p51、p32、p11）	0	1	1	0	1	0	1	0
gag（p24、p17、p7）	1	0	1	0	0	1	1	0
结果判断	＋	＋	＋	＋	±	±	±	－

阳性结果：至少 1 条 env 带和 1 条 pol 带；或者至少 1 条 env 带和 1 条 gag 带；或者至少 1 条 env 带、1 条 gag 带和 1 条 pol 带；或者至少 2 条 env 带。

可疑结果：1 条 gag 带和 1 条 pol 带，或者分别只有 gag 带或只有 pol 带。对可疑结果要在 3 个月后复查。

阴性结果：无 HIV 抗体特异区带。

【注意事项】

1. 未聚合的丙烯酰胺有神经毒性，操作时应戴手套防护。

2. 灌胶时要注意速度，并尽量使凝胶沿玻璃板缓慢流下，以免形成气泡。乙醇封顶要缓慢加入，否则会将凝胶冲变形。

3. 梳子插入浓缩胶时，可稍微倾斜插入，以减少气泡的产生。拔出梳子也应小心，以免破坏加样孔。

4. 小心上样，不要使标本溢出而污染相邻上样孔。为减少蛋白质条带的扩散，上样后应尽快进行电泳。

5. 转膜时应依次放好硝酸纤维素膜与凝胶所对应的电极，即凝胶对应负极，硝酸纤维素膜对应正极。硝酸纤维素膜两边的滤纸不能相互接触，否则会发生短路。

6. 不同试剂盒对抗 HIV 抗体测定的灵敏度不同，故操作流程及结果判读均应以所用试剂盒的说明书为准。

【思考题】

1. 为什么通常采用免疫印迹试验作为 HIV 感染的确证试验？

2. 进行免疫印迹试验操作，应注意哪些方面？

（王保宁）

第四节　病毒感染的分子生物学诊断方法

传统病毒学实验主要是从培养特性、生化特性以及血清学实验等方面对病毒进行研究和鉴定。近年来，随着分子生物学技术的进步和病毒基因组计划的实施，病毒的鉴定也得到了长足的发展。不同物种之间、同物种不同个体之间的差异都是由遗传信息决定的，生命体的遗传信息又是由核苷酸序列决定的。因此，检测微生物的特异性核酸片段作为快速、准确的鉴定方法，可以用于多种病原体的检测。目前常用于病毒感染诊断的分子生物学技术包括各种聚合酶链式反应（polymerase chain reaction，PCR）、核酸杂交、斑点杂交、基因芯片等。本节主要介绍病毒感染诊断中常用的分子生物学技术。

实验 56　PCR 检测 HBV DNA

【实验目的】

掌握 PCR 的原理，熟悉其基本操作过程及其在病毒核苷酸检测中的应用。

【实验原理】

PCR 是 20 世纪 80 年代发展起来的一种特异性体外扩增核苷酸的方法，用于扩增两端已知序列之间的 DNA 片段。在 PCR 反应过程中，使用两端特异性的寡核苷酸序列作为引物，利用 DNA 聚合酶进行催化，在 4 种三磷酸脱氧核苷酸（dNTP）存在的条件下，模板 DNA 链发生高温解链（变性）、低温与特异性引物结合（退火）、中温合成（延伸）。反复进行这一循环过程，上一轮扩增的产物又可充当下一轮扩增的模板，经过 25～40 个循环，扩增产物以指数形式增长，可将所需 DNA 片段扩增上百万倍。

PCR 所具备的快速、灵敏、特异、操作简便等特点，使其在短短数年内便广泛应用于生物医学各个领域，包括基因克隆、基因诊断、病原微生物的分子诊断、法医学鉴定、生物进化分析、流行病学研究等。反转录 PCR、荧光定量 PCR、差异显示 PCR、免疫 PCR 等新技术的出现，使得该技术的应用范围又进一步扩大。

HBV 是乙肝的病原体。临床上最常用的 HBV 感染的实验室诊断方法是"两对半"检测，即通过免疫学方法检测患者血清中的 HBsAg、抗-HBs、HBeAg、抗-HBe 和抗-HBc，对几项指标同时分析，可对 HBV 感染状况做出临床诊断。随着分子生物学技术在病毒感染诊断中的应用，应用 PCR 技术检测 HBV DNA，作为病毒存在和复制的最可靠指标，对乙肝的诊断同样具有重要意义。本实验主要介绍 PCR 检测 HBV DNA。

【实验材料】

1. 标本：HBV 感染者血清。
2. 试剂耗材：DNA 提取液、Taq DNA 聚合酶、PCR 缓冲液、4 种 dNTP 混合物（各含 1.25mmol/L）、上下游引物、PCR 反应管等。
3. 其他：PCR 扩增仪、电泳仪、凝胶成像仪等。

【实验方法】

1. 标本处理：取 $40\mu L$ 待检 HBV 感染者血清加入离心管中，再加入 $40\mu L$ DNA 提取液，充分震荡混匀，100℃沸水浴 10 分钟，然后冰浴 20 分钟，10000rpm 离心 5 分钟，待用。
2. 加样：在 PCR 反应管内依次加入 $10\times$ PCR 缓冲液 $5\mu L$、dNTP 混合物 $8\mu L$、上

下游引物各 1μL、模板 2μL、Taq DNA 聚合酶 0.5μL，最后加灭菌水至总体积为 50μL。混匀，10000rpm 离心 15 秒，使液体沉于管底。

3. 扩增：将 PCR 反应管放入 PCR 扩增仪内，设置参数为预变性 95℃ 5 分钟；变性 95℃ 30 秒，退火 55℃ 30 秒，延伸 72℃ 30 秒，循环 30 次；最后 72℃ 5 分钟。

4. 电泳检测：反应结束后，取出 PCR 反应管，吸取 2μL 扩增产物进行 1‰琼脂糖凝胶电泳，100V 电压下电泳 15 分钟，凝胶成像仪下观察结果。

【实验结果观察】

凝胶成像仪下观察结果，在 231bp 大小处可见到明亮的 DNA 条带，初步判断 HBV DNA 检测阳性。

【注意事项】

1. 实验操作应在无 DNA 污染的洁净环境中进行，操作过程戴手套和口罩，防止假阳性结果的产生。

2. 加样完成时，要注意试剂充分混匀之后再离心，让所有成分都沉于管底。

【思考题】

1. 试述 PCR 的原理及其用途。

2. 以 HBV DNA 检测为例，简述 PCR 的操作过程。

（王保宁）

实验 57　实时荧光定量 PCR 检测人乳头瘤病毒

【实验目的】

掌握实时荧光定量 PCR 的原理，熟悉实时荧光定量 PCR 的基本操作过程及其在 DNA 检测中的应用。

【实验原理】

实时荧光定量 PCR 是指在 PCR 反应体系中加入荧光基团，利用扩增过程中荧光信号的累积实时监测整个 PCR 进程，最后通过标准曲线对待测标本的模板进行定量分析的方法。该技术是在常规 PCR 基础上加入荧光标记探针或相应的荧光染料来实现定量检测，不仅实现了 PCR 从定性到定量的飞跃，而且与常规 PCR 相比，它具有特异度更强、有效解决 PCR 污染问题、自动化程度高等特点，目前已在生物医学研究、病原体检测、产前诊断、肿瘤基因检测等方面得到广泛应用。

在实时荧光定量 PCR 技术中，有一个很重要的概念——Ct 值。其中 C 表示 cycle（循环），t 表示 threshold（阈值）。因此，Ct 值的含义是每个反应管内的荧光信号到达设定阈值时所经历的扩增循环数。每个标本的 Ct 值与该标本起始拷贝数的对数存在线性关系，起始拷贝数越多，Ct 值越小。利用已知起始拷贝数的标准品绘制出标准曲线，根据标准曲线和待测标本的 Ct 值便可计算出该标本的起始拷贝数。

实时荧光定量 PCR 所使用的荧光基团有荧光探针和荧光染料两种。荧光探针以

TaqMan 探针为主，该探针为两端分别标记有荧光报告基团和荧光淬灭基团的寡核苷酸。探针完整时，由于报告基团发射的荧光信号被淬灭基团吸收，因此探测不到荧光信号；进行 PCR 扩增时，Taq 酶的 $5'-3'$外切酶活性将探针酶切降解，使报告基团和淬灭基团分离，荧光监测系统可接收到荧光信号。每扩增一条 DNA 链，就有一个荧光分子形成，实现了荧光信号的累积与 PCR 产物形成完全同步。荧光染料目前以 SYBR 荧光染料为主，即在 PCR 反应体系中加入过量的 SYBR 荧光染料，非特异性掺入 DNA 双链的 SYBR 荧光染料可发射荧光信号，而未掺入 DNA 双链中的 SYBR 荧光染料不会发射任何荧光信号，从而保证荧光信号的增加与 PCR 产物的增加完全同步。

人乳头瘤病毒（human papilloma virus，HPV）主要引起人类皮肤黏膜的增生性病变，迄今为止已经鉴定的 HPV 有 100 多个型，根据其与泌尿生殖道湿疣及肿瘤的关系，可分为：①低危型，如 HPV 6 型、HPV 11 型等，主要与泌尿生殖道湿疣有关，不引起肿瘤；②高危型，如 HPV 16 型、HPV 18 型等，与宫颈癌等泌尿生殖道肿瘤密切相关；③中间型，如 HPV 13 型、HPV 30 型等。因此，HPV DNA 的检测和分型对女性泌尿生殖道肿瘤的防治有重要意义。然而，HPV 异质性很大，为基因型的检测带来一定困难。目前采用实时荧光定量 PCR 可对 HPV 感染进行早期诊断及型别鉴定。本实验主要介绍以 TaqMan 探针为基础的实时荧光定量 PCR 检测 HPV DNA。

【实验材料】

1. 标本：下生殖道分泌物或宫颈脱落细胞、已知起始拷贝数的标准品、阴性对照样品等。

2. 试剂耗材：PCR 扩增试剂、针对 HPV 的特异性引物、TaqMan 探针等。

3. 其他：实时荧光定量 PCR 扩增仪、计算机分析系统、冷冻离心机、微量加样器等。

【实验方法】

1. 标本处理：将待检标本加入 1mL 无菌水中，100℃沸水浴 10 分钟，10000rpm 离心 10 分钟，待用。

2. 标准品处理：标准品浓度为 1×10^8 拷贝数/mL，用无菌水将标准品稀释成 $1\times10^7\sim1\times10^4$ 拷贝数/mL，处理过程同标本处理。

3. 加样：将待测标本和标准品、阴性对照样品分别配制实时荧光定量 PCR 反应体系。体系配制方法如下：$10\times$PCR 缓冲液 $5\mu L$，上游引物 $1\mu L$，下游引物 $1\mu L$，TaqMan 探针 $1\mu L$，dNTP $1\mu L$，TaqDNA 聚合酶 $2\mu L$，待测标本 $2\mu L$，最后用无菌水补足体积至 $50\mu L$。轻弹管底将溶液混合，6000rpm 短暂离心，使所有成分沉于管底。

4. PCR 扩增：将 PCR 反应管放入实时荧光定量 PCR 扩增仪中，根据实际情况和扩增仪操作规程在程序中定好反应孔位置，按表 6-6 要求设定循环参数。关闭扩增仪盖，按扩增仪操作规程进行循环。

表 6-6　实时荧光定量 PCR 检测 HPV DNA 的循环参数

程序	循环	温度	时间
1	1 次	93℃	2 分钟
2	40 次	93℃	5 秒
		57℃	45 秒

5. 标准曲线绘制：以标准品扩增的 Ct 值为横坐标，相应拷贝数的对数为纵坐标绘制标准曲线。

6. DNA 拷贝数的计算：根据待测标本的 Ct 值以及标准曲线，计算出待测标本的 DNA 拷贝数。

【实验结果观察】

若 PCR 反应曲线呈"S"形，则表明 HPV DNA 检测阳性，同时 Ct 值越低表明起始拷贝数越多；反之亦然。根据标准曲线可计算出 DNA 拷贝数。若 PCR 反应曲线呈横线状，则表明 HPV DNA 检测阴性。

【注意事项】

1. 注意 PCR 反应的标准品以及阴性对照样品扩增结果，阴性对照样品的 Ct 值应不出现任何数值（或>40）。

2. 绘制标准曲线时，各点应大致在一条直线上。

3. 实验过程中应戴一次性手套，PCR 试剂和加样过程应在洁净工作台内进行，防止核酸污染。

【思考题】

1. 试述实时荧光定量 PCR 的原理。

2. 以 HPV DNA 检测为例，简述实时荧光定量 PCR 的操作过程。

（王保宁）

实验 58　逆转录 PCR 检测新型冠状病毒

【实验目的】

掌握逆转录 PCR 的原理，熟悉逆转录 PCR 的基本操作过程及其在分子生物学诊断中的应用。

【实验原理】

逆转录 PCR（reverse transcription-PCR，RT-PCR）是将 RNA 的逆转录和互补 DNA（cDNA）的 PCR 相结合的技术。RT-PCR 首先经逆转录酶的作用将 RNA 单链逆转录合成 cDNA，再以 cDNA 为模板，扩增合成目的 DNA 片段。RT-PCR 灵敏且用途广泛，可用于细胞或组织中基因表达水平、RNA 病毒载量的检测等。

冠状病毒（Coronavirus）是因为病毒包膜上的刺突向四周伸出，形成日冕或花冠状而得名。人冠状病毒是引起普通感冒的主要病原体之一，10%～15%的普通感冒是由人冠状病毒引起的。另外，人冠状病毒还可以引起腹泻或胃肠炎。2019 年 12 月，严重急性呼吸综合征（severe acute respiratory syndrome，SARS）发生世界性流行，经鉴定其病原体是一种新型冠状病毒（SARS－CoV－2，以下简称新冠病毒）。新冠病毒属于 β 属冠状病毒，其基因组为单股正链 RNA（＋ssRNA）。在病毒流行期间，根据典型的临床症状就可以初步诊断，但对于确诊或流行监测，特别是对新变异株的监测，则有赖于实验室检查。可采用核酸扩增检测方法检测呼吸道标本（鼻咽拭子、咽拭子、痰、气管抽取物）或其他标本中的新冠病毒核酸。RT－PCR 是目前最常用的新冠病毒核酸检测方法。本实验主要介绍如何用 RT－PCR 检测新冠病毒核酸。

【实验材料】

1. 标本：鼻咽拭子、咽拭子、痰、气管抽取物等呼吸道标本，已知起始拷贝数的标准品和阴性对照样品。

2. 试剂耗材：RNA 提取试剂盒、新冠病毒核酸检测扩增试剂盒等。

3. 其他：金属浴、实时荧光定量 PCR 扩增仪、计算机分析系统、冷冻离心机和微量加样器等。

【实验方法】

1. RNA 提取：根据柱式 RNA 提取试剂盒说明书操作步骤提取并纯化呼吸道标本总 RNA。

2. 加样：取第 1 步提取的 RNA 标本 5μL 和新冠病毒核酸检测试剂 20μL 配制成 25μL 的反应体系，配制完成后振荡混匀，6000rpm 短暂离心，使所有成分沉于管底。

3. RT－PCR 扩增：将 PCR 反应管放入实时荧光定量 PCR 扩增仪中，根据实际情况和扩增仪操作规程在程序中定好反应孔位置，按表 6－7 要求设定循环参数。关闭扩增仪盖，按扩增仪操作规程进行循环。

表 6－7 RT－PCR 检测新冠病毒核酸的循环参数

程序	步骤	温度	时间	循环数
1	逆转录反应	50℃	15 分钟	1
2	TaqDNA 聚合酶活化，预变性	95℃	15 分钟	1
3	变性	94℃	15 秒	45
	退火，延伸，荧光采集	55℃	55 秒	

【实验结果观察】

若 RT－PCR 反应曲线呈"S"形，则表明新冠病毒核酸检测阳性，同时 Ct 值越低表明起始拷贝数越多；反之亦然。根据标准曲线可计算出 DNA 拷贝数。若曲线呈横线状，则表明新冠病毒核酸检测阴性。

【注意事项】

1. 操作必须严格遵守生物安全规定，严格执行标准操作规程和废弃物管理规定。

2. 绘制标准曲线时，各点应大致在一条直线上。

3. 所有检测标本应视为具有传染性物质，实验过程中穿工作服，戴一次性手套并经常替换手套以避免标本间的交叉污染，使用 RNase-free 耗材等，最大限度地避免核糖核酸酶（RNase）污染。

【思考题】

1. 试述 RT-PCR 的原理。
2. 以新冠病毒检测为例，简述 RT-PCR 的操作过程。

（王保宁）

第七章　真菌学基础实验

真菌（fungus）是一类不含叶绿体，没有根、茎、叶分化，由单细胞或多细胞组成的，具有典型细胞核和细胞壁的真核细胞型微生物。真菌种类繁多，与医学相关的大约有 400 余种，常见的病原性真菌有几十种，可分为致病性真菌和机会致病性真菌。病原性真菌侵入机体后，可引起真菌感染、真菌性超敏反应及真菌毒素中毒，某些真菌毒素还与肿瘤有关。近年来，由于抗生素、抗肿瘤药物、免疫抑制剂的滥用，器官移植及各种介入性诊疗技术的开展，以及恶性肿瘤、艾滋病、糖尿病等基础疾病的增多，真菌病的发病率呈明显上升趋势，尤其是机会致病性真菌引起的深部真菌感染病例逐年增多，引起医学界高度关注。

真菌病的微生物学检查原则与细菌感染大致相同，但更强调真菌的形态学鉴定和分离培养鉴定。真菌的血清学检查、核酸检测等技术也在不断发展。本章主要介绍真菌的染色技术、形态观察以及真菌的培养方法。

实验 59　真菌染色技术及形态观察

【实验目的】

掌握单细胞真菌与多细胞真菌的基本形态特征及其在真菌鉴别中的意义，掌握真菌不染色标本直接镜检技术，了解真菌乳酸－酚－棉蓝染色法的原理及方法。

【实验原理】

真菌在自然界分布极为广泛，是一大类腐生或寄生的真核细胞型微生物，多数为多细胞结构，少数为单细胞结构。真菌在结构上比原核细胞型微生物复杂，细胞核分化程度高，细胞质内有多种细胞器，体积比细菌大几倍至几十倍，较容易用光学显微镜进行观察，甚至肉眼可见。某些丝状真菌标本可不经染色，先在低倍镜下判断其有无菌丝和孢子，再换高倍镜直接观察菌丝和孢子的具体特征。如果经过适当的染色处理，真菌的观察会变得更加容易，形态结构也会更清晰。

真菌常用的染色法很多，乳酸－酚－棉蓝染色法是使用最为广泛的真菌染色法之一，它适用于所有类型的真菌，且步骤简单易操作。本实验将介绍真菌的乳酸－酚－棉蓝染色法。

【实验材料】

1. 标本：酵母革兰氏染色片、白假丝酵母革兰氏染色片、新型隐球菌墨汁染色片、青霉菌乳酸－酚－棉蓝染色片、曲霉菌乳酸－酚－棉蓝染色片；白假丝酵母、红色毛癣菌、石膏样小孢子菌、絮状表皮癣菌、毛霉菌的琼脂斜面培养物；甲真菌病患者的毛发、甲屑、皮屑。

2. 染色液：乳酸－酚－棉蓝染色液、70％乙醇溶液、100～200g/L KOH 溶液。

3. 其他：载玻片、盖玻片、小镊子、接种环、酒精灯、香柏油、二甲苯、擦镜纸、普通光学显微镜等。

【实验方法】

1. 真菌基本形态观察。

（1）单细胞真菌形态观察：普通光学显微镜油镜下观察不同单细胞真菌的大小、形态、着色情况、有无假菌丝、有无荚膜等。

（2）多细胞真菌形态观察：普通光学显微镜高倍镜下观察多细胞真菌菌丝和孢子的形态、结构及排列等特征，重点观察菌丝有无分隔及其特征性的形态（螺旋状、球拍状、结节状、鹿角状、关节状等），真菌孢子的位置、大小和形态（图7－1）。

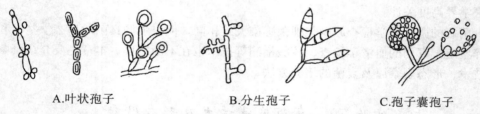

A.叶状孢子   B.分生孢子   C.孢子囊孢子

图7－1　真菌无性孢子形态示意图

2. 不染色标本直接检查。

（1）制片：将可疑毛发、甲屑或皮屑置于洁净载玻片上，滴加10％ KOH 溶液2～3滴，稍待片刻，盖上盖玻片，将载玻片置于火焰上方微加热，使组织或角质溶解，标本软化。静置3～5分钟，然后轻压盖玻片，驱除气泡并将标本压薄、分散，用棉拭子吸取周围溢液。

（2）镜检：先在低倍镜下检查有无真菌菌丝或孢子，再换用高倍镜仔细观察菌丝和孢子的具体特征。

3. 乳酸－酚－棉蓝染色法。

（1）制片：取洁净载玻片1张，于中央滴加1滴70％乙醇。用无菌接种环挑取少量真菌培养物与乙醇混匀。

（2）染色：在乙醇挥发之前，迅速加入1～2滴乳酸－酚－棉蓝染色液并混匀。用拇指和示指小心握住盖玻片，先用其一端轻轻接触染色标本边缘，再缓慢放低盖玻片另一端，至完全盖上盖玻片。盖上盖玻片时要小心，以避免出现气泡。制作好的标本可微微加热，也可不加热。

（3）镜检：先在低倍镜下判断真菌有无菌丝和孢子，再换用高倍镜仔细观察菌丝和孢子的具体特征。

【实验结果观察】

不同真菌的不同染色片，显微镜下观察的形态特征详见表7－1。

表7－1　真菌的形态特征观察

真菌种类	染色方法	形态特征	所致疾病
酵母	革兰氏染色	单细胞真菌，紫色，菌体圆形或卵圆形	少见
白假丝酵母	革兰氏染色	单细胞真菌，紫色，菌体圆形或卵圆形，有芽生孢子及假菌丝	皮肤和黏膜感染、内脏感染、中枢神经系统感染等
新型隐球菌	墨汁负染	单细胞真菌，菌体圆形，胞壁厚；胞外有肥厚的荚膜，透明发亮；有时可见发芽的菌体	肺隐球菌病、慢性脑膜炎
红色毛癣菌	乳酸－酚－棉蓝染色	菌丝有隔，呈螺旋状；可见呈葡萄簇状小分生孢子；大分生孢子呈棒状、细长、薄壁	手足癣、甲癣、头癣等
石膏样小孢子菌	乳酸－酚－棉蓝染色	菌丝有隔，呈梳状或球拍状；大分生孢子呈梭形，壁厚	肤癣、头癣等
絮状表皮癣菌	乳酸－酚－棉蓝染色	菌丝较细、有隔，呈结节状或球拍状，有典型的杆状大分生孢子	肤癣、甲癣等
青霉菌	乳酸－酚－棉蓝染色	菌丝有隔，分生孢子梗有多次分枝，产生一轮或数轮分叉，在最后分枝的小梗上长出成串的小分生孢子，形似扫帚状	少见
曲霉菌	乳酸－酚－棉蓝染色	菌丝有隔，分生孢子梗由足细胞长出，顶端膨大形成顶囊，表面以辐射状长出一层或两层小梗，小梗顶端产生一串圆形分生孢子	肺曲霉病

【思考题】

1. 真菌孢子和细菌芽孢有何不同？
2. 记录下你所观察到的不同真菌的菌丝和孢子特征。

（曾蔚）

实验60　真菌培养方法

【实验目的】

掌握真菌的培养条件及常用的培养基，掌握单细胞真菌及多细胞真菌的菌落特征，熟悉真菌的培养方法。

【实验原理】

真菌对营养的要求不高，比较容易培养。一般地，单糖、双糖、糊精和淀粉等都可以作为碳源，多数真菌都能利用无机氮源或有机氮源。与细菌相比，真菌的培养条件有"三高三低"的特点，即高糖、高氧、高湿度，低营养、低温度、低pH值。真菌培养基内含糖或淀粉量高，如常用于真菌培养的沙保培养基的葡萄糖含量为 4％。多数真菌为需氧菌，其生长需要充足的氧气和湿度。真菌通常适合在中性或酸性条件下生长，最适 pH 值为 4.0～6.0。真菌生长的最适温度为 22℃～28℃，但深部真菌一般在 37℃ 生长良好，双相型真菌的菌落形态可随温度的不同而变化。

常用的真菌培养基有沙保培养基、麦芽浸膏培养基、玉米琼脂培养基等，可根据不同的需要选择不同的培养基。由于真菌在不同的培养基上形成的菌落形态差别很大，故鉴定真菌时均以沙保培养基上形成的菌落形态为准。由于多数病原性真菌生长缓慢，需要培养 1～4 周才能形成菌落，因此进行真菌培养时应防止培养基干燥，或者尽可能用试管进行培养。为防止临床标本的细菌污染，制作真菌培养基时可加入抗生素，如氯霉素、庆大霉素、环己酰亚胺等。

在沙保培养基上，真菌可形成三种类型的菌落：酵母型菌落、类酵母型菌落和丝状菌落。多数单细胞真菌（如酵母）可形成类似细菌的菌落，较大而光滑，呈奶油色，即酵母型菌落；类酵母型菌落外观与酵母型菌落相似，但有芽生孢子与母细胞连接形成的假菌丝伸入到培养基中，如白假丝酵母的菌落；多细胞真菌在培养基上生长可形成质地疏松，呈绒毛状、棉絮状、颗粒状等不同形态的丝状菌落。还有一些真菌，在不同的培养条件可形成不同类型的菌落，显微镜下所见也不相同，这类真菌称为双相型真菌。

真菌的培养方法分大培养和小培养两大类。真菌大培养是指将真菌接种于斜面或平板等较大培养基中进行培养的技术。斜面培养法主要用于真菌的传代、菌种保存和标本分离；平板培养法主要用于酵母及酵母样真菌的分离和纯培养。由于培养皿较大，单细胞真菌可以通过分区划线的方法逐渐降低菌体密度，以达到分成单个菌落获得纯培养的目的。多细胞真菌则可采用点种法接种于平板中，平板的面积有利于菌落的充分扩展，以观察菌落形态、色素形成等现象。但需要注意的是，多细胞真菌做平板培养时，其孢子极易飘散造成污染，故不适用于传染性强的真菌。本实验主要介绍真菌的斜面培养法和平板点种培养法。

真菌小培养是一种小量培养真菌的方法，与真菌大培养不同的是，真菌小培养可以直接观察真菌在生长过程中的完整结构及发育过程，如孢子形成情况等，有利于菌种的鉴定。本实验主要介绍最为常用的真菌玻片小培养法。

【实验材料】

1. 菌株：絮状表皮癣菌、白假丝酵母、新型隐球菌琼脂斜面培养物。

2. 培养基：沙保斜面培养基、沙保平板培养基。

3. 其他：酒精灯、接种针、接种环、载玻片、盖玻片、镊子、培养箱、普通光学显微镜等。

【实验方法】

1. 真菌斜面培养法。

（1）将接种针弯成"L"形，分别挑取絮状表皮癣菌、白假丝酵母和新型隐球菌培养物，划线接种于沙保斜面培养基的中部，稍插入培养基中。如果标本是毛发或皮屑等临床标本，则应先用 75％乙醇浸泡数分钟，再以无菌生理盐水充分洗涤，然后接种在含青霉素、链霉素的沙保斜面培养基上。

（2）将接种后的培养基置于 25℃培养箱内进行培养，每隔 2～3 天观察一次。一般需 1～2 周才会出现典型菌落，观察时注意菌落形态特征和颜色变化。若临床标本 3 周后无菌落生长，则可报告培养阴性。

（3）也可挑取少许培养物制作压片，显微镜下观察菌丝和孢子特征。

2．真菌平板点种培养法。

（1）取沙保平板培养基 1 块，左手持平板底部，使培养基朝下。右手持接种环，蘸取少量絮状表皮癣菌孢子点种在培养基中心点或成三角形的三分点。盖好平板盖。

（2）保持平板底朝上，置于 25℃培养箱中培养，使真菌生长形成 1 个或 3 个菌落，便于观察。

3．真菌玻片小培养法。

（1）取无菌载玻片一张，在其中央滴加 1 滴熔化的沙保培养基，冷却凝固后在培养基四周接种絮状表皮癣菌，然后用无菌盖玻片覆盖。

（2）取无菌"V"形玻璃棒放于平板内，将载玻片置于"V"形玻璃棒上，平板内放少许无菌蒸馏水，加盖，于室温或 37℃培养箱内培养 3～5 天。显微镜下观察到真菌布满培养基及其周围时，即停止培养（图 7－2）。

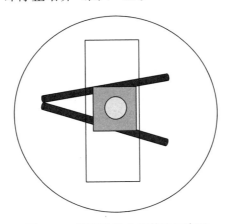

图 7－2　真菌玻片小培养法示意图

【实验结果观察】

在沙保斜面培养基上可观察到三种不同类型的真菌菌落。新型隐球菌在沙保斜面培养基上可形成近似圆形、较大、光滑湿润、呈乳白色或奶油色的酵母型菌落；白假丝酵母在沙保斜面培养基上可形成表面特征类似于酵母型菌落，但底部有假菌丝伸向培养基深处的类酵母型菌落；絮状表皮癣菌在沙保斜面培养基上可形成由许多疏松菌丝体构成、呈黄绿色绒毛状的丝状菌落。

用点种法接种在沙保平板培养基上的絮状表皮癣菌，可在点种处长成丝状菌落，特征与其在斜面培养基上形成的菌落相似。

高倍镜下观察絮状表皮癣菌的载玻片小培养物，可见真菌布满载玻片上的沙保培养基，有结节状或球拍状的菌丝和大分生孢子出现。

【注意事项】

1. 整个培养过程应注意严格无菌操作。

2. 为了防止细菌污染，制作真菌培养基时可加入抗生素，如氯霉素、庆大霉素、环己酰亚胺等。

3. 进行真菌玻片小培养时，置于"V"形玻璃棒上的载玻片应避免被浸湿，以防止培养基被污染。

【思考题】

1. 简述真菌的培养条件。常用的真菌培养基有哪些？

2. 真菌的菌落分哪几种类型？各有何特征？

（曾蔚）

第八章 微生物学基础实验在药学中的应用

微生物学实验是药学专业重要的基础实验课程，在药物的体外抗菌活性检测、抗生素产生菌的筛选、药物质量检测和控制等方面均要用到多种微生物学实验手段。其中，药物体外抗菌实验是医药学领域应用最为广泛的微生物学实验技术，已广泛应用于新抗生素的研究、生产和临床用药的监测、指导。本章将重点介绍琼脂扩散法药物敏感试验、连续稀释法药物敏感试验和 E 试验等常用的药物体外抗菌实验方法，以及抗生素效价测定、药物的无菌检查及微生物限度检查等保证药物质量的常用微生物学实验方法。

实验 61 琼脂扩散法药物敏感试验

【实验目的】

掌握纸片扩散法药物敏感试验的原理、操作方法、结果判定。

【实验原理】

琼脂扩散法是定性测定抗菌药物体外抑制细菌生长的方法，常用的琼脂扩散法有纸片扩散法、打孔法和挖沟法等，其中纸片扩散法是最常用的琼脂扩散法。纸片扩散法又称改良 Kirby－Bauer 法（K－B 法），是将含有定量抗菌药物的纸片贴在已接种试验菌的琼脂平板上，纸片中所含的抗菌药物吸取琼脂中的水分溶解后，不断地向纸片周围扩散形成递减的浓度梯度。在纸片周围抑菌浓度范围内试验菌的生长被抑制，形成无细菌生长的透明圈，即抑菌圈，抑菌圈的大小可反映试验菌对该抗菌药物的敏感程度，并与该抗菌药物对试验菌的最低抑菌浓度（minimal inhibitory concentration，MIC）呈负相关关系，即抑菌圈越大，MIC 值越小。纸片扩散法技术简单，实验结果可重复性好，适用于新药的初筛试验和临床药物敏感试验，以初步判断药物是否具有抗菌作用，并指导临床用药。

【实验材料】

1. 菌株：金黄色葡萄球菌临床株、金黄色葡萄球菌 ATCC25923 标准株 16～18 小时肉汤培养物。

2. 培养基：普通琼脂平板培养基、无菌肉汤培养基。

3. 其他：市售抗生素药敏纸片 4 种、麦氏标准比浊管、无菌吸管、无菌棉签、小镊子、卡尺、37℃培养箱等。

【实验方法】

1. 取普通琼脂平板培养基 2 个，用记号笔在平板底部均分为四部分，做好菌株及所用抗生素的相关标记。

2. 取金黄色葡萄球菌临床株和金黄色葡萄球菌 ATCC25923 标准株肉汤培养物，用无菌肉汤稀释并校正浊度至 0.5 麦氏标准浊度，相当于 1.5×10^8 个细菌/mL。

3. 用无菌棉签分别蘸取调整好浓度的临床株菌液与标准株菌液，将湿棉签在试管壁上轻轻挤压以挤去过多的菌液，在三个方向均匀涂布于相应普通琼脂平板培养基表面（每次旋转 60°），最后沿平板内缘涂抹 1 周。

4. 用无菌镊子拈取 4 种抗生素药敏纸片，如图 8-1 所示，按照标记部位，将其分别贴放于涂布了试验菌的培养基表面。轻压纸片使其与培养基适当接触。

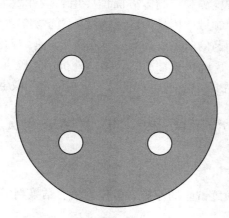

图 8-1　抗生素药敏纸片的贴法

5. 37℃下培养 18~24 小时后，取出平板，观察细菌的生长情况和有无抑菌圈，并测量抑菌圈的直径，以判定试验菌对相应抗生素的敏感程度。

【实验结果观察】

如果试验菌对相应抗生素敏感，则在该抗生素药敏纸片周围无细菌生长，可见明显的抑菌圈；如果试验菌对相应抗生素不敏感，则在该抗生素药敏纸片周围可见细菌生长，无明显抑菌圈出现。根据抑菌圈的直径大小，不同试验菌分别参照表 8-1、表 8-2、表 8-3、表 8-4 的判定标准，可以判断试验菌对相应抗生素的敏感程度。

表 8-1　纸片法药物敏感试验判定标准（金黄色葡萄球菌）

抗生素	纸片含药量（μg）	抑菌圈直径（mm）			相对应 MIC 值（μg/mL）	
		耐药	中介	敏感	耐药	敏感
青霉素	10U	≤28	—	≥29	β-内酰胺酶	≤0.12
苯唑西林	1	≤10	11~12	≥13	≥4	≤2
红霉素	15	≤13	14~22	≥23	≥8	≤0.5
庆大霉素	10	≤12	13~14	≥15	≥8	≤4

续表

抗生素	纸片含药量（μg）	抑菌圈直径（mm）			相对应 MIC 值（μg/mL）	
		耐药	中介	敏感	耐药	敏感
万古霉素	30	—	—	≥15	≥32	≤4
环丙沙星	5	≤15	16～20	≥21	≥4	≤1
四环素	30	≤14	15～18	≥19	≥16	≤4
克林霉素	2	≤14	15～20	≥21	≥4	≤0.5
替考拉宁	30	≤10	11～13	≥14	≥32	≤8

表 8-2　纸片法药物敏感试验判定标准（大肠埃希菌）

抗生素	纸片含药量（μg）	抑菌圈直径（mm）			相对应 MIC 值（μg/mL）	
		耐药	中介	敏感	耐药	敏感
氨苄西林	10	≤13	14～16	≥17	≥32	≤8
氨苄西林/舒巴坦	20/10	≤13	14～17	≥18	≥32/16	≤8/4
头孢噻肟	30	≤14	15～22	≥23	≥64	≤8
头孢曲松	30	≤13	14～20	≥21	≥64	≤8
头孢他啶	30	≤14	15～17	≥18	≥32	≤8
亚胺培南	10	≤13	14～15	≥16	≥16	≤4
氨曲南	30	≤15	16～21	≥22	≥32	≤8
庆大霉素	10	≤12	13～14	≥15	≥8	≤4
阿米卡星	30	≤14	15～16	≥17	≥32	≤16
环丙沙星	5	≤15	16～20	≥21	≥4	≤1

表 8-3　纸片法药物敏感试验判定标准（肺炎链球菌）

抗生素	纸片含药量（μg）	抑菌圈直径（mm）			相对应 MIC 值（μg/mL）	
		耐药	中介	敏感	耐药	敏感
苯唑西林	1	—	—	≥20	≥2	≤0.06
万古霉素	30	—	—	≥17	—	≤1
红霉素	15	≤15	16～20	≥21	≥1	≤0.25
四环素	30	≤18	19～22	≥23	≥8	≤2
克林霉素	2	≤15	16～18	≥19	≥1	≤0.25
氧氟沙星	5	≤12	13～15	≥16	≥8	≤2
头孢曲松	30	≤24	25～26	≥27	≥2	≤0.5
氯霉素	30	≤20	—	≥21	≥8	≤4

表 8−4　纸片法药物敏感试验判定标准（铜绿假单胞菌）

抗生素	纸片含药量（μg）	抑菌圈直径（mm）			相对应 MIC 值（$\mu g/mL$）	
		耐药	中介	敏感	耐药	敏感
哌拉西林	100	≤17	—	≥18	≥128	≤64
头孢他啶	30	≤14	15～17	≥18	≥32	≤8
头孢吡肟	30	≤14	15～17	≥18	≥32	≤8
庆大霉素	10	≤12	13～14	≥15	≥8	≤4
阿米卡星	30	≤14	15～16	≥17	≥32	≤16
环丙沙星	5	≤15	16～20	≥21	≥4	≤1
亚胺培南	10	≤13	14～15	≥16	≥16	≤4
头孢哌酮	75	≤15	16～20	≥21	≥64	≤16

【注意事项】

1. 若条件允许，建议使用 Mueller−Hinton（M−H）水解酪蛋白琼脂平板，此为 WHO 推荐的 K−B 法标准培养基。

2. 所贴药敏纸片间距均等，且不要太靠近平板边缘。

3. 实验中注意无菌操作，每取一种药敏纸片均需将小镊子进行火焰灭菌。

4. 取过细菌的棉签应在酒精灯火焰上焚烧后，再放到指定的容器内。

5. 不同试验菌种针对不同抗生素有不同的药物敏感试验判定标准，不能仅仅根据抑菌圈大小来判断药物敏感程度。

6. 常规质控菌株应每月更换 1 次。K−B 法质控菌株有金黄色葡萄球菌 ATCC25923、大肠埃希菌 ATCC25922 和铜绿假单胞菌 ATCC27853 等。

【思考题】

1. 简述纸片扩散法药物敏感试验的原理。

2. 药物敏感试验有何医学意义？

（曾蔚）

实验 62　连续稀释法药物敏感试验

【实验目的】

掌握连续稀释法测定最低抑菌浓度（MIC）和最低杀菌浓度（minimal bactericidal concentration，MBC）的原理、操作方法、结果判读。

【实验原理】

连续稀释法是定量测定抗菌药物体外抑制细菌生长的方法，可用于测定药物的 MIC 和 MBC。该法是在一系列试管或聚乙烯微孔板内，先用液体培养基将抗菌药物稀释成系列浓度，再加入一定量的试验菌，经过一定时间和适宜温度培养后，观察试验菌的生长情况，判断抗菌药物抑制试验菌生长的最低浓度，即 MIC。然后，依次将未见细菌生长的各管培养物分别移种于另一无菌琼脂平板培养基上，培养后观察结果，可确定药物对该试验菌的 MBC。本实验主要介绍微量液体稀释法。

【实验材料】

1. 菌株：大肠埃希菌临床株、金黄色葡萄球菌临床株、大肠埃希菌 ATCC25922 标准株 18～24 小时培养物。

2. 样品：稀释到适当浓度的不同类型抗生素，如青霉素 G（β－内酰胺类）、链霉素（氨基糖苷类）、红霉素（大环内酯类）、环丙沙星（喹诺酮类）等。

3. 其他：M－H 肉汤培养基、无菌生理盐水、无菌营养琼脂、无菌培养皿、聚乙烯微孔板、微量加样器、无菌试管、接种环、37℃培养箱等。

【实验方法】

1. 抗生素原液的配制。配制各种抗生素原液的溶剂和稀释剂不尽相同，应严格按要求配制。例如，配制青霉素、庆大霉素、四环素、阿米卡星等药物时，溶剂与稀释剂均为蒸馏水；配制链霉素、卡那霉素的溶剂是 pH 值 7.8 的 PBS 缓冲液、稀释剂为蒸馏水；而配制利福平的溶剂为二甲基亚砜，稀释剂为 pH 值 7.0 的磷酸盐缓冲液。

2. 抗生素的稀释。用 M－H 肉汤培养基稀释待测抗生素原液至常用的浓度，如 $128\mu g/mL$，具体操作按表 8－5 进行。

表 8－5 抗生素的稀释方案

管号	药物浓度 （μg/mL）	取药液量 （mL）	加稀释剂量 （mL）	药物稀释后浓度 （μg/mL）	1∶10 稀释后肉汤中最后含药浓度 （μg/mL）
1	5120（原液）	1	3	1280	128
2	1280	1	1	640	64
3	1280	1	3	320	32
4	1280	1	7	160	16
5	160	1	1	80	8
6	160	1	3	40	4
7	160	1	7	20	2
8	20	1	1	10	1
9	20	1	3	5	0.5
10	20	1	7	2.5	0.25
11	2.5	1	1	1.25	0.125
12	2.5	1	3	0.625	0.0625

3. 微量液体连续稀释法测定 MIC。

（1）在聚乙烯微孔板一排各孔中加入一种递减浓度的抗菌药物，每排一种抗菌药物，每孔 $100\mu L$。

（2）分别挑取试验菌和质控菌 37℃下孵育 18～24 小时的菌落，置于 M－H 肉汤培养基中 37℃增菌 4～6 小时，制备 0.5 麦氏标准比浊度的菌悬液。然后，对菌悬液进行 1∶10 稀释，使菌悬液终浓度为 $10^7 CFU/mL$。

（3）用微量加样器向步骤（1）的每个孔中加入 $100\mu L$ 上述菌悬液。盖上微孔板盖板，置于 37℃培养箱中培养 18～24 小时。观察各孔内细菌的生长情况，判断药物对试验菌的 MIC 值。

4. 微量液体连续稀释法测定 MBC。

（1）将营养琼脂熔化，无菌操作倾入无菌培养皿中，冷却备用。

（2）用微量加样器取 MIC 测定中已观察到的无细菌生长的各孔中的液体各 0.01mL，接种于平板上，同时做好菌种和对应的孔号标记，于 37℃下培养 24 小时后，观察平板上细菌的生长情况，判断药物对试验菌的 MBC 值。

【实验结果观察】

肉眼观察各孔中细菌的生长情况，以肉汤澄清透明，能完全抑制试验菌生长的药物的最低浓度为该药物对该试验菌的 MIC 值。观察转种平板，没有试验菌生长的药物最低浓度，即为该药物对该试验菌的 MBC 值。

【注意事项】

1. 药物的浓度和总量直接影响抑菌试验的结果，需精确配制。每一稀释度更换一个加样枪头，可提高实验的准确性。

2. 加入菌量的多少会影响 MIC 值和 MBC 值测定的结果，故加入菌液时应尽量准确。加样时加样器吸头必须插到液面下并注意避免与孔壁接触。加好菌液后的微孔板应避免晃动。

3. 试验菌液一般采用 6 小时培养物，此时细菌正处在生长代谢旺盛阶段，对药物敏感。

4. 质控菌和试验菌在同一条件下做药物敏感试验，目的是检查实验条件和操作技术等是否合格。

【思考题】

1. 简述测定 MIC 值和 MBC 值的医学意义。

2. 上述方法测定药物的 MBC 值是否精准？有无更精确的 MBC 值测定法？

（曾蔚）

实验 63　E 试验

【实验目的】

熟悉 E 试验（E－test）的原理、操作方法和结果判定。

【实验原理】

E 试验结合了连续稀释法和琼脂扩散法的原理和特点，操作与琼脂扩散法一样简便，又同连续稀释法一样可直接定量检测出药物对试验菌的 MIC 值，结果准确，可重复性好。试验中所用 E 试条为 5mm×50mm 的无孔试剂载体，一面固定有干化、稳定、浓度由高到低呈梯度分布的抗菌药物，其浓度梯度可覆盖 20 个等倍稀释度，另一面有读数和判读刻度。实验时，将 E 试条放置在涂布有试验菌的平板上，经孵育过夜，浓度呈梯度递减的抗菌药物从 E 试条中向周围扩散，在 E 试条周围抑菌浓度范围内试验菌的生长被抑制，从而形成透明的水滴样抑菌圈，抑菌圈与 E 试条横向相交处的读数刻度即为抗菌药物对试验菌的 MIC 值。E 试验是目前测定药物 MIC 值较为直观、简便的方法。

【实验材料】

1. 菌株：金黄色葡萄球菌临床株、金黄色葡萄球菌 ATCC25923 标准株 16～18 小时肉汤培养物。

2. 培养基：普通琼脂平板培养基（或 M－H 琼脂平板培养基）。

3. 其他：E 试条、无菌吸管、无菌棉签、小镊子、37℃培养箱等。

【实验方法】

1. 取普通琼脂平板培养基（或 M－H 琼脂平板培养基）2 块，做好菌株及所用抗生素的相关标记。

2. 用无菌棉签分别蘸取金黄色葡萄球菌临床株和金黄色葡萄球菌 ATCC25923 标准株肉汤培养物（0.5 麦氏标准比浊度），在三个方向（每次旋转 60°）密集、均匀地涂布于相应琼脂平板培养基表面。

3. 待涂布细菌的待测培养基干燥后，用无菌镊子夹取 E 试条，试条刻度面朝上，药物最高浓度处靠平板边缘，将其轻轻贴放于涂布了试验菌的培养基表面，并使其与培养基紧密接触。直径 140mm 的平板可放置 6 条 E 试条，直径 9mm 平板只能放置 1～2 条 E 试条。

4.37℃下培养 18～24 小时后，取出平板，观察抑菌圈的大小，读取抑菌圈与 E 试条横向相交处的读数刻度，即为该药物对该试验菌的 MIC 值。

【实验结果观察】

如果孵育后，沿 E 试条出现水滴样的椭圆抑菌圈，抑菌圈与 E 试条横向相交处的刻度值，即为该药物对该试验菌的 MIC 值；如果有细菌沿 E 试条周围生长，无椭圆形抑菌圈出现，则表明该药物的 MIC 值≥E 试条上的最大药物浓度；如果抑菌圈延伸至 E 试条下方，与试条无交点，则表明该药物的 MIC 值≤E 试条上的最小药物浓度。

【注意事项】

1. 贴放在培养基表面的 E 试条不可再移动。

2. 贴放完 E 试条后可用镊子轻压 E 试条，以驱赶其下方的气泡，保证 E 试条与培养基紧密接触。

3. 当抑菌圈与 E 试条交点位于两刻度之间时，应读取较高的刻度值；当 E 试条两边产生不同的交点时，应读取较高刻度值；当出现双层抑菌圈时，应读取生长被完全抑制的所示刻度值；当抑菌圈与 E 试条相交处出现散在菌落时，应读取生长被完全抑制的所示刻度值。

4. 孵育的条件和时间长短应根据菌种和实验目的不同而异。如果需检测耐药机制（如高渗状态下苯唑西林耐药、诱导耐药机制、低频率耐药变异等），则需延长培养时间。

【思考题】

1. 简述 E 试验的原理。

2. 与琼脂扩散法及连续稀释法相比，E 试验在体外细菌药物敏感性测定中有何重要意义？

（曾蔚）

实验 64　抗生素效价测定

【实验目的】

掌握抗生素效价测定中常用的管碟法（二剂量法）原理、操作方法和结果计算。

【实验原理】

抗生素是一种生物活性物质，可以利用抗生素对生物所起作用的强弱来判定抗生素的含量。抗生素的含量通常用效价表示，效价是指同一条件下，抗生素待检品抗菌活性与标准品抗菌活性的比值，常用百分数表示。抗生素效价测定方法包括化学法、微生物学法、仪器法。微生物学法是利用抗生素对特定微生物具有抗菌活性的特点来测定抗生素效价的方法，可以反映抗生素的抗菌活性，与临床使用具有平行关系，且样品用量少，灵敏度高。

抗生素效价的微生物学法主要有稀释法、浊度法和管碟法，后二者是目前国际通用的方法。管碟法也称为二剂量法，利用抗生素在培养基内的扩散渗透作用，将已知浓度的标准品与未知含量的待检品，在同样条件下稀释成高、低两种浓度（高低浓度之比为 2∶1 或 4∶1）后，加入已安置在含有敏感试验菌的培养基上的小钢管（内径 $6.0mm\pm0.1mm$，外径 $8.0mm\pm0.1mm$，高 $10.0mm\pm0.1mm$）内，培养后在抗生素扩散的有效范围内会出现抑菌圈。

根据抗生素浓度的对数与抑菌圈直径之间呈线性函数关系，又由于标准品与待检品的性质相同，比较标准品与待检品的抑菌圈大小，利用公式或放线图，就可求得待检品的效价。设 $lg\theta=lg$ 效价，$k=$ 高低剂量之比（管碟法中 $k=1/0.5$ 或 $k=1/0.25$），UH 为高剂量待检品的抑菌圈直径，UL 为低剂量待检品的抑菌圈直径，SH 为高剂量标准品的抑菌圈直径，SL 为低剂量标准品的抑菌圈直径。按下列公式计算出待检品的效价（θ 值）：

$$W=(UH+SH)-(UL+SL)，V=(UH+UL)-(SH+SL)$$

$$lg\theta=V/W\times lgk，\theta\times100\%=待检品与标准品的百分比$$

如果要查放线图（效价计算图，图 8-2），可先依上述公式求得 V 和 W 值，在放线图上找到 W 和 V 值的坐标，两坐标的交点与 O 点连接的直线上所表示的数值，即为待检品的百分效价。放线图所查结果，应与用公式计算结果相一致。

最后利用公式：pu（待检品实际单位）＝ps（待检品标示量）$\times\theta$，求得待检品的实际单位。

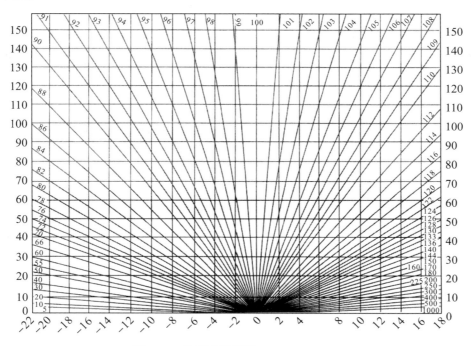

图 8－2　管碟法放线图（$H：L=2：1$）

【实验材料】

1. 菌株：枯草芽孢杆菌 16～18 小时肉汤培养物。

2. 培养基：效价测定用培养基（底层琼脂 20mL、上层琼脂 5mL）。

3. 抗生素：高剂量卡那霉素标准品 SH（5U/mL）、低剂量卡那霉素标准品 SL（2.5U/mL）、高剂量卡那霉素待检品 UH、低剂量卡那霉素待检品 UL。高、低剂量之比为 2：1。

4. 其他：无菌生理盐水、无菌培养皿、无菌不锈钢管、无菌毛细吸管、镊子、卡尺等。

【实验方法】

1. 将 20mL 琼脂加热熔化，稍冷，倾注于无菌培养皿内，使其均匀分布，冷却凝固后即为底层琼脂。

2. 无菌生理盐水将枯草芽孢杆菌悬液稀释至一定浓度，以能得到清晰的抑菌圈，且高剂量标准品所得抑菌圈直径在 18～22mm 为基准。

3. 将 5mL 琼脂加热熔化后，冷却至 60℃，吸取上述枯草芽孢杆菌悬液 0.1～0.2mL 加入其中，迅速摇匀，注入已有底层琼脂的培养皿中，迅速铺平待凝。

4. 在培养皿底部的四边，分别对角标注 SH、SL、UH、UL。

5. 镊子用火焰灭菌 3 次后，夹取 4 个无菌不锈钢管垂直放置在培养皿中标志部位。

6. 用无菌毛细吸管分别在每个不锈钢管内加入相应的卡那霉素溶液至满但不溢出管外，且 4 个不锈钢管内液面高度相同，盖上平板盖，静置 30 分钟。

7. 将培养皿置于 37℃ 下培养 16~18 小时，精密量取各抑菌圈直径，以 mm 为单位，误差不超过 0.1mm。

【实验结果观察】

将测量的抑菌圈直径分别代入公式，求出 W 值和 V 值。再根据公式和放线图，求出待检品的效价。

【注意事项】

1. 倾注含菌琼脂时，应注意琼脂的温度，尤其是试验菌为非芽孢菌时。

2. 不同抗生素应根据相关规定选择相应的培养基和试验菌。

3. 放置不锈钢管时，各钢管之间尽量等距，勿使钢管陷入培养基内，又必须使钢管底部与琼脂接触良好，以免药液漏出。

4. 培养时培养皿不得倒放，只能是含有琼脂的一面在下。放入培养箱时一定要小心轻放，以免不锈钢管滑动或翻倒。

【思考题】

1. 简述管碟法的基本设计原理。

2. 简述管碟法测定抗生素效价的主要步骤。

（曾蔚）

实验 65　注射用药的无菌检查

【实验目的】

熟悉注射用药的无菌检查方法及其实际意义。

【实验原理】

《中华人民共和国药典》（2020 版）在制剂通则和品种项下规定，各种注射剂、眼用制剂、植入剂、冲洗剂均为无菌制剂，必须保证绝对不含任何活的微生物，否则，在临床使用时会导致非常严重的后果。因此，以上制剂制成后必须经过严格的无菌检查，证明无菌生长，才符合质量标准。

无菌检查是检查药物制剂是否含有活的微生物的方法，注射用药的无菌检查方法包括直接接种法和薄膜过滤法。直接接种法即将待检药物按规定量直接接种于适合各种微生物生长的不同培养基内（包括需氧菌、厌氧菌和真菌培养基），置适宜温度下培养一定时间后，观察有无微生物生长，以判定待检药物是否合格。由于无菌检查是用部分样品的结果推断整体标本的含菌情况，因此待检药物的取样及操作、培养基的配方及制作均需严格按《中华人民共和国药典》（2020 版）的规定进行，同时应设立阴性对照和阳性对照。

【实验材料】

1. 菌株：金黄色葡萄球菌 CMCC（B）26003、生孢梭菌 CMCC（B）64941、白假

丝酵母 CMCC（F）98001 培养物。

2. 标本：待检注射用药。

3. 培养基：需氧菌培养基、厌氧菌培养基、真菌培养基。

4. 其他：无菌吸管、注射器、锯刀、碘伏、接种环等。

【实验方法】

1. 取待检注射用药 2 支（或根据需要增加取样量），用碘伏将注射用药顶部消毒好后，用锯刀将其颈部锯开。如果待检药物是固体制剂，则按说明书要求配制成药液。

2. 无菌吸管吸取定量药液，吸取量的具体要求见表 8-6。无菌操作加入需氧菌培养基、厌氧菌培养基、真菌培养基试管中，每种培养基接种 3 支。

表 8-6　供试品的最少检验量

供试品	供试品规格	每支供试品加入培养基的最少量
液体制剂	$<1mL$	全量
	$1mL \leqslant V \leqslant 40mL$	半量，但不得少于 1mL
	$40mL < V \leqslant 200mL$	20mL
	$V > 200mL$	10%
固体制剂	$M < 50mg$	全量
	$50mg \leqslant M \leqslant 300mg$	半量
	$300mg < M \leqslant 5g$	150mg
	$M > 5g$	500mg

3. 取已加药液的需氧菌、厌氧菌、真菌培养基各 1 支，分别接种 1 环金黄色葡萄球菌、生孢梭菌、白假丝酵母作为阳性对照。另取上述每种培养基 1 支作为阴性对照。根据表 8-7 中数据，将不同的培养基放入不同温度条件下培养 14 天。

表 8-7　无菌检查中培养温度、时间和培养基数量

培养基类型	培养温度（℃）	培养时间（天）	培养基数量（支）		
			测试管	阳性对照管	阴性对照管
需氧菌培养基	30～35	14	2	1	1
厌氧菌培养基	30～35	14	2	1	1
真菌培养基	20～25	14	2	1	1

【实验结果观察】

无菌检查的结果、意义及针对该结果应采取的措施，详见表 8-8。

表 8-8　无菌检查的结果、意义及针对该结果应采取的措施

待检药物	需氧菌培养基		厌氧菌培养基		真菌培养基		对照管		结果判断	采取措施
							阳性	阴性		
1	—	—	—	—	—	—	+	—	合格	
2	—	+	—	—	—	—	+	—	不合格	复试，仍有菌生长为不合格
3	—	—	—	—	—	+	+	—	不合格	
4	—	—	—	+	—	—	+	—	不合格	
5	—	—	—	—	—	—	—	—	供试菌不合格	更换供试菌再做
6	+	—	—	+	—	+	—	+	培养基污染或无菌操作不严格	更换培养基，重检时严格无菌操作

【注意事项】

1. 如果待检药物为固体制剂，则需先加入无菌生理盐水定量稀释，制备成均匀悬液后再进行实验操作。

2. 实验过程中严格无菌操作。

3. 在药物的实际生产和无菌检查中，应严格按照《中华人民共和国药典》（2020年版）的指导原则进行。本实验的主要目的是向学生介绍注射用药无菌检查的原理和方法，故在实验方法步骤上有所简略。

【思考题】

在注射用药的无菌检查中，应怎样做好无菌操作？

（曾蔚）

实验 66　口服药物中细菌总数测定

【实验目的】

掌握琼脂平板倾注计数法的操作方法，了解口服药物微生物限度检查方法及其意义。

【实验原理】

在实际生产和临床使用过程中，口服药物及外用药物虽然不要求达到完全无菌，但是为了保证药物质量，防止药物污染，必须保证不含病原微生物及过量的微生物，即需要限制性控制微生物的数量和种类。

目前，口服药物及外用药物的微生物学检验主要是微生物限度检查，即微生物计数和控制菌检查。微生物计数是对能在有氧条件下生长的嗜温性细菌和真菌的计数，以判断药物是否被污染或是否符合规定。本实验主要介绍药物中细菌总数的测定方法。口服药物中常用的细菌总数测定方法为琼脂平板倾注计数法，即将不同稀释度的待检药物定量加入一系列无菌平板中，再在每块平板中倾注定量的培养基，混匀后置 37℃ 培养 48

小时，计数平板上的菌落数。一般选取菌落数在 30～300 之间的平板计数，然后乘上稀释倍数，即可得到待检药物每克或每毫升中所含的细菌总数。

【实验材料】

1. 标本：待检口服药物。

2. 培养基：普通琼脂培养基。

3. 其他：无菌乳钵、无菌生理盐水、1.0mL 无菌吸管、无菌平板等。

【实验方法】

1. 无菌条件下，称取待检药物 5～10g 放入无菌乳钵中，加少量无菌生理盐水充分研磨。如果样品为液体，则直接用无菌量筒量取 5～10mL。用无菌生理盐水将药液稀释为 1∶10 的悬液，静置 1～2 分钟。

2. 吸取 1∶10 的待检稀释液 1.0mL，加入含 9mL 无菌生理盐水的试管中，混匀即为 1∶100 待检稀释液。同法可将待检液稀释至 1∶1000 或 1∶10000，一般取三级稀释液检测即可。

3. 另取吸管将不同稀释度的待检稀释液反复吹打混匀后，分别吸取 1.0mL 加于无菌平板上，每个稀释度（1∶10，1∶100，1∶1000）制作 2～3 块平板，并以无菌生理盐水作为阴性对照。

4. 将普通琼脂培养基加热熔化并冷却到 50℃ 左右，依次倾注入上述平板，每块 15mL。迅速摇匀，放置待凝固后，置 37℃ 下培养 48 小时，观察并计数平板上生长的菌落数。

【实验结果观察】

进行菌落计数时，先用记号笔将平板底部划分为 4 部分，每部分用记号笔在平板底部进行点数，最后用 5～10 倍放大镜检查有无遗漏。一般选用菌落数在 30～300 之间的平板计数。如果一个稀释度采用 2 块平板，其中一块有较大片状菌落生长时则不宜采用，应以另一块无片状菌落生长的平板进行计数；如果一个稀释度采用 3 块平板，其中 2 块的菌落数较接近，另一块相差在 50％ 以上或有片状菌落生长，应采用前者的平均数为计数标准。计数完成后，求出同一稀释度的平均菌落数。

将所获得的平均菌落数乘以药物的相应稀释倍数即为待检药物的细菌总数。报告细菌总数时，一般选择平均菌落数在 30～300 之间的稀释度的菌落数乘以稀释倍数为报告数，见表 8－9 的管 1 及管 6。若有两个稀释度，其平均菌落数均在 30～300 之间，则视二者之比而定：若比值小于 2，应取平均菌落数乘以稀释倍数为报告数，见表 8－9 的管 2；若比值大于 2，则以低稀释度之菌落数乘以稀释倍数为报告数，见表 8－9 的管 3。若所有稀释度的平均菌落数均大于 300 个，则应取最高稀释度菌落数乘以稀释倍数为报告数，见表 8－9 的管 4。若所有稀释度的平均菌落数均小于 30 个，则应取最低稀释度菌落数乘以稀释倍数为报告数，见表 8－9 的管 5。菌落数的报告通常采用两位有效数字，如将 221 报告为 220，将 3150 报告为 3200。

表 8-9 细菌总数报告规则

管号	各稀释度菌落数			比值	菌落数	报告数 (CFU/mL 或 CFU/g)
	10^{-1}	10^{-2}	10^{-3}			
1	1365	164	20	—	16400	16000
2	2760	295	46	1.6	38000	38000
3	2890	271	60	2.2	27100	27000
4	多不可计	4650	513	—	513000	510000
5	27	11	5	—	270	270
6	多不可计	305	12	—	30500	31000
7	0	0	0	—	$<1\times10$	<10

【注意事项】

1. 用吸管吸取和转移液体时，应将吸管口靠着试管壁缓缓释放，勿触及液面，以保证各个稀释度的准确性。

2. 倾注琼脂培养基时注意温度要适当，温度过高可能杀死细菌，温度过低可能导致琼脂培养基提前凝固，影响结果观察。

3. 进行菌落计数时应仔细，防止漏计微小菌落、边缘菌落、琼脂内生长菌落，必要时用放大镜或低倍显微镜直接观察。

4. 在实际生产中，药物的微生物限度检查应严格按照《中华人民共和国药典》（2020 年版）的指导原则进行。本实验的主要目的是向学生介绍口服药细菌总数测定的原理和方法，故在实验方法和步骤上有所简略。

【思考题】

1. 对药物等制剂进行微生物限度检查有何实际意义？

2. 用琼脂平板倾注计数法进行菌落报告时，需要考虑哪些因素？

（曾蔚）

第三篇　人体寄生虫学基础实验

　　人体寄生虫学基础实验是病原生物学实验课（人体寄生虫学实验部分）的基本实验，要求学生通过人体寄生虫学基础实验知识的学习，掌握粪便直接涂片法和显微镜操作技术，掌握常见的人体寄生虫各发育时期（阶段）的形态特征，特别是用于病原学诊断的发育时期（阶段）的形态特征，为今后开展寄生虫病实验诊断和治疗提供技术储备；要求学生熟悉寄生虫标本的采集方法及注意事项、熟悉寄生虫标本的保存方法及注意事项；要求学生熟悉寄生虫标本的分类，了解寄生虫标本制作方法；要求学生熟悉患者外周血采集方法，了解薄血膜、厚血膜的制作及染色方法。同时通过人体寄生虫学基础实验的学习，验证人体寄生虫学理论课相关知识，复习和巩固人体寄生虫学理论课所学的内容，激发学生学习人体寄生虫学的兴趣、加深学生对人体寄生虫学知识的理解和掌握，为今后从事医疗、科研和教学工作奠定坚实的基础。

第九章　人体寄生虫学实验基本方法

人体寄生虫学实验基本方法是开展人体寄生虫学实验的最基本的要求，要求掌握粪便直接涂片法和镜检方法；熟悉寄生虫标本的采集方法及注意事项；熟悉寄生虫标本的保存方法及注意事项。熟悉寄生虫标本的分类，了解寄生虫标本制作方法；熟悉患者外周血采集方法，了解薄、厚血膜的制作及其染色方法。通过自学本章节，熟悉人体寄生虫学实验的基本方法，为后续的人体寄生虫学实验的学习和实际操作奠定良好的基础。

第一节　寄生虫标本的采集与保存

一、标本的采集

采集标本之前应了解所采集寄生虫的形态、生活史、寄生部位、生活习性、季节消长及地理分布。在需研究或送有关单位鉴定时，必须固定保存。此外，尚需详细记录标本名称、采集地点、采集日期，有的要注明具体采集时间、标本来源、宿主种类、寄生部位和采集人姓名等。

1. 人体内寄生虫标本的采集。人体内寄生虫的寄生部位因种类不同而异，可寄生于人体的腔道、淋巴管、血液、皮肤、皮下组织、肌肉、脏器、骨髓、脑脊髓等。寄生于腔道的蠕虫卵及原虫滋养体或包囊，可从排泄物（粪便等）或分泌物中获取；大部分肠内蠕虫成虫需经驱虫后收集；一般检查血液中寄生虫可自耳垂或指尖取血涂制血膜；寄生于皮肤、皮下组织、肌肉、脏器中的虫体可通过组织活检或切片染色检查。

2. 人体外寄生虫标本的采集。根据人体外寄生虫的季节消长、滋生地和栖息习性采集标本。采集标本应注意：①做好详细记录，包括标本名称、采集地点、采集日期、寄生部位、宿主、标本来源、采集人姓名等。对昆虫标本，应详细记录采集地的温度、湿度、地理环境等。②使标本保持完整，操作要轻柔、仔细，以免损坏标本，影响检查或鉴定结果。③防止人体感染，要掌握每种寄生虫的感染阶段，并在采集过程中采取适当的防护和消毒措施，防止人体感染。

二、标本的保存

1. 原虫包囊和蠕虫卵的保存。用沉淀法浓集包囊或虫卵，尽量倾去上清液，在粪便沉渣中加等量的10％甲醛溶液，加热至70℃，摇匀，用石蜡封固瓶口，保存备用。

2. 蠕虫成虫的保存。

（1）线虫：较大的线虫（如蛔虫）先用生理盐水洗净。70％乙醇或巴氏液（甲醛：生理盐水3：97）加热至70℃～80℃，投入线虫将其固定，冷却后移至新的70％乙醇或巴氏液中保存。小型线虫（如钩虫、蛲虫等）宜用甘油乙醇（70％乙醇95mL，甘油5mL）加热固定，保存于80％乙醇中；也可用冰醋酸固定约0.5小时后移入70％乙醇或甘油乙醇中保存。

（2）吸虫：较大的吸虫应先放在薄荷脑溶液（薄荷脑24g，95％乙醇10mL）中，使虫体肌肉松弛，自然展开，用载玻片压平后固定；或者将洗净的吸虫放在两片载玻片间用细线紧扎压平后固定。小型吸虫可置于小瓶中，加生理盐水用力摇荡数分钟，倾去生理盐水，注入固定液。

固定方法：一般用10％甲醛溶液固定，24小时后移入5％甲醛溶液中保存；或者用70％乙醇固定0.5～3.0小时（视虫体大小而定）后，再移至新的70％乙醇中保存。

（3）绦虫：大型绦虫（如肥胖带吻绦虫、链状带绦虫）用清水洗涤数次后，在生理盐水中置于4℃冰箱数小时或过夜，虫体充分伸展后移至3％甲醛溶液中固定，24小时后移至5％甲醛溶液中保存，必要时也可先用大玻璃板将虫体压平后固定。小型绦虫在生理盐水中洗涤数次后，置于3％甲醛溶液中固定3～5小时，用盖玻片轻压，沿盖玻片边缘加5％甲醛溶液固定数小时，最后保存在5％甲醛溶液中。

3. 昆虫的冻存。蚊、蝇、白蛉等的成虫用昆虫针插于昆虫盒软木板上或玻璃管的软木塞上。昆虫盒内放入纸包的樟脑粉以防虫蛀。有翅昆虫的卵和幼虫期及无翅昆虫和蜱螨类的发育各期先用60℃～70℃的70％乙醇固定，1天后保存于5％甘油乙醇中。

4. 原虫液氮冻存。原虫在液氮中低温冻存，可保存较长时间，且能保持其生物学特性。

1）冻存方法：不同原虫的冻存方法不同。

（1）鼠疟原虫：小鼠在感染鼠疟原虫4天后，摘除眼球取血，注入含肝素的试管，加入等体积的10％ DMSO及20％小牛血清作为保护剂；或者加入等量的甘油、山梨醇保护液（4.2％山梨醇、生理盐水180mL加纯甘油70mL），充分混匀。按0.5～1.0mL分装入无菌塑料管内，盖严后放入纱布袋中，标明批号，装于液氮罐的提筒内，先置于液氮罐的颈部（该处温度约−70℃），30分钟后置液氮中（温度−196℃）冻存。2年内多数原虫仍有活力。

（2）弓形虫：无菌注射器吸取10％ DMSO 2mL，注入感染弓形虫4天的小鼠腹腔，抽取小鼠腹腔液注入无菌塑料管（每管0.5～1.0mL），同上法冻存。

（3）阴道毛滴虫：无菌操作法取阴道分泌物，放入培养基中培养2天，转种于RPMI−1640培养基中2天。取培养液经1000rpm离心10分钟，在沉淀中加入10％

DMSO 2mL，同上法分装及冻存。

注意事项：保护剂应经高压蒸汽灭菌，保存于 4℃冰箱，备用；50% DMSO 用 RPMI−1640 配制，使用时再稀释为所需浓度，加 20%小牛血清调节 pH 值至 7.2。

2）复苏与观察：需要虫体时，从液氮罐中取出无菌塑料管，迅速投入 37℃～40℃ 温水中，约 5 分钟即可融化。鼠疟原虫和弓形虫分别经腹腔接种 2 只小鼠，每只 0.2mL，4～5 天后分别取鼠血或腹腔液，涂片染色，镜检原虫。阴道毛滴虫可用同样 方法复苏，培养 3～4 天后，做涂片镜检滋养体，观察其活动情况，或染色后镜检。

（田玉）

第二节　寄生虫标本的种类与观察方法

寄生虫标本一般分为大体标本、玻片标本和针插标本三大类，不同的标本应采取不 同的方法进行观察。

一、大体标本

大体标本主要为寄生虫成虫及其病理标本，多在 70%乙醇或 5%甲醛中保存。可用 肉眼或放大镜观察。大体标本主要用于观察寄生虫种类、发育阶段及其形态、大小、颜 色和结构。对病理标本则应联系寄生虫的致病机制，掌握其病理变化特征。

二、玻片标本

玻片标本为某些体积较小的寄生虫成虫、幼虫及虫卵和原虫，分别采用不同方法制 作而成。主要有以下四种类型：

1. 胶封虫卵标本。由一块载玻片及大小两块盖玻片组成，并封以中性树胶。粪渣 液体位于大小两块盖玻片之间，即镜检范围。镜检时将盖玻片中央置于镜头下，先用低 倍镜找到含粪渣的平面进行观察，找到需进一步观察的标本后，将其移至视野中心，转 至高倍或油镜下仔细观察。注意标本的正面向上，勿使物镜压破盖玻片，以免损坏标本 和镜头。此类标本保存方便，可长期使用。

2. 胶封蠕虫、昆虫标本。蠕虫、昆虫的虫体较厚，镜检胶封标本时注意标本的正 面向上。

3. 涂片染色标本。如丝虫微丝蚴的厚血膜涂片、疟原虫的薄厚血膜涂片、阿米巴 原虫的粪便涂片、阴道毛滴虫的阴道分泌物涂片标本等。大多数此类标本都是经固定染 色但不加盖玻片封固，故使用时应尽量避免损耗。如果需要用油镜观察，在观察完毕 后，要求擦干净标本上的香柏油而又不损坏涂膜。平时注意避光保存，以免褪色。

4. 新鲜液体涂片标本。如粪便、阴道分泌物、尿液等的新鲜涂片标本。镜台需保持水平，不能倾斜，以免液体流动。采取适当的防护和消毒措施，防止人体感染。

三、针插标本

一般为昆虫标本，装在玻璃管中，肉眼或放大镜观察其外形及基本结构特征。

（田玉）

第三节　寄生虫粪便直接涂片法

一、涂片标本的制作

1. 取清洁载玻片一张，用左手拇指和中指夹持载玻片两端，右手用吸管在玻片中央滴 1 滴生理盐水。

2. 右手用竹签挑取火柴头大小的粪便一小粒，均匀涂布于生理盐水中呈混悬状态，厚薄以透过涂片约能辨认书上的字迹为宜。挑取标本时要避免大块粪渣，并尽量挑取异常部分如有黏液或脓液的部分进行涂片。要求所取粪便必须新鲜，而且容器要洁净，以防止污染。

3. 用右手拇指和示指夹持盖玻片的两侧，使盖玻片的一边与粪液接触，然后轻轻放下，避免产生气泡。

二、镜检方法

1. 用低倍镜寻找虫卵，将观察对象移至视野中央，再换用高倍镜观察细微结构。

2. 调焦距时，先扭动粗螺旋，使物镜下移，以物镜不接触载玻片为度。然后再将物镜慢慢上调，基本确定焦距后用细螺旋调节至标本清晰为止。绝对禁止盲目扭动粗螺旋，以防损坏镜头和标本。高倍镜观察只能用细螺旋调节。

3. 镜检时必须按照一定的顺序依次查完整张涂片。为避免遗漏，可借助载物台推进器按水平或垂直方向移动载玻片的位置，顺序检查。

4. 观察时必须调好光线，透明度强的标本用暗光为好，反之亦然，以能看清标本结构为宜。

5. 镜检过程中应防止涂片干燥。如果涂片已干燥而不透明时，应重新涂片后继续观察。

6. 各种蠕虫卵均有一定的形态特征，即有一定的形状、大小、颜色、明显的卵壳和特有的内容物如卵细胞、卵黄细胞、幼虫等。但上述特征可因虫卵的位置、死活及个体差异、发育情况、新鲜程度等而有所变化。必须分析具体情况，做出正确的判断。

7. 粪便中常有许多与虫卵相似的杂质，如食物残渣、花粉粒、脂肪滴、动植物细胞、植物孢子、淀粉颗粒等。必须仔细地与虫卵鉴别，以免发生错误。

三、优缺点

粪便直接涂片法适用于多种蠕虫卵及原虫包囊和滋养体的检查。此法简便、快速，应用广泛，但由于取材少，如果粪便内病原体数量少，则往往会发生漏检，因此一份粪便最好做 3 张涂片，以提高检出率。

（田玉）

第四节　寄生虫血涂片法

一、标本的选取

临床上一般取患者手指或耳垂血作为实验标本，本实验以感染鼠为检查对象。

二、实验器材

清洁载玻片、推片、取血针、瑞氏染色液或姬氏染色液、缓冲液、甲醇、蒸馏水、抗凝剂、吸管、培养皿或小烧杯、蜡笔等。

三、薄、厚血膜的制作及其染色

1. 薄血膜的制作。
（1）用取血针自鼠尾尖部刺入 2~4mm 深处后取出，稍加挤压，使血液流入加有抗凝剂的培养皿内，待用。
（2）操作者左手拇指和示指分别夹住载玻片两端，右手拇指与示指分别夹住推片两侧缘。用推片一端边缘在培养皿内取半粒米大的血滴，置于载玻片中部。使载玻片与推片之间成 30°~45°，待血滴扩展开后，右手向左匀速推动推片，即制成薄血膜。
（3）制作薄血膜时应做到血量适度、推片时用力均匀且方向一致、载玻片与推片之间角度适当。
2. 厚血膜的制作和溶血。
（1）用推片的一角或竹签取 2 滴血液滴于薄血膜的一端，将其涂成直径约 1cm、厚度均匀的血膜。
（2）使其自然干燥后，滴 1~2 滴甲醇于薄血膜上，以固定薄血膜，但切勿将甲醇

195

浸及厚血膜。

（3）待薄血膜上甲醇干燥后，将血涂片斜放浸入蒸馏水中，以刚好浸及厚血膜而不浸及薄血膜为度。待厚血膜颜色由红色变成灰白色时取出晾干。

3. 染色。

染色前用蜡笔在血膜两端各划一条线，以防染色液溢出。

1）姬氏染色法：染色效果较好，血膜褪色较慢，保存时间较久，但染色所需时间较长。

（1）染色前用 pH 值 7.0～7.2 的缓冲液将姬氏染色液原液按 19∶1 稀释。

（2）加稀释后的姬氏染色液约 1mL 于血膜上，30 分钟后用自来水冲洗（冲洗前切勿先倾去染色液，以避免沉渣附着于血膜不易冲掉）。

（3）干燥后镜检。

2）瑞氏染色法：操作迅速简便，适用于临床诊断，但血涂片放置过久易褪色。

（1）滴加瑞氏染色液 5～8 滴于血膜上，使其完全覆盖血膜。

（2）立即加等量缓冲液，微微摇动混匀，静置 8～10 分钟。

（3）自来水冲洗后，斜置玻片晾干后镜检。

（田玉）

第十章　各类人体寄生虫学基础实验

人体寄生虫学基础实验是病原生物学实验课（人体寄生虫学实验部分）的基本实验。要求学生通过人体寄生虫学基础实验学习，掌握常见的人体寄生虫各个时期（阶段）的形态特征，包括虫卵、幼虫和成虫等各个时期（阶段）的形态特征，特别是用于病原诊断的寄生时期（阶段）的形态特征，为后期的寄生虫病及传染病诊断奠定基础。同时，通过对人体寄生虫学基础实验的学习，验证人体寄生虫学理论课相关知识，复习和巩固人体寄生虫学理论课所学的内容，激发学生学习人体寄生虫学的兴趣、加深学生对人体寄生虫学知识的理解和掌握，为今后从事医疗、科研和教学工作奠定坚实的基础。

第一节　线虫

线虫（nematode）属于线形动物门线虫纲，种类繁多，已发现的有1万余种。线虫在自然界分布广泛，绝大多数营自生生活，常见于水、土壤或植物中，仅部分线虫营寄生生活，其中可寄生于人体并导致疾病的线虫在我国有30余种，较常见的有蛔虫、钩虫、鞭虫、蛲虫、丝虫、旋毛虫等。

线虫生活史包括卵、幼虫和成虫3个发育阶段。根据其完成生活史是否需要中间宿主，线虫被分为两种类型：①土源性线虫，发育过程中不需要中间宿主，又称直接发育型线虫或简单型线虫，感染期虫卵或感染期幼虫直接进入人体发育，如蛔虫和钩虫；②生物源性线虫，发育过程中需要中间宿主，又称间接发育型线虫或复杂型线虫，幼虫须在中间宿主体内发育为感染期幼虫后，再经皮肤或经口感染人体，组织内寄生的线虫多属此型，如丝虫和旋毛虫。

线虫对人体的危害与虫体的种类、寄生部位、虫荷（parasitic burden）（即寄生虫的数量）、虫体的发育阶段、虫体的机械作用和分泌物的作用、宿主的营养及免疫状态有关。

实验 67　似蚓蛔线虫

【实验目的】

掌握似蚓蛔线虫（*Ascaris lumbricoides*，简称蛔虫）虫卵的形态特征，蛔虫的寄生部位、感染阶段和感染方式；熟悉蛔虫成虫的形态特征，粪便直接涂片法。

【标本观察】

1. 自学标本。

（1）受精蛔虫卵封片标本。受精蛔虫卵为宽卵圆形，大小为（45～75）μm×（35～50）μm。虫卵最外层为粗糙的蛋白质膜，常被胆汁染成棕黄色；内层为厚而无色透明的卵壳。虫卵内有一个大而圆的卵细胞，卵细胞与卵壳之间有两个新月形空隙（图 10-1）。

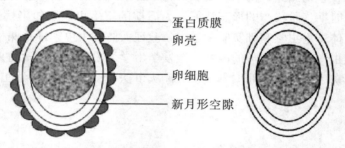

　　蛋白质膜
　　卵壳
　　卵细胞
　　新月形空隙

图 10-1　受精蛔虫卵模式图（左）和脱蛋白质膜受精蛔虫卵模式图（右）

（2）未受精蛔虫卵封片标本。未受精蛔虫卵多为长椭圆形，大小为（88～94）μm×（39～44）μm。蛋白质膜与卵壳均比受精蛔虫卵薄，卵壳内有大小不一的折光颗粒（图 10-2）。

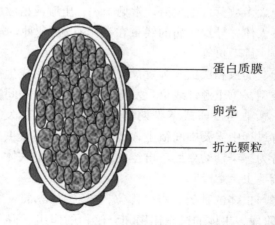

　　蛋白质膜

　　卵壳

　　折光颗粒

图 10-2　未受精蛔虫卵模式图

受精蛔虫卵和未受精蛔虫卵的蛋白质膜若脱落，虫卵无色透明、卵壳光滑，易与其他虫卵混淆。可根据卵壳及卵内结构等特征加以鉴别。

（3）感染期蛔虫卵封片标本。感染期蛔虫卵的蛋白质膜和卵壳与受精蛔虫卵相似，感染期蛔虫卵卵壳内是一条卷曲的线状幼虫（图 10-3）。

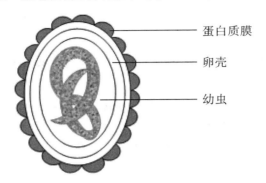

右侧标注：
蛋白质膜
卵壳
幼虫

图 10-3　感染期蛔虫卵模式图

2. 示教标本。

1）蛔虫成虫大体标本。蛔虫成虫标本保存于 5% 甲醛溶液中。蛔虫成虫为长圆柱形，形似蚯蚓，长度为 13~35cm，活体时呈肉红色，死后呈灰白色。虫体两端略尖，头端有口孔，由 3 片"品"字形排列的唇瓣包绕；体表光滑，有纤细横纹，两侧有侧索。

蛔虫雌雄异体，雄虫较细小，尾端向腹面弯曲，末端有 1 对镰刀形的交合刺；雌虫较粗大，尾端尖直。

2）蛔虫成虫解剖标本。肉眼观察蛔虫体内的消化道和生殖器官。

（1）消化道：虫体正中纵行的粗大管状结构即为消化道。蛔虫的消化道由口腔、食管、中肠、直肠和肛孔组成。在标本中所见的部分主要为中肠。

（2）生殖器官：雌虫的生殖器官为双管型，具有 2 套发达的管状结构，盘绕在虫体的后 2/3 部分。在标本中所见的管状结构末端最细部分为卵巢，依次膨大的为输卵管、子宫，子宫内充满虫卵；两支子宫末端汇合成阴道，由阴门通向体外。肉眼观察各部分分界不甚明显。雄虫的生殖器官为单管型。

3）蛔虫唇瓣封片标本。虫体头端的口孔周围有 3 个呈"品"字形排列的唇瓣。背唇瓣 1 片，较大，宽椭圆形；亚腹唇瓣 2 片，略小，卵圆形。唇瓣内缘有细齿，侧缘各有小乳突 1 对。

4）蛔虫横切面染色玻片标本。低倍镜观察蛔虫内部结构及肌型。蛔虫横切面呈圆形，体壁由外向内由角皮层、皮下层和纵肌层 3 层构成。最外面的透明层为角皮层，其内为合胞体组成的皮下层，此层在虫体背面、腹面及两侧面的中央均向内增厚、突出，形成 4 条纵索，分别称为背索、腹索和侧索。背索和腹索较小，内有纵行的神经干；两条侧索较粗大，内有排泄管通过。皮下层之内为由肌细胞组成的纵肌层，蛔虫的肌细胞多且细胞体突入原体腔明显，属多肌型。纵肌层是病理标本中物种鉴别的重要识别点，应加以注意。体壁与消化道之间为原体腔。在标本中可见肠的横切面，肠壁由单层柱状上皮细胞构成。雌性蛔虫的原体腔内还可见到许多切面呈圆形的卵巢、输卵管和子宫的断面。输卵管较卵巢粗大，其中央有小腔，仔细观察可见其内有纤毛，而卵巢则无。子宫内有许多虫卵。

5）病理大体标本。观察虫体阻塞肠道、钻入阑尾和胆管的病理标本，加深了解蛔虫对人体的危害。

【思考题】

1. 拿到一份拟检查蛔虫卵的粪便标本，如何进行正规操作和观察才能快速查到虫卵？

2. 粪便涂片检查虫卵是否可用于诊断所有的蛔虫感染？为什么？

3. 预防蛔虫感染应注意哪些卫生习惯？

4. 三种蛔虫卵在诊断学和流行病学上各有什么意义？

（陈达丽）

实验 68　班氏吴策线虫和马来布鲁线虫

【实验目的】

掌握马来布鲁线虫（*Brugia malayi*）微丝蚴及班氏吴策线虫（*Wuchereria bancrofti*）微丝蚴的形态鉴别，了解丝虫成虫的形态，初步掌握丝虫微丝蚴的病原学检测方法。

【标本观察】

1. 自学标本。

（1）马来布鲁线虫微丝蚴。低倍镜下虫体为蓝紫色，线形，体外覆有一层透明的鞘膜。高倍镜下虫体细长，体态弯曲僵直，大弯上有小弯。头间隙长与宽之比为 2：1，体核呈椭圆形，大小不一，排列紧密，常相互重叠，核间隙不清晰。尾部尖细，有 2 枚前后排列的尾核，尾核处角皮略膨大。

（2）班氏吴策线虫微丝蚴。低倍镜下虫体为蓝紫色，线形，体外覆有一层透明的鞘膜。高倍镜下虫体细长，体态弯曲自然、柔和。头间隙长与宽之比为 1：（1～2），体核呈圆形或椭圆形，排列整齐均匀，清晰可数。尾端无尾核。

2. 示教标本。

（1）两种丝虫成虫大体标本。两种丝虫成虫的形态相似。虫体呈细丝状，乳白色，体表光滑，雄虫体长略小于雌虫，乳白色尾端向腹面卷曲 2～3 圈；雌虫的尾端钝圆，微向腹面卷曲。

（2）传播媒介。中华按蚊、淡色库蚊。

（3）丝虫患者照片。观看象皮肿、乳糜尿和睾丸鞘膜积液患者照片，加深了解丝虫对人体的危害。

【思考题】

1. 分析血涂片检查丝虫微丝蚴出现阴性结果的原因。

2. 丝虫的感染时期、致病时期和诊断时期各是什么？感染方式有哪些？

（陈达丽）

实验 69　毛首鞭形线虫

【实验目的】

掌握毛首鞭形线虫（*Trichuris trichiura*，简称鞭虫）虫卵的形态特征；熟悉鞭虫成虫的形态特征。

【标本观察】

1. 自学标本

鞭虫卵封片标本：鞭虫卵呈纺锤形，大小为（50～54）μm×（22～23）μm，棕黄色。卵壳较厚，两端各有一个透明盖塞。卵壳内含有一个尚未分裂的卵细胞（图10－4）。

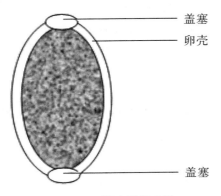

盖塞
卵壳

盖塞

图 10－4　鞭虫卵模式图

2. 示教标本。

（1）鞭虫成虫大体标本。鞭虫成虫形似马鞭。成虫前部细长毛发状，后部较粗，虫体活体呈肉红色，经固定后呈灰白色。雌虫长为 3.5～5.0cm，尾端钝直；雄虫长为 3.0～4.5cm，尾端向腹面呈 2～3 个螺旋状卷曲。

（2）成虫寄生于盲肠的病理标本。观察鞭虫毛发状的前端插入肠壁，后段粗大部分悬于肠腔中。

【思考题】

鞭虫与蛔虫的生活史、诊断方法有何异同？

（陈达丽）

实验 70　蠕形住肠线虫

【实验目的】

掌握蠕形住肠线虫（*Enterobius vermicularis*，简称蛲虫）虫卵的形态特征；熟悉蛲虫成虫的形态特征，透明胶纸法和棉拭子法查找虫卵。

【标本观察】

1. 自学标本。

蛲虫卵封片标本：虫卵为长椭圆形，大小为（50~60）μm×（20~30）μm，透明无色；两侧不对称，一侧扁平，另一侧隆起，呈"D"字形；卵壳较厚，分为三层，光学显微镜下可见两层。刚产出的虫卵内含有蝌蚪期胚胎。

2. 示教标本。

蛲虫成虫大体标本：蛲虫成虫细小，乳白色线状，显微镜下可见头端膨大的头翼与咽管末端膨大的咽管球。雌虫长为8~13mm，虫体尾端直而尖细，尖细部分占到虫体长度的1/3；雄虫长为2~5mm，尾端向腹面卷曲，体呈"6"字形。

【思考题】

1. 粪便涂片检查是否适用于蛲虫卵检查？
2. 检获蛲虫卵的常用病原学检查方法是什么？操作中应注意些什么？
3. 若蛲虫感染者虫卵检测为阴性，还可用哪些方式进行诊断？

（陈达丽）

实验71 十二指肠钩口线虫和美洲板口线虫

【实验目的】

掌握十二指肠钩口线虫（*Ancylostoma duodenale*，简称十二指肠钩虫）和美洲板口线虫（*Necator americanus*，简称美洲钩虫）虫卵的形态特征，熟悉两种钩虫成虫、幼虫的形态特征，了解饱和盐水浮聚法和改良加藤厚涂片法。

【标本观察】

1. 自学标本。

（1）两种钩虫卵封片标本。两种钩虫卵形态相似，显微镜下不易区分。钩虫卵呈椭圆形，大小为（57~76）μm×（36~40）μm，卵壳薄且透明无色，两端钝圆，卵壳内含2~4个卵细胞，卵壳和卵细胞之间有明显空隙。若患者便秘或粪便久置，则卵细胞可呈桑椹状（图10-5）。

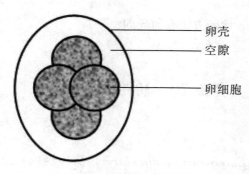

图10-5 钩虫卵模式图

注意：钩虫卵与脱蛋白质膜的受精蛔虫卵需进行区别，脱蛋白质膜的受精蛔虫卵呈无色透明状，卵壳比钩虫卵卵壳厚，卵内含一个大而圆的卵细胞，新鲜虫卵可观察到新月形间隙。

（2）两种钩虫成虫大体标本。成虫标本保存于5%甲醛溶液中。虫体细长，长约1cm，活体时呈肉红色，死后呈灰白色，半透明。体前端顶部有一发达的口囊。钩虫雌雄异体，雌虫比雄虫略大。雌虫尾端圆锥状，雄虫末端膨大形成交合伞，十二指肠钩虫前端、后端均向背面弯曲，整体呈"C"字形。美洲钩虫前端向背面仰曲，后端向腹面弯曲，整体呈"S"字形。

（3）钩虫成虫染色玻片标本。低倍镜下比较观察两种钩虫成虫的口囊、交合伞形状及其背辐肋分支等形态特征，以进行区分，其鉴别要点详见表10-1。

表10-1 寄生人体两种钩虫的鉴别要点

鉴别要点	美洲钩虫	十二指肠钩虫
体长	雌虫（9～11）mm×0.4mm 雄虫（7～9）mm×0.3mm	雌虫（10～13）mm×0.6mm 雄虫（8～10）mm×（0.4～0.5）mm
体形	略呈"S"字形	略呈"C"字形
口囊	腹侧前缘有1对半月形板齿	腹侧前缘有2对钩齿
雄虫交合伞	略扁	略圆
雄虫背辐肋	基部分2支，每支又分2小支	远端分2支，每支又分3小支
雄虫交合刺	一刺末端为倒钩，与另一刺末端同包于膜内	两刺长鬃状，末端分开
雌虫阴门	位于虫体中部略前方	位于虫体中部略后方
雌虫尾刺	无	有

2. 示教标本。

（1）钩虫丝状蚴活标本。取人工培养的丝状蚴置于载玻片上，高倍镜下观察其结构及活动情况。丝状蚴长为0.5～0.7mm，口腔封闭，在与咽管连接处的腔壁背面和腹面各有一个角质矛状结构，称为口矛或咽管矛。丝状蚴咽管细长，约为虫体长的1/5，整条丝状蚴体表覆有鞘膜。两种钩虫丝状蚴形态有显著差异，其鉴别要点见表10-2。

表10-2 寄生人体两种钩虫丝状蚴的鉴别要点

鉴别要点	美洲钩虫	十二指肠钩虫
外形	长纺锤形，虫体较短粗，头端略圆，尾端较尖	圆柱形，虫体细长，头端略扁平，尾端较钝
鞘横纹	显著	不显著
口矛	黑色杆状，前端稍分叉，两矛粗细相等，两矛间距窄	透明丝状，背矛较粗，两矛间距宽
肠管	管腔较宽，为体宽的3/5，肠细胞颗粒少	管腔较窄，为体宽的1/2，肠细胞颗粒丰富

（2）病理标本。观察虫体依靠口囊咬附于肠黏膜的病理标本。

【思考题】

1. 钩虫与蛔虫的生活史有何异同？
2. 钩虫卵检出的最佳实验方法是什么？
3. 钩虫卵与脱蛋白质膜的受精蛔虫卵如何区分？
4. 粪便涂片检查为阴性时，还可用什么方法进行钩虫病诊断？

（陈达丽）

实验 72　旋毛形线虫

【实验目的】

掌握旋毛形线虫（*Trichinella spiralis*，简称旋毛虫）幼虫囊包的形态特征，了解旋毛虫成虫的形态特征，初步掌握旋毛虫幼虫囊包的病原学检查方法。

【标本观察】

1. 自学标本。

旋毛虫幼虫囊包封片标本：在横纹肌中，囊包呈梭形，纵轴平行于肌纤维束，大小为（0.25～0.50）mm×（0.21～0.42）mm，通常囊内含 1～2 条幼虫，也可能有多条。幼虫长约 1mm，卷曲于梭形囊包中；幼虫的咽管结构与成虫相似。

2. 示教标本。

（1）旋毛虫成虫大体标本。成虫乳白色，细小线状，雄虫大小为（1.4～1.6）mm×0.04mm，雌虫大小为（3～4）mm×0.06mm。

（2）旋毛虫成虫玻片标本。成虫咽管结构特殊，占虫体长的 1/3～1/2。后段咽管背侧有一列圆盘状的杆细胞组成杆状体，每个杆细胞中有 1 个核。雄虫长约为雌虫的 1/3，尾端有两叶交配附器；雌虫尾端钝圆，阴门位于虫体前 1/5 处，卵巢位于虫体的后部，子宫在卵巢之前，其内充满虫卵，近阴门处已发育为幼虫。

【思考题】

1. 旋毛虫与之前介绍的肠道内寄生虫的生活史有何不同？
2. 旋毛虫感染阶段是什么？其感染方式是什么？如何进行旋毛虫病原学诊断？

（陈达丽）

第二节　吸虫

吸虫（trematode）属扁形动物门中的吸虫纲。吸虫纲下分 3 个目，即单殖目（Monogenea）、盾腹目（Aspidogastrea）和复殖目（Digenea）。寄生人体的吸虫均属复殖目，称复殖吸虫（digenetic trematode），其种类繁多，但基本结构和生活史相似。

　　吸虫的生活史复杂，有世代交替和宿主转换现象。世代交替包括有性世代和无性世代。成虫为有性世代。无性世代包括卵、毛蚴、胞蚴、雷蚴、尾蚴和囊蚴。有的虫种从尾蚴阶段开始了有性世代，如异形吸虫。宿主转换包括有性世代寄生的宿主（终宿主）和无性世代寄生的宿主（中间宿主）的转换。除血吸虫等少数虫种外，大多数吸虫在无性世代还需转换宿主，即第一中间宿主、第二中间宿主。有些虫种的幼虫期还可通过转续宿主进入终宿主体内，如卫氏并殖吸虫、斯氏狸殖吸虫等。吸虫的第一中间宿主为淡水螺类或软体动物，第二中间宿主因虫种不同可为鱼类或节肢动物，人类和脊椎动物分别为终宿主和保虫宿主。

　　吸虫的生活史离不开水。成虫排出的虫卵入水后，在水中或被软体动物吞食后孵化出毛蚴。毛蚴周身披有纤毛，运动活跃，体内有顶腺、头腺、胚细胞等结构。毛蚴进入中间宿主后发育为胞蚴。胞蚴具有囊状体壁，无消化器官。胞蚴体内的胚细胞及胚团继续分裂，发育成多个雷蚴，最后从母体逸出。胞蚴和雷蚴都可以不止一代，均通过体表吸收营养。雷蚴呈长袋状，有口、咽及单一肠支，体内胚细胞及胚团分裂，发育为尾蚴。尾蚴有口、腹吸盘、原肠及排泄器官等。尾蚴借助尾部的摆动，在水中游动，在某些物体上或侵入第二中间宿主体内发育成囊蚴。囊蚴通常是经口感染人体，经一定的移行途径到达适宜的寄生部位，发育为成虫。有些吸虫缺少雷蚴和囊蚴期，尾蚴经皮肤直接侵入终宿主体内发育，如日本血吸虫。不同器官组织为虫体提供不同发育期所需的营养物质，虫体能识别不断改变的连续刺激，使大部分虫体能按一定移行途径到达定居部位。不适宜宿主不能提供必需的营养物质及生理信号，因而虫体出现异常的移行，从而导致幼虫移行症。

实验 73　华支睾吸虫

【实验目的】

　　掌握华支睾吸虫（*Clonorchis sinensis*，又称肝吸虫）虫卵的形态特征，熟悉肝吸虫成虫的形态特征，了解肝吸虫中间宿主的种类。

【标本观察】

　　1. 自学标本。

　　（1）肝吸虫卵封片标本。低倍镜或高倍镜下观察肝吸虫卵的形态特征。虫卵黄褐色，形似西瓜子，平均大小 $29\mu m \times 17\mu m$，是人体常见寄生虫卵中最小者，前端较窄，有明显的卵盖，其周缘隆起形成肩峰，虫卵另一端钝圆，可见小疣状突起，卵内含1个成熟的毛蚴（图10-6）。

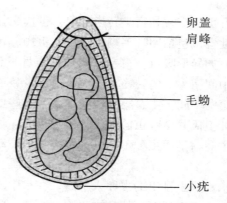

图 10-6　肝吸虫卵模式图

（2）肝吸虫成虫固定染色封片标本。低倍镜或体视镜下观察肝吸虫成虫的形态特征。成虫雌雄同体，虫体狭长，口吸盘位于虫体前端，略大于腹吸盘，腹吸盘位于虫体前 1/5 处的腹面。消化道包括口、咽、食管和左右两肠支，末端为盲管。2 个睾丸呈珊瑚状分支，前后排列于虫体后 1/3 处，约在虫体中部可见一粗壮向前延伸的输精管，连接储精囊，经射精管开口于腹吸盘前缘的生殖腔。1 个分叶状的卵巢位于睾丸之前。受精囊呈椭圆形，位于卵巢与睾丸之间。卵黄腺呈滤泡状，分布于虫体两侧，自腹吸盘下缘至受精囊水平。弯曲的子宫位于卵巢与腹吸盘之间，其内充满虫卵，开口于腹吸盘前缘的生殖腔。

（3）肝吸虫囊蚴固定染色封片标本。低倍镜下观察肝吸虫囊蚴的形态特征。圆形或椭圆形，平均大小 $138\mu m \times 115\mu m$，囊壁分两层，外壁厚，内壁薄，内含 1 条幼虫，还可观察到其口、腹吸盘、肠支和排泄囊。

2. 示教标本。

（1）肝吸虫成虫大体标本。虫体酷似葵花籽状，背腹扁平，前端较窄，后端钝圆，大小（10~25）mm×（3~5）mm，灰白色。口吸盘位于虫体前端，腹吸盘位于虫体前 1/5 处的腹面，消化道包括口、咽、食管和左右两肠支，末端为盲管。2 个呈珊瑚状分支的睾丸，前后排列于虫体后 1/3 处。1 个分叶状的卵巢位于睾丸之前。受精囊呈椭圆形，位于卵巢与睾丸之间。卵黄腺分布于虫体两侧，腹吸盘下缘至受精囊水平。弯曲的子宫位于卵巢与腹吸盘之间，其内充满虫卵，越近腹吸盘颜色越深。

（2）肝吸虫的第一中间宿主的大体标本：淡水螺如赤豆螺、纹沼螺、长角涵螺等。

（3）肝吸虫的第二中间宿主的大体标本：淡水鱼（鲤科鱼）、淡水虾。

【思考题】

1. 解释食源性寄生虫病。

2. 在我国，肝吸虫病流行于哪些省、自治区、直辖市？广东和广西两省级行政区是什么原因成为肝吸虫病的重度流行区？

（李浇）

实验 74　布氏姜片吸虫

【实验目的】

掌握布氏姜片吸虫（*Fasciolopsis buski*，简称姜片吸虫）虫卵的形态特征，熟悉姜片吸虫成虫的形态特征，了解姜片吸虫中间宿主的种类。

【标本观察】

1. 自学标本。

（1）姜片吸虫卵封片标本。低倍镜或高倍镜下观察姜片吸虫卵的形态。虫卵呈椭圆形，淡黄色，大小为（130～140）μm×（80～85）μm，是人体常见寄生虫卵中最大者，卵壳薄而均匀，一端有小而不明显的卵盖，卵内含 1 个卵细胞和 20～40 个卵黄细胞，大而圆的卵细胞位于近卵盖端的中部（图 10－7）。此卵要注意与并殖吸虫卵相区别。

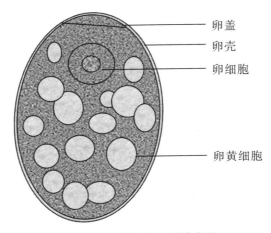

　　　　　　　　　　　　　　　　　卵盖
　　　　　　　　　　　　　　　　　卵壳
　　　　　　　　　　　　　　　　　卵细胞

　　　　　　　　　　　　　　　　　卵黄细胞

图 10－7　姜片吸虫卵模式图

（2）姜片吸虫成虫固定染色封片标本。体视镜或放大镜下观察姜片吸虫成虫的形态。成虫体扁而肥厚，前窄后宽，长椭圆形，体长 20～75mm、宽 8～20mm、厚 0.5～3.0mm。腹吸盘大而明显，比口吸盘大 4～5 倍，呈漏斗状，肌肉相当发达；口吸盘近体前端，口孔位于口吸盘中央，前咽和食管较短，咽球形，肠支在腹吸盘前分为左、右两支，沿虫体两侧呈波浪状弯曲向后延伸，以盲端终止于虫体末端。2 个睾丸前后排列于虫体的后大半部，两肠支之间，高度分支如珊瑚状；卵巢具分支，位于虫体中部，睾丸之前，子宫盘曲在卵巢与腹吸盘之间，生殖孔位于腹吸盘的前缘。卵黄腺发达，分布于虫体腹吸盘后至体末端的两侧。

2. 示教标本。

（1）姜片吸虫成虫大体标本。姜片吸虫是寄生于人体中最大的吸虫，肉眼可见虫体肥厚、背腹扁平、前窄后宽，形似姜片，灰白色。腹吸盘大而明显，呈漏斗状，比口吸盘大 4～5 倍，口吸盘位于体前端，口、腹吸盘相距较近。2 个睾丸前后排列于虫体的后大半部，两肠支之间，高度分支如珊瑚状；卵巢具分支，位于虫体中部，睾丸之前。

子宫盘曲在卵巢与腹吸盘之间，生殖孔位于腹吸盘前缘。

（2）扁卷螺大体标本。肉眼观察姜片吸虫的第一中间宿主。

（3）菱角、荸荠（马蹄）等大体标本。肉眼观察姜片吸虫的水生植物媒介。

【思考题】

1. 请解释何为人兽共患寄生虫病。

2. 试比较姜片吸虫与肝吸虫生活史的异同点。

（李浇）

实验 75　卫氏并殖吸虫和斯氏狸殖吸虫

【实验目的】

掌握卫氏并殖吸虫（*Paragonimus westermani*）和斯氏狸殖吸虫（*Pagumogonimus skrjabini*）虫卵的形态特征，熟悉两种并殖吸虫（又称肺吸虫）成虫的形态特征，了解两种并殖吸虫生活史主要发育阶段的基本形态和中间宿主的种类。

【标本观察】

1. 自学标本。

（1）两种并殖吸虫卵封片标本。低倍镜或高倍镜下观察并殖吸虫卵的形态。卫氏并殖吸虫卵与斯氏狸殖吸虫卵的形态特征基本相同，一般在光学显微镜下不能区分。并殖吸虫卵呈金黄色，卵圆形，一端较宽大，另一端相对较窄，卵壳厚薄不均匀，通常在窄端的底部有增厚现象。卵盖大而明显，常位于宽端，略倾斜，但也有缺卵盖者（图10—8）。卵内含1个未分裂的卵细胞和10余个卵黄细胞，卵细胞圆而大多位于卵壳腔中部近卵盖端。虫卵大小为（80～118）μm×（48～60）μm。

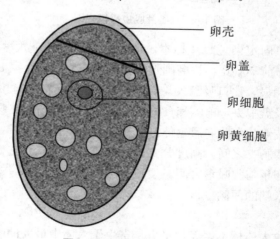

图 10—8　并殖吸虫卵模式图

（2）卫氏并殖吸虫成虫固定染色封片标本。用体视镜或低倍镜观察卫氏并殖吸虫成虫的形态。卫氏并殖吸虫成虫呈短椭圆形，长 7.5～12.0mm，宽 4～6mm，厚 3.5～

5.0mm。虫体前端有一圆形具放射状肌纤维的口吸盘，口吸盘中央开口为口腔，口腔之后为膨大的咽，食管细短，肠分二支，沿虫体两侧向后端蜿蜒，末端为盲管。圆形的腹吸盘位于体中横线之前，大小和形状与口吸盘相近。生殖系统最明显的特征是 2 个睾丸左右并列位于体后部；卵巢与子宫左右并列位于虫体中部的腹吸盘后缘，睾丸和卵巢均呈分叶状，分 4～6 叶。子宫内充满大量虫卵，卵黄腺发达，滤泡状，分布于虫体的两侧。

（3）斯氏狸殖吸虫成虫固定染色封片标本。用低倍镜观察斯氏狸殖吸虫成虫的形态。斯氏狸殖吸虫成虫窄长呈梭形，前宽后窄，两端较尖，体最宽处在腹吸盘稍后方，大小为（11.0～18.5）mm×（3.5～6.0）mm。腹吸盘位于体前 1/3 处，略大于口吸盘。卵巢分支细而多，状如珊瑚，与盘曲的子宫并列于腹吸盘后缘，2 个分支状睾丸左右并列位于虫体后 1/3 处稍前。

（4）两种并殖吸虫尾蚴固定染色封片标本。用低倍镜观察并殖吸虫尾蚴的形态。尾蚴呈椭圆形，分为体部和尾部，口吸盘位于体前顶端，在其背壁处有一矛形椎刺；虫体末端可观察似连非连的小圆球形尾部，故称微尾型尾蚴。

（5）卫氏并殖吸虫囊蚴固定染色封片标本。用低倍镜观察卫氏并殖吸虫囊蚴的形态。囊蚴呈球形，直径 300～400μm，具有两层囊壁，外壁薄，在制片过程中易脱落；内壁厚而坚韧。囊腔内被蜷曲的幼虫所占据，排泄囊占据肠管间的全部空间，内含多个颗粒。排泄囊两侧弯曲透明的为肠支，亦可观察到口、腹吸盘。

2. 示教标本。

（1）卫氏并殖吸虫成虫大体标本。肉眼可见虫体肥厚呈短椭圆形，深灰色，腹面扁平，背面隆起，形似半粒花生。

（2）川卷螺和拟钉螺大体标本。肉眼观察并殖吸虫第一中间宿主川卷螺、拟钉螺，注意其大小、色泽及螺壳的形态特征。

（3）并殖吸虫第二中间宿主大体标本。肉眼观察并殖吸虫第二中间宿主溪蟹、蝲蛄，注意蝲蛄与虾的区别。

（4）卫氏并殖吸虫所致的肺部病变大体标本。肉眼可见实验动物的肺脏表面有蚕豆大小的结节状或球状虫囊，其为并殖吸虫寄生所致，1 个虫囊内通常寄居 2 条成虫，成虫还会不断更换寄居部位。

【思考题】

1. 何谓转续宿主。
2. 并殖吸虫病的病原学诊断方法有哪些？应如何取材？
3. 并殖吸虫病的预防措施中哪个环节最重要？

（李浇）

实验 76　肝片形吸虫

【实验目的】

掌握肝片形吸虫（*Fasciola hepatica*）虫卵的形态特征，熟悉肝片形吸虫成虫的形态特征，了解肝片形吸虫中间宿主的种类。

【标本观察】

1. 自学标本。

（1）肝片形吸虫卵封片标本。用低倍镜或高倍镜观察肝片形吸虫卵的形态。虫卵形态极似姜片吸虫卵，但颜色更深，棕黄色，大小略细长，为（130～150）μm×（63～90）μm，卵壳菲薄而均匀，卵盖稍小，卵内含 1 个卵细胞和许多卵黄细胞，卵细胞靠近卵盖端的中部（图 10−9）。注意与姜片吸虫卵鉴别。

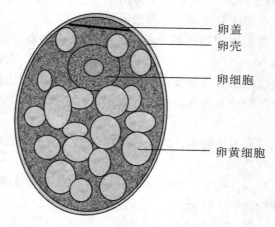

图 10−9　肝片形吸虫卵模式图

（2）肝片形吸虫成虫固定染色封片标本。用体视镜或放大镜观察肝片形吸虫成虫的形态。成虫较姜片吸虫薄而细长，呈叶片状，前宽后窄，体长 20～40mm，宽 8～13mm。虫体前端有一明显突起的头椎，头椎后部宽阔，状如两肩。口吸盘位于头椎前端，腹吸盘较大，位于头椎后缘，两吸盘相距很近。肠支由虫体两侧直达后端，反复分支呈细树枝状。2 个睾丸高度分支，前后排列在虫体中部。卵巢小分支多，略偏体侧，在睾丸之前。子宫盘曲在卵巢与腹吸盘之间，生殖腔开口于腹吸盘前的肠支分叉处。

2. 示教标本。

（1）肝片形吸虫成虫大体标本。肝片形吸虫是寄生于人体的大型吸虫，背腹扁平，前宽后窄，呈叶片状，灰白色。虫体前端有一明显突起的头椎，口吸盘位于其前端，腹吸盘大于口吸盘，位于头椎之后。2 个睾丸前后排列于虫体的中部，两肠支之间，高度分支如珊瑚状。卵巢分支繁多，位于睾丸之前。子宫盘曲在卵巢与腹吸盘之间。

（2）椎实螺大体标本。肉眼观察肝片形吸虫的第一中间宿主椎实螺的形态。

【思考题】

描述肝片形吸虫与姜片吸虫的形态与生活史特点。

（李浇）

实验 77　日本裂体吸虫

【实验目的】

掌握日本裂体吸虫（*Schistosoma japonicum*，又称日本血吸虫）病的病原学诊断方法及原理、日本血吸虫成熟期虫卵的形态特征，熟悉日本血吸虫成虫及尾蚴的形态与结构、日本血吸虫病的免疫学诊断方法及意义，了解肋壳钉螺、光壳钉螺的外部结构特征及其与拟钉螺的区别。

【标本观察】

1. 自学标本。

（1）日本血吸虫成熟期虫卵封片标本。低倍镜或高倍镜下观察日本血吸虫成熟期虫卵呈的形态。成熟期虫卵呈椭圆形，淡黄色，大小为（74~106）μm×（55~80）μm。卵壳薄而均匀，无卵盖，壳的一侧有一小棘，位于虫卵的中横线与顶端之间，壳外常有宿主组织残留物附着而掩盖小棘，卵内含 1 个成熟的毛蚴，毛蚴与卵壳之间可观察到大小不等的圆形或椭圆形的油滴状毛蚴分泌物（图 10-10）。

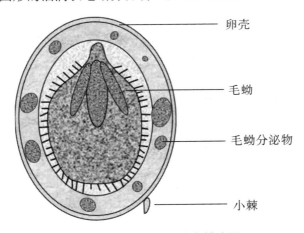

卵壳

毛蚴

毛蚴分泌物

小棘

图 10-10　日本血吸虫卵模式图

（2）日本血吸虫雄虫固定染色封片标本。低倍镜下观察日本血吸虫雄虫的形态。雄虫呈乳白色，体长 12~20mm，体宽 0.50~0.55mm。虫体前端有一口吸盘，腹面近前端有一杯状突起的腹吸盘，自腹吸盘后虫体扁平，两侧向腹面蜷曲形成沟状，称为抱雌沟，因而外观呈圆筒状。消化系统开口于口吸盘中央，食道周围有食道腺，肠管在腹吸盘前背侧分为两支，向体后延伸，约在体后 1/3 处又汇合为单一盲管。在腹吸盘的后背方有 5~8 个红染的睾丸，生殖孔开口于腹吸盘的后缘。

（3）日本血吸虫雌虫固定染色封片标本。低倍镜下观察日本血吸虫雌虫的形态。雌虫体圆而细长，体长 20～25mm，体宽 0.1～0.3mm。虫体前端纤细，后半部较粗，形似线虫。虫体中部可见一椭圆形、色深染的卵巢，输卵管自卵巢后端发出，绕过卵巢与卵黄管汇合后膨大形成卵膜，相连的子宫位于虫体前端，内含虫卵，开口于腹吸盘的下缘。生殖系统两旁可见肠支，两肠支在卵巢后汇合，肠管内是宿主红细胞被消化后剩余的色素，常使虫体后部呈灰褐色或黑色。在虫体后部的肠管周围可见排列成串的卵黄腺。

（4）雌雄合抱的日本血吸虫成虫固定染色封片标本。低倍镜下观察雌雄合抱的日本血吸虫成虫形态。雌雄合抱是两性童虫发育为成虫的前提，也是日本血吸虫成虫寄生的基本状态。标本可见雌虫虫体有部分位于雄虫的抱雌沟内，称为雌雄合抱。并可观察到雌虫、雄虫的结构同时存在。

（5）日本血吸虫尾蚴的固定染色封片标本。低倍镜下观察日本血吸虫尾蚴形态。尾蚴由体部和尾部组成，尾部细长又分为尾干和尾叉，体部前端特化为头器，中央有一个大的单细胞头腺，腹吸盘位于体部后1/3处。体中部之后有 5 对左右对称排列的单细胞钻腺，内含粗颗粒的为嗜酸性钻腺，内含细颗粒的为嗜碱性钻腺。

（6）日本血吸虫病病变组织内虫卵活体标本。取 2 张载玻片，在其中一张的中央滴加 1 滴 50％甘油，剪取米粒大小的肝脏组织或肠壁组织置于甘油内，将另一张载玻片与之对齐压薄，低倍镜下可观察到成堆分布的血吸虫卵。由于虫卵在不断地产生和死亡，故在病变组织中可能有不同时期、不同大小和不同形态的未成熟期虫卵、成熟期虫卵和变性期虫卵。

2. 示教标本。

（1）日本血吸虫成虫寄生在兔肠系膜静脉内的病变大体标本。在兔肠系膜下静脉血管内见到的灰褐色或黑色的丝状物即为雌雄合抱虫体。

（2）日本血吸虫成虫大体标本。

雄虫：乳白色，虫体短粗，向腹面弯曲呈镰刀状。

雌虫：灰褐色，前端纤细，后半部较粗。

雌雄合抱虫体：雌虫有部分虫体嵌于雄虫的抱雌沟内。

（3）日本血吸虫病肝硬化病理标本。肝脏表面有许多灰白色芝麻大小散在分布的结节，切面在静脉周围有灰白色树状纤维索。

（4）钉螺大体标本。日本血吸虫的唯一中间宿主是钉螺，由于分布的地理环境条件不同，种内表现出一些差异，我国主要有肋壳钉螺和光壳钉螺。我国常见的两类钉螺以及与钉螺易混淆的拟钉螺的形态与分布特点详见表 10－3，注意三者的体积大小、螺壳的厚薄、螺旋表面有无纵肋和螺口外侧缘有无唇嵴。

（5）日本血吸虫尾蚴活体标本。尾蚴由体部和尾部组成，尾部细长，又分为尾干和尾叉，因尾干末端分叉，故名叉尾型尾蚴。尾蚴静止时体部悬挂在水面，活动时体部伸缩，尾干做反复弧形摆动，尾叉做旋浆式转动使身体向前推进。

表 10-3　肋壳钉螺、光壳钉螺及拟钉螺的形态与分布特点

形态与分布	肋壳钉螺	光壳钉螺	拟钉螺
成螺高度	8～10mm	6mm	5mm
壳厚薄	厚	稍薄	薄
体螺旋	明显膨大	明显膨大	膨大不明显
纵肋	有	无	无
唇嵴	有	无	无
栖息	水、陆	水、陆	水
分布	华东、中原	西南山丘	广布全国

【思考题】

1. 根据日本血吸虫的寄生部位，日本血吸虫病的病原学诊断应如何取材？
2. 日本血吸虫生活史中哪几个时期致病？哪个时期致病最严重？为什么？
3. 我国日本血吸虫病流行区的类型及其特征是什么？
4. 为何防治日本血吸虫病要采取综合性防治措施？其内容主要包括哪些？

（李浇）

第三节　绦虫

　　绦虫（cestode）均为营寄生生活，是人体常见的寄生虫，寄生人体的 30 多种绦虫分属于多节绦虫亚纲的圆叶目（Cyclophyllidea）和假叶目（Pseudophyllidea），两者在生活史特征和虫卵形态上具有较大差别。假叶目绦虫卵与吸虫卵相似，具有卵盖；圆叶目绦虫卵的卵壳内含有胚膜，胚膜包绕着六钩蚴。

　　绝大多数的绦虫成虫都寄生于脊柱动物的消化道中，在中间宿主体内发育的幼虫称中绦期或续绦期幼虫，各中绦期幼虫因虫种不同而名称不同：链状带绦虫、肥胖带绦虫的称为囊尾蚴，细粒棘球绦虫的称为棘球蚴，多房棘球绦虫的称为泡球蚴，微小膜壳绦虫与缩小膜壳绦虫的称为似囊尾蚴，曼氏迭宫绦虫的称为裂头蚴。

　　绦虫成虫均背腹扁平，左右对称，细长如带状，白色，无体腔和消化道，身体分节。虫体长短不一，长度从数毫米到数米不等，由头节、颈部、链体组成。圆叶目绦虫头节常有 4 个吸盘，有的还具有顶突和小钩，以附着肠壁。假叶目绦虫头节背、腹两面有两个吸槽。头节之后为纤细的颈部，内有生发细胞，不断生长出节片，形成链体。链体的节片数目因虫种而异，少者 3～4 节，多者可达数千节。近颈部的节片较小，其中的生殖器官尚在发育中，称为幼节；向后的节片生殖器官发育成熟，称为成节；链体后部的节片最大，子宫中已有虫卵，称为孕节。孕节不断从链体脱落，新的节片又不断从颈部生成，使得虫体始终保持一定长度。假叶目绦虫成节与孕节形态相似，圆叶目绦虫

成节与孕节形态迥异。

实验 78　链状带绦虫与肥胖带绦虫

【实验目的】

掌握链状带绦虫（*Taenia solium*）和肥胖带绦虫（*Taenia saginata*）囊尾蚴的形态特征和鉴别方法；掌握带绦虫卵的形态特征；了解链状带绦虫和肥胖带绦虫成虫的形态特征，掌握它们头节、成节和孕节的形态特征以及其鉴别要点；了解链状带绦虫的生活史及其致病作用。

【标本观察】

1. 自学标本。

（1）带绦虫卵封片标本。链状带绦虫和肥胖带绦虫的虫卵非常相似，在形态上难以区别，统称带绦虫卵。虫卵最外层的卵壳很薄，易破裂，与卵黄层一起脱落，一般多见不到。剥离卵壳后的带绦虫卵，体长为 31~43μm，圆球形，胚膜较厚，有放射状条纹，呈棕黄色，由许多六棱柱拼合而成。胚膜内含球形的六钩蚴，新鲜虫卵的六钩蚴内可见 3 对矛状小钩（图 10—11）。

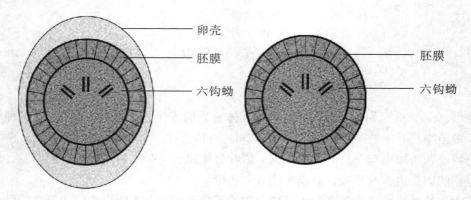

图 10—11　带绦虫卵模式图（左）和脱卵壳带绦虫卵模式图（右）

（2）链状带绦虫囊尾蚴染色玻片标本。链状带绦虫囊尾蚴为头节外翻状态，头节构造与链状带绦虫成虫头节近似，呈球形，上有 4 个吸盘，在头部的中央可见小钩，但顶突不易观察，头节后的颈部有皱褶，颈部后连接一泡状囊。

（3）链状带绦虫孕节染色玻片标本。节片为长方形，经染色或从生殖腔注入染色液后压片制成。孕节内除子宫外的其他器官已经退化，子宫中央主干纵贯于节片，并向两侧伸出许多侧支，从侧支根基部（即主干与侧支的连接处）计数，侧支的复分支不计在内，每侧有 7~13 个侧支，此为虫种鉴定的常用特征。

（4）肥胖带绦虫囊尾蚴染色玻片标本。肥胖带绦虫囊尾蚴为头节外翻状态，头节构造与肥胖带绦虫成虫头节近似，有 4 个吸盘，但无顶突、小钩，颈部亦有皱褶，颈部后即为泡状囊。

（5）肥胖带绦虫玻片染色孕节标本。节片为长方形，肥厚，新鲜时蠕动力强，经染色或从生殖腔注入染色液后压片制成。孕节内除子宫外的其他器官已经退化，子宫中央主干纵贯于节片，并向两侧伸出许多侧支，从侧支根基部（即主干与侧支的连接处）计数，侧支的复分支不计在内，每侧有15~30个侧支，此为虫种鉴定的常用特征。

2. 示教标本。

（1）链状带绦虫成虫大体标本。虫体乳白色，体扁，较薄、略透明，呈带状，体长2~4m，由头节、颈部、链体组成。头节细小，呈圆球形，直径0.6~1.0mm，后紧接颈部，颈部纤细，其直径约为头节的一半，颈部后面是链体，由700~1000个节片组成。链体前段为幼节，宽大于长；中部为成节，长、宽近等长，呈正方形；后段为孕节，长大于宽，呈长方形。三种节片是逐渐发育形成，没有绝对分界线。

（2）链状带绦虫头节染色玻片标本。头节呈圆球形，直径0.6~1.0mm。上有4个吸盘，顶端有一顶突，顶突上有2圈大小相间的小钩，数目为22~50个。

（3）链状带绦虫成节染色玻片标本。节片略呈正方形，在一侧边缘有一个突起的生殖孔，或左或右。每个节片内均含雌雄生殖器官各一套。雄性生殖器官有许多滤泡状的睾丸，其输出管汇集成输精管，开口于生殖孔内。雌性生殖器官可在节片正中后1/3处见到色较深、分三叶的卵巢，左右为两个大叶，中间一叶较小，存在于子宫和阴道之间。从卵巢发出一根细管状阴道，通向侧缘，与输精管平行，开口于生殖孔内。卵巢的后方是滤泡状构造的卵黄腺，从卵黄腺向上伸出一直盲管状子宫，位于节片中线。

（4）链状带绦虫囊尾蚴大体标本。从感染猪肉内取出，经甲醛固定，头节为内陷状态，为白色囊状物，黄豆大小，略透明，囊内充满液体，其内可见一个白点即为未翻出的头节。

（5）链状带绦虫囊尾蚴寄生的组织器官大体标本。观察囊尾蚴寄生的猪肌肉、猪心脏和猪脑等组织器官的大体标本。在组织表面或切面上可见白色、圆形水泡状的囊尾蚴，在组织上还可见许多囊尾蚴脱落后遗留下的内陷的空洞。

（6）肥胖带绦虫成虫大体标本。形态与链状带绦虫相似，但虫体较长，为4~8m，由1000~2000个节片组成，且节片较肥厚，不透明。

（7）肥胖带绦虫头节染色玻片标本。头节呈方形，直径1.5~2.0mm，仅有4个吸盘，无顶突及小钩，能够与链状带绦虫鉴别。

（8）肥胖带绦虫成节染色玻片标本。与链状带绦虫相似，但卵巢仅有左右两大叶，无中央小叶。

（9）肥胖带绦虫囊尾蚴大体标本。从感染牛肉内取出，经甲醛固定，头节为内陷状态，白色囊状物，黄豆大小，较链状带绦虫囊尾蚴稍大，略透明，囊内充满液体，其内可见一个白点即为未翻出的头节，头端无小钩，不寄生人体。

（10）肥胖带绦虫囊尾蚴寄生的牛肉大体标本。在肌肉表面或切面上可见白色、圆形水泡状的囊尾蚴。在肌肉组织上还可见许多囊尾蚴脱落后遗留下的内陷的空洞。

链状带绦虫和肥胖带绦虫的成虫与幼虫在形态上相似，其主要形态鉴别要点见表10-4。

表 10-4　链状带绦虫和肥胖带绦虫形态鉴别要点

形态	链状带绦虫	肥胖带绦虫
体长	2～4m	4～8m
节片	700～1000 个，较薄、略透明	1000～2000 个，较厚、不透明
头节	球形，直径约 1mm，具 4 个吸盘、顶突及 2 圈小钩，小钩 25～50 个	略呈方形，直径 1.5～2.0mm，只有 4 个吸盘，无顶突及小钩
成节	卵巢分 3 叶，即左右两叶和中央小叶	卵巢分左右两叶，无中央小叶
孕节	子宫分支不整齐，每侧 7～13 支	子宫分支较整齐，每侧 15～30 支
囊尾蚴	头节具顶突及小钩，可寄生人体，引起囊尾蚴病	头节无顶突及小钩，不寄生人体

【技术操作】

1. 囊尾蚴压片检查法。取新鲜的猪囊尾蚴，用镊子把外面的囊壁挑破，然后把囊尾蚴夹于 2 张载玻片之间，稍加压力，把虫体压扁，玻片两端用棉线捆扎，放在低倍镜下进行观察。注意虫头上有无吸盘和小钩。

2. 带绦虫孕节检查法。在实际临床工作中，患者常拿着带绦虫孕节前来求诊，即可从节片后部或泄殖腔注入墨汁染色液染色后，将节片夹于 2 张载玻片之间，轻轻加压力将节片压薄，两端缚以棉线，观察子宫分支数来确定虫种。当进行带绦虫孕节检查时，有接触到感染性虫卵的机会，因此，在操作过程中一定要注意做好防护和实验器械的灭卵工作。

【思考题】

1. 链状带绦虫和肥胖带绦虫有哪些形态鉴别要点？

2. 链状带绦虫感染人体可导致哪两种疾病？各自的感染阶段是什么？

3. 链状带绦虫感染人体导致的疾病中哪一种对人体更严重？为什么说链状带绦虫引起的肠绦虫病和囊尾蚴病是两种完全不同病理过程却又有联系的疾病？

4. 肥胖带绦虫与链状带绦虫的生活史和它们对人体的致病作用有何不同？

5. 为什么临床工作中最常用鉴别孕节的方法来区分肥胖带绦虫与链状带绦虫？在进行该工作的时要注意什么？

（郑之琬）

实验 79　细粒棘球绦虫与多房棘球绦虫

【实验目的】

掌握棘球蚴（hydatid cyst）和泡球蚴（alveolar hydatid cyst）的结构及其寄生部位，熟悉细粒棘球绦虫（*Echinococcus granulosus*，单房包虫）和多房棘球绦虫（*Echinococcus multilocularis*，多房包虫）成虫的形态特征。

【标本观察】

1. 自学标本

（1）棘球蚴切片染色标本。低倍镜下观察囊形棘球蚴的扇形截面切片，按由外至内的方向依次观察棘球蚴的构造。红色的纤维层一侧为标本的外侧，此纤维层是中间宿主对寄生棘球蚴的病理反应结果，不是虫体结构，而是中间宿主的组织，包绕全部的棘球蚴，称为纤维囊或外囊。纤维囊内侧则为棘球蚴的囊壁，由两层组成：外层为角皮层（靠纤维囊侧），厚 1~4mm，半透明，似粉皮状，显微镜下呈多层纹理状无细胞结构，其由生发层分泌而成；内层为生发层，厚约 20μm，由单层细胞组成，具有多个细胞核。生发层可向囊内生发出原头蚴和育囊，育囊的囊壁仅由生发层一层组成，囊内也可观察到内凹的原头蚴（图 10-12）。

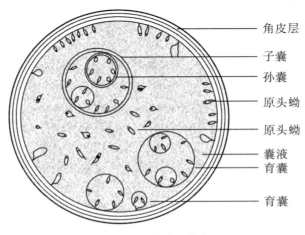

图 10-12 **棘球蚴模式图**

（2）泡球蚴切片染色标本。在宿主肝组织中可见大片的坏死红染组织，在坏死组织中可见直径 0.1~5.0mm 的小囊泡组织，在人体寄生时囊泡内无原头蚴和透明囊液，只含红染的胶状物，囊壁生发层不易见，角皮层很薄，不连续。在鼠体内生长时则可看到由角皮层和生发层组成的完整囊壁，囊内含有透明囊液，并有原头蚴生长。虫体小囊泡与宿主组织间无纤维组织包裹，泡球蚴直接与宿主组织接触，以外生性芽殖和隔膜形成两种形式浸润性蔓延到宿主组织中。

（3）原头蚴染色玻片标本。原头蚴为圆形或椭圆形，可见 2 个吸盘（另外 2 个在另一侧），中间可见排列成菊花状的小钩，一端可见原头蚴顶突凹入的痕迹，另一端可见连接于棘球蚴或泡球蚴囊壁、育囊壁生发层上的蒂，原头蚴内常含有反光较强的钙颗粒，有时可见顶突和吸盘翻出的原头蚴。

2. 示教标本。

（1）细粒棘球绦虫成虫染色玻片标本。成虫细小，大小为（2~7）mm×（0.5~0.6）mm。头节呈梨形，具有 4 个吸盘，顶突伸缩力很强，上有 2 圈小钩，28~50 个，放射状排列。颈部之后为链体，包括幼节、成节和孕节各 1 节。幼节长略大于宽，成节较幼节长 1 倍，内有发育成熟的雌、雄生殖器官。孕节长可超过虫体其他部分的总长，子宫向两侧突出形成侧囊，内含虫卵 200～800 个，生殖孔位于节片偏后部。

（2）多房棘球绦虫成虫染色玻片标本。与细粒棘球绦虫成虫相似，大小为（1.2～3.7）mm×（0.5～0.6）mm。头节呈梨形，具有吸盘、顶突和小钩，孕节无侧囊，内含虫卵 300 个左右，生殖孔位于节片偏前部。

（3）细粒棘球绦虫与多房棘球绦虫卵封片标本。细粒棘球绦虫与多房棘球绦虫卵和带绦虫卵非常相似，在光学显微镜下难以区分。

（4）棘球蚴寄生动物肝脏标本及分离出来的棘球蚴囊大体标本。囊状体呈圆形或近似圆形，直径从几毫米至数百毫米，其形状和大小因寄生时间的长短、寄生部位和宿主的不同而异。囊壁分两层：外层是角皮层，为无细胞的板层状结构，厚约为 1mm，乳白色，脆弱易破；内层为生发层，厚 10～25μm。囊内充满无色透明或微带黄色的棘球蚴液，内含蛋白质、酶及无机盐，囊液具有很强的抗原性，手术中囊液外泄会导致患者发生急性过敏性休克。生发层向囊内芽生出许多原头蚴和育囊。原头蚴又称原头节，结构与成虫头节相似，但较小，通常原头节的顶突、小钩、吸盘凹入体内，当有机会进入终宿主肠道内时，受到肠道环境刺激可翻出顶突、小钩、吸盘，发育为成虫。育囊又称生发囊，除由生发层形成外，也可由原头蚴形成，为仅有一层生发层的小囊，内含原头蚴。育囊可分泌出角皮层，形成与母囊结构相同的子囊，子囊又可长出原头蚴、育囊以及与子囊结构相同的孙囊。原头蚴、育囊、子囊均可自囊壁脱落而悬浮于囊液中，统称为棘球蚴砂。也有的棘球蚴内没有原头蚴、育囊等，称为不育囊。

（5）泡球蚴寄生于人肝脏标本。在肝脏切面上可见很多蜂窝状小孔聚集成片，与周围正常肝组织界限不清。

（6）犬感染细粒棘球绦虫成虫肠道大体标本。在犬的肠道黏膜上，可见很多白色细小的细粒棘球绦虫成虫。

【思考题】

1. 为什么棘球蚴不能进行诊断性穿刺？
2. 棘球蚴都有哪些结构？囊液外泄会导致什么后果？
3. 泡球蚴与棘球蚴在形态上有哪些相同点和不同点？
4. 为什么说泡球蚴感染后对人体的危害比棘球蚴严重？

（郑之琬）

实验 80　微小膜壳绦虫与缩小膜壳绦虫

【实验目的】

掌握微小膜壳绦虫（*Hymenolepis nana*）与缩小膜壳绦虫（*Hymenolepis diminuta*）虫卵的形态特点和其鉴别特征，了解微小膜壳绦虫与缩小膜壳绦虫成虫的形态特征。

【标本观察】

1. 自学标本。

（1）微小膜壳绦虫卵封片标本。虫卵呈圆形或椭圆形，大小为（48～60）μm×

（36～48）μm，无色透明，卵壳很薄，其内为较厚的胚膜，胚膜的两端隆起，从隆起处发出 4～8 根极丝，在胚膜和卵壳之间走行，胚膜内含有一个六钩蚴（图 10-13）。

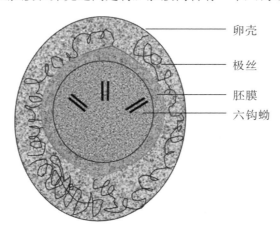

　　　　　　　　　　　　　　　　　　　　　卵壳

　　　　　　　　　　　　　　　　　　　　　极丝

　　　　　　　　　　　　　　　　　　　　　胚膜

　　　　　　　　　　　　　　　　　　　　　六钩蚴

图 10-13　微小膜壳绦虫卵模式图

　　（2）缩小膜壳绦虫卵封片标本。虫卵呈圆形或椭圆形，大小为（60～79）μm×（72～86）μm，较微小膜壳绦虫卵稍大，黄褐色，卵壳较厚，其内为胚膜，胚膜的两端略厚，无极丝，在胚膜和卵壳之间充满无色透明的胶状物，胚膜内含有一个六钩蚴。

　　2. 示教标本。

　　（1）微小膜壳绦虫成虫大体标本。成虫乳白色，扁平、带状、分节。体长 5～80mm，平均长度为 20mm，宽 0.5～1.0mm。头节呈球形，链体由 100～200 个节片组成，所有节片均为宽大于长。

　　（2）微小膜壳绦虫成虫玻片标本。头节呈球形，较小，直径 0.13～0.40mm，有 4 个吸盘及 1 个短而可伸缩的顶突，上有 1 圈小钩，数目为 20～30 个。颈部细长，链体由 100～200 个节片组成，所有节片均为宽大于长，并由前向后逐渐增大，各节片生殖孔均位于虫体同侧。成节内有睾丸 3 个，球形，横列在节片中部；卵巢 1 个，略呈分叶状，位于节片中央。孕节子宫呈袋状，其内充满虫卵并占据整个节片。

　　（3）缩小膜壳绦虫成虫大体标本。体态与微小膜壳绦虫相似，但较大，体长 200～600mm，宽 3.5～4.0mm。头节呈球形，链体由 800～1000 个节片组成。

　　（4）缩小膜壳绦虫成虫头节玻片标本。头节呈球形，直径 0.2～0.5mm，有 4 个吸盘，顶突发育不良，无小钩，存于头顶凹窝中。颈部细长。

　　（5）缩小膜壳绦虫成虫成节玻片标本。成节内有睾丸 3 个，偶尔为 2 个或 4～5 个；卵巢 1 个，略呈分叶状，位于节片中央。

　　（6）缩小膜壳绦虫成虫孕节玻片标本。孕节子宫呈瓣状，占据整个节片。

　　微小膜壳绦虫与缩小膜壳绦虫的形态区别详见表 10-5。

表 10-5　微小膜壳绦虫与缩小膜壳绦虫的形态区别

区别点	微小膜壳绦虫	缩小膜壳绦虫
体长	小型绦虫，长 5~80mm	中型绦虫，长 200~600mm
节片	100~200 节	800~1000 节
头节	顶突发育良好，可自由伸缩，上有小钩20~30个	顶突发育不良，藏在头顶凹中，不易伸出，上无小钩
孕节	子宫袋状	子宫瓣状
虫卵	大小为（48~60）μm×（36~48）μm，无色透明，卵壳很薄，其内为较厚的胚膜，胚膜的两端隆起，从隆起处发出 4~8 根极丝，在胚膜和卵壳之间走行	大小为（60~79）μm×（72~86）μm，较微小膜壳绦虫卵稍大，黄褐色，卵壳较厚，胚膜的两端略厚，无极丝，在胚膜和卵壳之间充满无色透明的胶状物
似囊尾蚴	头节具顶突及小钩，可寄生人体，引起似囊尾蚴病	头节无顶突及小钩，不寄生人体

【思考题】

1. 微小膜壳绦虫与缩小膜壳绦虫的形态和生活史上的异同点是什么？
2. 感染微小膜壳绦虫后为什么不易治愈？

（郑之琬）

实验 81　曼氏迭宫绦虫

【实验目的】

掌握曼氏迭宫绦虫（*Spirometra mansoni*）裂头蚴的形态特征，熟悉曼氏迭宫绦虫成虫和虫卵的形态特征。

【标本观察】

1. 自学标本。

（1）曼氏迭宫绦虫卵玻片标本。虫卵与复殖目吸虫卵相似，为长椭圆形，大小为（52~76）μm×（31~44）μm，两端稍尖，呈浅灰褐色，卵壳较薄，一端有卵盖，内含 1 个卵细胞和许多个卵黄细胞（图 10-14）。

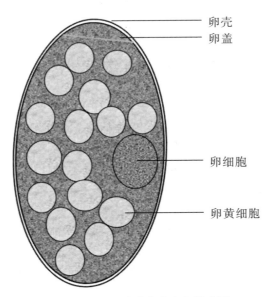

图 10-14　曼氏迭宫绦虫卵模式图

（2）曼氏迭宫绦虫裂头蚴染色玻片标本。虫体呈长带形，未染色时为乳白色，其长度不等，短的不足 1cm，长的可达 30cm，宽约 0.7mm。虫体前端稍膨大，具有与成虫相近似的头节，头节中央向内有明显凹陷。虫体不分节，但有不规则横行皱纹，虫体后端多呈钝圆形。

2. 示教标本。

（1）曼氏迭宫绦虫成虫大体标本。虫体白色，带状，大小为（60～100）cm×（0.5～0.6）cm，头节细小呈指状，背、腹各有一条纵行的吸槽，颈节细长。链体约有 1000个节片，除远端节片长宽几近相等外，其他节片均为宽大于长。成节与孕节结构基本相似，每节有雌、雄生殖器官各 1 套。可见每个节片中部都有凸起的子宫。

（2）曼氏迭宫绦虫头节染色玻片标本。头节细小呈指状，长为 1.0～1.5mm，宽为0.4～0.8mm，背、腹各有一条纵行的吸槽。

（3）曼氏迭宫绦虫成节染色玻片标本。成节每节有雌、雄生殖器官各 1 套，睾丸呈小泡状，散布在节片两侧，输精管曲折向前膨大形成储精囊和阴茎，再通入节片腹面前部中央的雄性生殖孔。卵巢位于节片后部，分两叶，发出的输卵管远端膨大为卵模与子宫连接。子宫位于节片中部，膨大而呈螺旋状盘曲，底宽顶窄，顶部开口为子宫孔，位于雌性生殖孔之后。阴道为一细管，开口于雄性生殖孔之后。

（4）曼氏迭宫绦虫中间宿主的大体标本。观察裂头蚴寄生在蛙肉内的情况。曼氏迭宫绦虫的生活史需要 2 种中间宿主，第一中间宿主为剑水蚤，第二中间宿主为青蛙、蟾蜍。人接触这两种中间宿主都可以感染裂头蚴病。

【思考题】

人如何感染曼氏迭宫绦虫裂头蚴？

（郑之琬）

第四节　医学原虫

原虫（protozoa）是单细胞真核动物，虫体微小，却能够完成生命活动的全部功能，如摄食、代谢、呼吸、排泄、运动及生殖等。在自然界中，原虫的种类繁多，已发现的有 6 万多种，广泛分布于土壤、水体、腐败物或生物体内，多数营自生或腐生生活，少数营寄生生活。医学原虫约有 40 余种，为寄生于人体管腔、体液、组织或细胞内的致病性或非致病性原虫。

原虫外形多样，因种而异，可呈球形、卵圆形或不规则形。原虫的基本结构由细胞膜、细胞质和细胞核三部分构成。

1. 细胞膜：是嵌有蛋白质的脂质双分子层结构，具有可塑性、流动性和不对称性的液态镶嵌模型特征。

2. 细胞质：由基质、细胞器和内含物组成。其中细胞器按功能分：①膜质细胞器，包括线粒体、内质网、高尔基体、溶酶体、动基体等，主要参与细胞能量代谢与合成代谢。②运动细胞器，为原虫分类的重要标志，如伪足、鞭毛和纤毛等。具有相应细胞器的原虫，分别称为阿米巴原虫、鞭毛虫或纤毛虫。有的鞭毛虫还具有波动膜。伪足是外质暂时性突出部分，可呈舌状或叶状。鞭毛为较长的运动细胞器，数目较少，位于虫体的前端、侧面或后端。纤毛短而细，数目多，常均匀分布于虫体表面。③营养细胞器，包括胞口、胞咽、胞肛等，参与摄食和排出废物。寄生性纤毛虫体内含伸缩泡，可周期性收缩和舒张，具有调节虫体内渗透压的功能。细胞质内有食物泡、糖原泡、拟染色体等营养储存小体，以及原虫的代谢产物（如疟原虫的疟色素）和共生物（如病毒）等。

3. 细胞核：寄生性原虫多数为泡状核，核内染色质稀少、呈颗粒状，分布于核质或核膜内缘，具有 1 个颗粒状核仁，如阿米巴原虫、鞭毛虫。少数为实质核，核大而不规则，染色质丰富，具有 1 个以上的核仁，如纤毛虫。

原虫的生活史包括原虫生长、发育和繁殖等各个阶段。根据传播方式，可将其生活史分为三个类型。

1. 人际传播型生活史：仅需一种宿主。可分为两类：①生活史只有一个发育阶段，即滋养体，以二分裂增殖，在人群中直接或间接接触传播，如阴道毛滴虫。②生活史有滋养体和包囊两个阶段，滋养体能运动和摄食，为原虫生长、发育和繁殖阶段；包囊则处于静止状态，可有核分裂，但不繁殖，不摄食，是原虫的感染阶段，一般通过饮水或食物进行传播，如溶组织内阿米巴和蓝氏贾第鞭毛虫。

2. 循环传播型生活史：需要一种以上的脊椎动物宿主，并有世代交替现象，一种动物为终宿主，其他为中间宿主，其感染阶段可在二者之间进行传播。通常不需要无脊椎动物宿主，如刚地弓形虫，可在终宿主（猫科动物）和中间宿主（人或多种动物）之间传播。

3. 虫媒传播型生活史：需在媒介昆虫体内发育、繁殖至感染阶段，再通过昆虫叮咬、吸血将原虫传播给人或其他动物,如疟原虫(有世代交替)和利什曼原虫(无世代交替)。

原虫的生殖方式主要包括无性生殖和有性生殖两种。有些原虫的生活史具有无性生殖和有性生殖两种方式交替进行的世代交替现象,如疟原虫在人体内进行无性生殖,而在按蚊体内则进行有性生殖。

实验 82　溶组织内阿米巴与结肠内阿米巴

【实验目的】

掌握生理盐水涂片及碘染色涂片中溶组织内阿米巴(*Entamoeba histolytica*)包囊及结肠内阿米巴(*Entamoeba coli*)包囊的形态特征,熟悉铁苏木精染色涂片中溶组织内阿米巴滋养体、包囊及结肠内阿米巴包囊的形态特征,熟悉阿米巴肝脓肿及肠溃疡病理标本的形态特征。

【标本观察】

1. 自学标本。

(1)溶组织内阿米巴包囊生理盐水涂片。溶组织内阿米巴包囊呈圆球形,直径为$10\sim20\mu m$,囊壁光滑透明;包囊内通常可见$1\sim4$个泡状核,核周染色质粒均匀分布于核膜内缘,但不易看清。未成熟包囊(泡状核数小于4个)中可见反光的一个或数个两端钝圆的棒状拟染色体。未成熟包囊中还含有糖原泡。成熟包囊可见4个泡状核,拟染色体和糖原泡往往已消失(图10-15)。

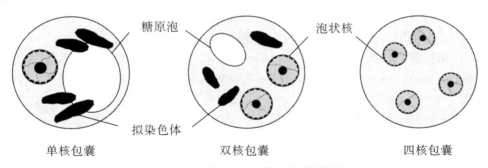

图10-15　**溶组织内阿米巴包囊模式图**

(2)溶组织内阿米巴包囊碘染色涂片。溶组织内阿米巴包囊呈棕黄色,囊壁不着色,高亮。包囊内可见$1\sim4$个泡状核,核中央为一点状核仁。成熟包囊内有4个泡状核。未成熟包囊中可见边缘模糊的棕色糖原泡及明亮、棒状的拟染色体。

(3)结肠内阿米巴包囊生理盐水涂片。结肠内阿米巴包囊体积较溶组织内阿米巴包囊大,直径为$10\sim35\mu m$,囊壁较厚。包囊内可见$1\sim8$个球形细胞核,核仁偏心位。成熟包囊可见8个细胞核,偶尔可达到16个或更多(图10-16)。未成熟包囊内可见两端不齐、纤维束状或草束状的拟染色体。

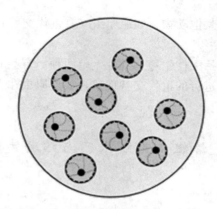

图 10-16　结肠内阿米巴成熟包囊模式图

2. 示教标本。

（1）溶组织内阿米巴滋养体玻片标本（铁苏木精染色）。油镜下观察，滋养体长为12~60μm，或可见指状伪足。内外质分明，内质为颗粒状，外质透明。细胞核呈泡状球形，被染成蓝黑色，核仁位于核中央。核仁与核膜间可见网状核纤丝连接。核膜边缘可见排列整齐、大小均匀的核周染色质粒。细胞质内可见被吞噬的红细胞，被染成蓝黑色。

（2）溶组织内阿米巴包囊玻片标本（铁苏木精染色）。在油镜下观察，包囊呈圆球形，囊壁厚，不着色，其细胞核与滋养体结构相同。包囊内可见一个或数个黑色深染的棒状、两端钝圆的拟染色体。细胞质内的糖原泡在染色过程中被溶解成空泡状。

（3）结肠内阿米巴包囊玻片标本（铁苏木精染色）。与生理盐水涂片或碘染色片的结肠内阿米巴包囊相比，铁苏木精染色后的包囊结构更为清晰，其内部结构特征更为明显，可见大小不均匀、分部不规则的核周染色质粒。

（4）阿米巴肝脓肿病理标本。阿米巴肝脓肿多位于肝右叶，并呈边缘不规则状。病灶中央由于溶组织内阿米巴分泌的毒性成分而被溶解成囊腔状，囊腔内壁可见附着的棉絮状组织。

（5）阿米巴肠溃疡病理标本。肠黏膜可见多个大小不等、形状不规则的坏死病灶，部分脱落形成溃疡。病灶间黏膜无明显病变。用放大镜观察标本，可见肠壁上分散的小突起，突起的中央有针尖大小的孔，四周黏膜略高于平面。

【思考题】

1. 如何区别溶组织内阿米巴的滋养体和包囊两种形态？粪便涂片检查中查见此两种不同形态在流行病学上的意义有什么不同？

2. 如何区别溶组织阿米巴包囊和结肠内阿米巴包囊？区分两种包囊对临床诊断有何意义？

3. 在临床检查中，如果需要进行粪便涂片检查溶组织内阿米巴滋养体，那么在操作过程中应注意哪些环节？

（何金蕾）

实验 83 致病性自由生活阿米巴

【实验目的】

了解常见致病性自由生活阿米巴（*Pathogenic free-living amoeba*）——耐格里属和棘阿米巴属的阿米巴滋养体基本结构、活动特点及其包囊的形态特征。

【标本观察】

1. 耐格里属阿米巴滋养体。耐格里属阿米巴滋养体可分为阿米巴型及鞭毛型两种形态。阿米巴型滋养体呈狭长形，长度为 $10\sim35\mu m$，或类圆形，直径为 $10\sim15\mu m$，在培养基中其长度可超过 $40\mu m$。虫体一端具有圆形或钝性伪足，可做伪足运动。细胞质内具有一泡状核，核仁大而居中，但不具有核周染色质粒。细胞质呈颗粒状，并可见较多食物泡。鞭毛型滋养体呈长形，具有 $2\sim9$ 根鞭毛，可做活泼运动。其细胞核结构与阿米巴型滋养体相似，细胞质内也可见较多食物泡。

2. 棘阿米巴属阿米巴滋养体。棘阿米巴属阿米巴滋养体呈不规则形态，长度通常为 $15\sim45\mu m$，体表有细小的棘刺状伪足，可做无定向缓慢运动。细胞质内有一个大的泡状核，核仁大而居中，无核周染色质粒。

3. 耐格里属阿米巴包囊。耐格里属阿米巴包囊呈圆形，直径为 $7\sim15\mu m$，囊壁光滑，细胞质内常见单一细胞核。

4. 棘阿米巴属阿米巴包囊。棘阿米巴属阿米巴包囊呈圆形，直径为 $10\sim25\mu m$。囊壁分两层，外层为皱缩纤维状，内层光滑，呈六角形、球形、星形或多角形。包囊含有一个细胞核，核仁较大。

【思考题】

1. 耐格里属阿米巴滋养体各形态的活动特点是什么？
2. 棘阿米巴属阿米巴对人体的主要危害是什么？应如何进行预防？

（何金蕾）

实验 84 蓝氏贾第鞭毛虫

【实验目的】

掌握生理盐水涂片中蓝氏贾第鞭毛虫（*Giardia lamblia*）包囊的形态特征，熟悉铁苏木精染色标本中蓝氏贾第鞭毛虫滋养体的形态特征。

【标本观察】

1. 自学标本。

观察蓝氏贾第鞭毛虫包囊生理盐水涂片。涂片中可见蓝氏贾第鞭毛虫包囊呈椭圆形，长为 $8\sim14\mu m$，宽为 $7\sim10\mu m$。当滴加 1 滴 1% 碘液染色后，包囊呈黄绿色，囊壁较厚，为透明高亮，与虫体间有明显间隙。未成熟包囊内可见 2 个细胞核，成熟包囊内

可见 4 个细胞核，胞核多偏于长轴端。包囊内可见到轴柱及纤丝状的鞭毛早期结构（图
10－17）。

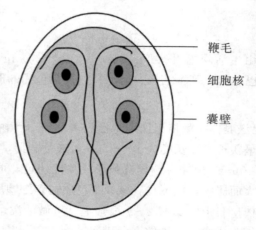

鞭毛

细胞核

囊壁

图 10－17　蓝氏贾第鞭毛虫成熟包囊模式图

2. 示教标本。

观察铁苏木精染色标本中蓝氏贾第鞭毛虫滋养体的形态特征。铁苏木精染色的蓝氏
贾第鞭毛虫滋养体呈倒置的梨形，长为 $9\sim21\mu m$，宽为 $5\sim15\mu m$，厚为 $2\sim4\mu m$。虫体
两侧对称，腹面扁平，背部隆起。腹面宽端具有一对吸盘，其中有 2 个较大的细胞核，
染色后清晰可见。一对轴柱由前向后纵贯虫体，其中段附近可见一对半月形的虫体。虫
体共具有 4 对鞭毛，即前、中、腹、后各 1 对。

【思考题】

如何区分蓝氏贾第鞭毛虫包囊与溶组织内阿米巴包囊？

（何金蕾）

实验 85　阴道毛滴虫

【实验目的】

掌握姬氏或瑞氏染色玻片标本中阴道毛滴虫（*Trichomonas vaginalis*）的形态特征
及阴道毛滴虫活虫的形态及运动特征。

【标本观察】

1. 阴道毛滴虫染色玻片标本（自学）。油镜下观察姬氏或瑞氏染色玻片标本中阴道
毛滴虫的形态特征。油镜下可见其滋养体呈梨形，长为 $7\sim30\mu m$，宽为 $10\sim15\mu m$。从
毛基体发出 5 根鞭毛，4 根向前延伸，1 根向后延伸与体表的波动膜相连。细胞核大，
染色较深，位于虫体前端较宽处，核内具有大量染色质粒，染色深，核仁较小。细胞质
内可见深染颗粒，为阴道毛滴虫的氢化酶体。1 根纤细的轴柱纵贯虫体，从虫体后端伸
出体外（图 10－18）。

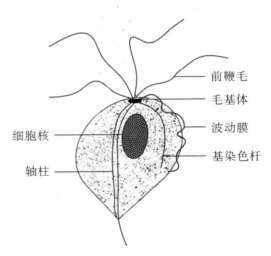

图 10-18　阴道毛滴虫滋养体模式图

2. 阴道毛滴虫活虫标本（自学）。用感染阴道毛滴虫的妇女阴道后穹隆分泌物培养的虫体做涂片进行观察，可见新鲜标本中的活虫体做螺旋式活泼运动。虫体无色透明，运动时鞭毛不断摆动。

【思考题】

试述阴道毛滴虫的常见寄生部位、感染方式及临床症状，并思考其致病机制。

（何金蕾）

实验 86　杜氏利什曼原虫

【实验目的】

掌握姬氏或瑞氏染色玻片标本中杜氏利什曼原虫（*Leishmania donovani*）无鞭毛体及前鞭毛体的形态特征，熟悉 M199 或 NNN 培养基中前鞭毛体活体的形态和运动特征。

【标本观察】

1. 自学标本。

（1）杜氏利什曼原虫无鞭毛体玻片标本（姬氏或瑞氏染色）。油镜下观察姬氏或瑞氏染色玻片标本中杜氏利什曼原虫无鞭毛体的形态特征。油镜下可见无鞭毛体（利杜体）寄生在巨噬细胞内或因制片时巨噬细胞破裂而呈散落游离状，呈圆形或卵圆形，虫体大小为（2.9~5.7）μm×（1.8~4.0）μm。姬氏染色后细胞质呈粉红色，细胞核呈紫红色或蓝紫色，瑞氏染色后细胞质呈淡蓝色，细胞核呈红色或紫色，常位于虫体一侧。细胞核多呈圆形，大而明显，旁边可见一细小杆状着色较深的动基体，其颜色同细胞核（图 10-19）。

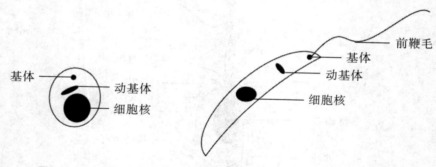

图 10—19　杜氏利什曼原虫无鞭毛体（左）和前鞭毛体（右）模式图

（2）杜氏利什曼原虫前鞭毛体活体标本。取 1 滴含有杜氏利什曼原虫前鞭毛体的 M199 或 NNN 培养液置于载玻片上，盖上盖玻片观察。先用 10×物镜仔细查找活动虫体，再用 20×或 40×物镜观察单个虫体的运动。虫体呈长梭形，无色透明，依靠前鞭毛摆动做快速运动。

2. 示教标本。

油镜下观察杜氏利什曼原虫前鞭毛体的姬氏或瑞氏染色玻片标本，虫体前端基体发出一根前鞭毛，呈梭形，鞭毛长度可与虫体等长，或超过虫体长 2 倍。细胞核位于虫体中部，染色同无鞭毛体细胞核。动基体位于细胞核前端靠近基体处（图 10—19）。

【思考题】

1. 杜氏利什曼原虫生活史中哪些阶段会进行形态的变化，哪些阶段会经历数量的变化？

2. 杜氏利什曼原虫前鞭毛体的运动特点是什么？其运动所需能量由何种结构提供？

（何金蕾）

实验 87　疟原虫

【实验目的】

掌握薄血膜上间日疟原虫（*Plasmodium vivax*）和恶性疟原虫（*Plasmodium falciparum*）的基本形态特征，掌握薄血膜的涂制及染色的操作，掌握疟原虫（*Plasmodium*）生活史要点及其与临床的关系，了解三日疟原虫（*Plasmodium malariae*）的基本形态特征，了解疟疾的致病机制、人体对疟原虫的免疫应答、疟疾的流行因素和防治原则。

【标本观察】

1. 自学标本

间日疟原虫瑞氏染色血涂片。用油镜观察间日疟原虫血涂片，注意薄血膜上间日疟原虫红细胞内期形态特点。间日疟原虫特征：①寄生在红细胞内；②虫体细胞质染为天蓝色，细胞核为红色或紫红色；③除环状体外，均可在疟原虫的细胞质中看到棕黄色的疟色素颗粒。

（1）环状体（早期滋养体）（图 10−20）：①红细胞大小正常，颜色不变淡；②虫体细胞质呈环状，蓝色，中央为不染色的空泡，虫体直径约为红细胞直径 1/3；③细胞核点状，红色，位于细胞质一侧。

（2）阿米巴样滋养体（晚期滋养体）（图 10−20）：由环状体发育长大。①红细胞胀大，颜色变淡，可见红色的薛氏小点。②细胞质增多，形态不规则，呈阿米巴样，细胞质内出现棕黄色微小短杆状的疟色素。③细胞核一个，增大。

（3）裂殖体（图 10−20）：由阿米巴样滋养体发育增大，核分裂形成。①早期裂殖体（未成熟裂殖体）：裂殖体形状不规则，疟原虫的细胞核分裂为 2~12 个，细胞质尚未分裂，疟色素增多。②成熟裂殖体：细胞核分裂为 12~24 个，细胞质也分裂为 12~24 个，细胞质包绕细胞核形成裂殖子，疟色素凝集成团块，位于中央或一侧。

（4）配子体（图 10−20）：①被寄生的红细胞明显胀大，有薛氏小点。②虫体圆形或卵圆形，体积大，可充满整个胀大的红细胞。③细胞质浅蓝或深蓝色，疟色素分布在虫体中部。④细胞核致密位于虫体边缘者为雌配子体，细胞核疏松位于细胞中部者为雄配子体。

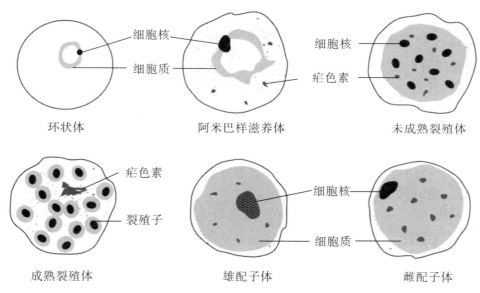

图 10−20　间日疟原虫红细胞内期各阶段虫体

2．示教标本

1）恶性疟原虫姬氏染色血涂片。

（1）恶性疟原虫环状体：①被寄生的红细胞一般正常。②环状体小，占红细胞直径的 1/5~1/4。③疟原虫细胞质纤细，核小，亦可有 2 个核。④同一个红细胞内可有 1~3 个环状体。⑤环状体形态多变，可为环形、感叹号形，有时呈飞鸟形。

（2）恶性疟原虫配子体：被寄生的红细胞常被恶性疟原虫胀破而看不见，亦可见到少部分红细胞"附着"在配子体的一侧。①恶性疟原虫呈新月形或腊肠形。②细胞质淡蓝略带红色。③细胞核位于中央，深红色或淡红色。④核周疟色素较多，棕黄色或深褐色。

2）三日疟原虫。

（1）三日疟原虫裂殖体：①被寄生红细胞不胀大。②裂殖子为6～12个，通常为8个，多排列为一环。③疟色素集中在中央。

（2）三日疟原虫配子体：形态特点基本同间日疟原虫配子体，唯一不同之处是配子体的个体小，约等于正常红细胞或略小于正常红细胞。

【思考题】

1. 疟疾的病原学诊断方法有哪些？阐述其优缺点。

2. 为什么恶性疟原虫的血涂片检查应多次送检？

（何金蕾）

实验88　刚地弓形虫

【实验目的】

掌握刚地弓形虫（*Toxoplasma gondii*）滋养体的形态特点，了解刚地弓形虫包囊和卵囊的形态。

【实验内容】

1. 刚地弓形虫滋养体姬氏染色玻片标本（示教）。油镜下可见刚地弓形虫滋养体呈香蕉形或半月形，大小为$47\mu m \times 24\mu m$，一端较尖，另一端较钝圆，一边较平，另一边较隆起。细胞核呈红色，位于虫体中部偏后，一端常见较小的副核。细胞质呈蓝色。

2. 刚地弓形虫包囊（示教）。刚地弓形虫包囊呈圆形或椭圆形，直径为$5\sim100\mu m$，最外层是虫体分泌形成的坚韧囊壁，囊内含有数个至数千个滋养体，称为缓殖子。缓殖子的形态与速殖子相似，但虫体较小。

3. 刚地弓形虫卵囊（示教）。刚地弓形虫卵囊呈圆形或椭圆形，长为$10\sim12\mu m$，有两层透明的囊壁。成熟的卵囊内含有2个孢子囊，每个孢子囊内含有4个新月形的子孢子，子孢子大小为$(6\sim8)$ $\mu m \times 2\mu m$。

【思考题】

1. 刚地弓形虫在人体内发育的过程及其要点。

2. 刚地弓形虫感染广泛的原因有哪些？

（何金蕾）

实验89　卡氏肺孢子虫

【实验目的】

掌握卡氏肺孢子虫（*Pneumocystis carinii*）滋养体及包囊的形态特征。

【实验内容】

示教卡氏肺孢子虫滋养体及包囊的姬氏染色标本。油镜下可见其滋养体呈多态形，长为 $2\sim5\mu m$，细胞质为浅蓝色，细胞核为深紫色。包囊呈圆形或椭圆形，直径为 $4\sim6\mu m$，略小于红细胞。经姬氏染色的标本，囊壁不着色，透明似晕圈状或环状，成熟包囊内含有 8 个香蕉形囊内小体，各有 1 个核。囊内小体的细胞质为浅蓝色，细胞核为紫红色。

【思考题】

卡氏肺孢子虫肺炎容易与哪些疾病混淆？

（何金蕾）

实验 90　隐孢子虫

目前确认的可感染人的隐孢子虫（*Cryptosporidium*）有 8 种，其中最为常见的是人隐孢子虫（*Cryptosporidium hominis*）和微小隐孢子虫（*Cryptosporidium parvum*），它们形态相似，但具一定差异。

【实验目的】

掌握微小隐孢子虫卵囊的形态特征。

【实验内容】

示教微小隐孢子虫卵囊标本。成熟卵囊内含有 4 个裸露的子孢子和由颗粒物组成的残留体。子孢子呈月牙形，大小为 $1.5\mu m \times 0.75\mu m$，有一个核。未经染色的卵囊很难识别，用改良抗酸法染色后，在染成蓝绿色背景的标本中，虫体被染成玫瑰色。显微镜下，囊内子孢子呈不规则排列，残留体为颗粒状，呈暗黑色或棕色。

【思考题】

微小隐孢子虫的感染途径有哪些？

（何金蕾）

第五节　节肢动物

节肢动物形态多样，虫体两侧对称，身体及附肢均分节，大多雌雄异体。与人类健康有关的节肢动物包括昆虫纲及蛛形纲。昆虫的发育分完全变态及不完全变态两种类型。蛛形纲生活史分卵、幼虫、若虫和成虫等期。

<h1 style="text-align:center">实验 91　蚊</h1>

【实验目的】

掌握蚊（mosquito）成蚊的形态特点及中华按蚊、致倦库蚊、白纹伊蚊成蚊的形态特征，熟悉按蚊、库蚊幼蚊的形态特征。

【实验内容】

1. 自学标本。

1）成蚊针插标本。取玻管针插标本，置于放大镜或解剖镜下仔细观察成蚊的外部形态特点。

（1）头部：呈球形，两侧有复眼 1 对，复眼内侧有触角 1 对，每一触角分 15 节，第 1 节呈环状称为柄节，第 2 节呈球状称为梗节，其余为鞭节，每节基部轮生感觉毛。雌蚊的感觉毛短而稀少，雄蚊的感觉毛长而密多。触角的内侧有触须 1 对，各分 5 节。触须内侧有喙 1 支。

（2）胸部：分前胸、中胸、后胸。翅 1 对由特别发达的中胸长出，平衡棒 1 对由后胸长出，足 3 对由前、中、后胸各长出 1 对。

（3）腹部：分 11 节，第 1 节不易见，2～8 节明显，最末 3 节为外生殖器。雌蚊腹部末端有尾须 1 对。雄蚊腹部末端为钳状的抱器。

2）三属蚊成蚊的针插标本（图 10-21）。

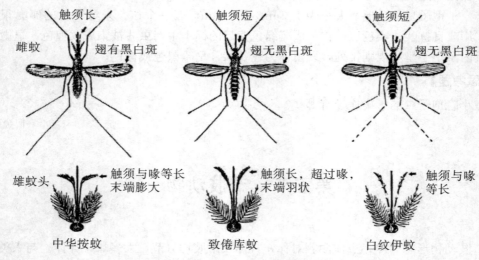

图 10-21　中华按蚊、致倦库蚊、白纹伊蚊成蚊的针插标本

（1）中华按蚊（*Anopheles sinensis*）：虫体灰褐色，触须具 4 个白环，顶端 2 个宽。翅前缘具 2 个白斑。雌雄蚊触须均与喙等长，雄蚊触须末端两节膨大呈棒状。

（2）致倦库蚊（*Culex pipiens quinquefasciatus*）：虫体棕褐色。翅无斑点，喙无白环，各足跗节无淡色环，腹部背面有基白带，其下缘呈弧状（半月形）。雌蚊触须比喙短，雄蚊触须较喙长而尖。

（3）白纹伊蚊（*Aedes albopictus*）：虫体呈黑色间有银白色斑纹，中胸盾板正中有一白色纵纹，后足跗节第1~4节有白环，末节全白。雌雄蚊触须与致倦库蚊相似。

2. 示教标本。

1）按蚊幼蚊玻片标本。虫体第1~7腹节背板后外侧各有一对掌状毛，第8腹节背面有一对呼吸孔。

2）库蚊幼蚊玻片标本。虫体全身具有毛丛，第8腹节背面有一个呼吸管，管细长，呼吸管毛3对以上。

3）雌性按蚊口器封片标本。喙位于头前正中下方，细长呈棒状，包括上下唇各1个、舌1个、上下颚各1对。下唇最粗，呈槽状，表面覆盖鳞片，多呈暗色，末端有2个唇瓣；舌扁薄，位于上唇之下，内含唾液管；上颚末端膨大呈刀状，其内侧缘具有细齿；下颚末端较窄呈细刀状，其上具有粗齿。

4）按蚊翅封片标本。蚊翅狭长，膜质，翅脉上有黑白鳞片，翅后缘有细鳞片。除前缘脉、亚前缘脉外，依次分为6条纵脉，第2、4、5条纵脉分支，第1、3、6条纵脉不分支，即脉序为 1；2.1，2.2；3；4.1，4.2；5.1，5.2；6。此为按蚊重要特征之一。

5）三属蚊卵封片标本。按蚊卵呈舟状，中部两侧有透明的浮囊，单个存在；库蚊卵呈圆锥状，一端较尖，另一端钝圆，虫卵聚集形成筏状卵块；伊蚊卵呈橄榄形，黑色，壳上有花纹，单个存在。

6）三属蚊幼蚊活标本。按蚊幼虫无呼吸管，静止时靠掌状毛的支撑，体与水面平行，遇惊动时迅速沉于水底；库蚊幼虫呼吸管细长，静止时呼吸管口与水面接触，头下垂，体与水面成角度，在水中活动迅速；伊蚊幼虫呼吸管短粗，静止时体与水面几乎成直角，在水中活动较库蚊缓慢。

7）三属蛹活标本。呈"逗点状"，静止时以其呼吸管与水面接触，受惊后迅速逃逸。

8）三属蛹封片标本。按蚊蛹的呼吸管粗而短，呈漏斗状，口阔，有深裂隙；库蚊蛹的呼吸管细长，呈管状，口小，无裂隙；伊蚊蛹的呼吸管长短不一，口斜向或三角形，无裂隙。

9）三属成蚊活标本。按蚊体灰褐色，静止时体与喙成一直线，和停留面成一角度；库蚊体淡褐色，静止时体与喙有角度，体与停留面平行；伊蚊体多为黑色，停息时体态同库蚊。

【思考题】

1. 医学节肢动物对人有哪些危害？

2. 何谓变态、完全变态和半变态？请分别各举一例。

3. 根据成蚊形态，介绍昆虫纲成虫的共同特征。

4. 蚊可以传播哪些疾病？

（田玉）

实验 92　蝇

【实验目的】

掌握蝇（fly）的常见种类及与传播疾病有关的蝇类形态结构，了解蝇的生活史各期特征。

【实验内容】

1. 自学标本。

取玻管针插标本，用放大镜或解剖镜观察。

1）成蝇形态特征。呈暗灰、黑等色，全身被有鬃毛。

（1）头部：呈半球形。有复眼 1 对，两眼间距离雄蝇多较窄、雌蝇多较宽；顶部有单眼 3 个，排列成三角形；有触角 1 对，分 3 节，第 3 节外缘有触角芒 1 根；口器多为舐吸式；有触须 1 对，分 2 节位于基喙上。

（2）胸部：分前胸、中胸、后胸 3 部分，中胸特别发达。中胸有翅 1 对，翅脉不分支，后胸有平衡棒 1 对。共有足 3 对。

（3）腹部：为长椭圆形，分 10 节，后 5 节特化为外生殖器。

2）四种常见蝇的形态特征。

（1）家蝇（*Musca domestica*）：体形中等，灰黑色，中胸背面有 4 条明显的纵行黑色条纹，第 4 纵脉向上弯由，其末端与第 3 纵脉距离极近，腹部正中有纵纹。

（2）大头金蝇（*Chrysomyia megacephala*）：体形肥大，头宽于胸，有亮绿色金属光泽。复眼深红色，颊部杏黄色。中胸背部多细毛。

（3）丝光绿蝇（*Lucilia sericata*）：体形中等，有绿色金属光泽。颊部银白色，中胸背部有鬃。翅第 4 纵脉向上弯曲。

（4）黑尾黑麻蝇（*Helicophage melanura*）：体形中等，暗灰色。中胸背部有 3 条黑色纵行条纹，腹部背面有黑白相间的棋盘状斑纹。

3）蝇头、足、翅封片标本。蝇头、足经 10% NaOH 处理，脱水透明后封片，翅经透明即可封片。

（1）头部（图10－22）：两侧有 1 对棕褐色复眼，顶部有单眼 3 个，排列成三角形。复眼之间可见触角 1 对，分 3 节，第 3 节有触角芒 1 根。头下方有一伸长的口器，大多为舐吸式，由基喙、中喙和 1 对唇瓣组成，唇瓣腹面有对称排列的假气管。口器中部有触须 1 对，分 2 节。

（2）足：足 3 对，分基、转、股、胫、跗 5 节，跗节末端有爪、爪垫各 1 对，爪为膜状，生满细毛，并可分泌黏液，两爪之间有爪间突 1 个。

（3）翅：6 条纵脉不分支，第 4 纵脉弯曲形状不一，为属种鉴别特征之一。

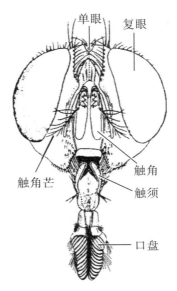

单眼　复眼

触角芒

触角

触须

口盘

图 10－22　蝇头部模式图

2. 示教标本。

1）蝇幼虫后气门玻片标本。

幼虫腹部第 8 节后侧有后气门 1 对，由气门环、气门裂和钮孔组成，后气门形状是幼虫分类的重要依据之一。

2）蝇生活史大体标本。

（1）卵：乳白色，香蕉状，前端尖细，后端钝圆。长约 1mm，黏聚成团。

（2）幼虫：即蛆，乳白色，圆柱形，无足无眼。前端细，后端可见黑色后气门 1 对。各蝇种幼虫的后气门形状不同，是分类的重要依据之一。

（3）蛹：表面光滑，圆筒形，棕褐色，长为 5~8mm。

（4）成蝇：见自学标本。

【思考题】

1. 试述与传播疾病有关的蝇类形态结构及生活习性。

2. 蝇可传播哪些疾病？

（田玉）

实验 93　白蛉

【实验目的】

掌握白蛉（sand fly）的形态特征，了解白蛉的咽甲、雄蛉外生殖器构造。

【实验内容】

1. 成虫玻片标本。

虫体长为 1.5~4.0mm，呈灰黄色，全身密布细毛，分头、胸、腹 3 部分。头部具复眼 1 对、触角 1 对、触须 1 对，口器为刺吸式。胸背隆起呈驼背状，翅狭长，末端尖，两翅向背面竖立，与躯体约成 45°。足 3 对，细长。在腹部后端，雌蛉有受精囊，雄蛉有外生殖器，两者皆为分类依据。

（1）白蛉咽甲染色玻片标本。口腔形似烧瓶，咽似舌状，其后端为咽甲，内有尖齿和横嵴，其形状与排列因虫种而异（图 10-23）。

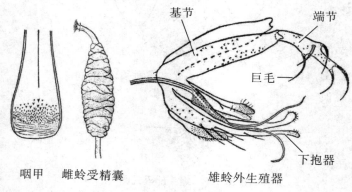

图 10-23　白蛉形态结构模式图

（2）雌蛉受精囊染色玻片标本。受精囊的大小、形状、分节情况因虫种而异。中华白蛉受精囊呈"玉米穗"状，11~13 分节，分节不完全（图 10-23）。

（3）雄蛉外生殖器染色玻片标本。上抱器 1 对，分基节和端节，端节上有巨毛，其数目和排列因虫种而异，中华白蛉有 5 根（图 10-23）。

2. 白蛉生活史。

卵呈长椭圆形，深棕色或黑色，卵壳有花纹；幼虫尾端具尾鬃（1 龄幼虫有 1 对尾鬃，2~4 龄幼虫有 2 对尾鬃）。蛹呈长形，头胸部较大，腹部较细，其末端有 4 龄幼虫皮附着，尾鬃 2 对清晰可见；成虫结构特征见成虫玻片标本。

【思考题】

白蛉可传播哪些疾病？

（田玉）

实验 94　蚤

【实验目的】

掌握常见蚤（flea）的成虫形态特征，了解蚤成虫与分类有关的形态结构。

【实验内容】

1. 自学标本

蚤成虫封片标本：虫体长约 3mm，两侧扁平，深褐色，体表多棕毛，无翅。

（1）头部。略呈三角形，有 1 对黑色单眼，眼下方为颊部，一些种类蚤在颊部边缘具有若干粗壮棕褐色扁刺，排成梳状，称为颊栉，是蚤分类的重要依据之一。

（2）胸部。分前、中、后胸 3 部分。一些种类蚤在前胸背板后缘具有粗壮的扁刺 1 排，称前胸栉，是蚤分类的重要依据之一。

（3）腹部。雌蚤末端钝圆，内有甲壳质的受精囊，其形态为蚤分类依据之一。雄蚤尾端向上翘起，有结构复杂的外生殖器，其形态也是蚤分类的重要依据之一。

2. 鉴别国内常见种类蚤。

请将观察到的各种类蚤的形态特点填入表 10-6。

表 10-6　国内常见种类蚤形态鉴别表

结构特点	印鼠客蚤	猫蚤	蚤名
颊栉			
前胸栉			

注：有"+"，无"-"。

【思考题】

1. 蚤主要传播哪些疾病？
2. 简述蚤传播鼠疫的机制。

（田玉）

实验 95　虱

【实验目的】

掌握虱（louse）成虫的形态特征，了解虱生活史各期形态。

【实验内容】

1. 自学标本。

人体虱封片标本：体小，背腹扁平，分头、胸、腹 3 部分，灰白色。头部略呈菱形，有触角 1 对、复眼 1 对，口器为刺吸式，平时缩入头内，吸血时伸出。胸部分节不明显，无翅。足 3 对，分 5 节，末端有爪与胫节末端的指状突起形成攫握器。腹部分 9 节。雌虱末端呈"W"字形，雄虱末端钝圆呈"V"字形，有一交尾刺伸出（图 10-24）。

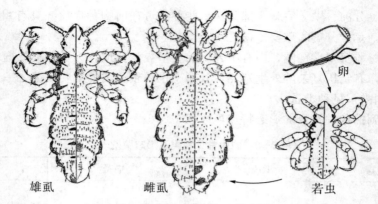

雄虱   雌虱   若虫

图 10－24   人体虱模式图

2. 示教标本。

（1）人头虱封片标本。人头虱外形与人体虱相似，色较暗，腹节两侧角质板明显。

（2）耻阴虱封片标本。耻阴虱体形宽短似蟹状，胸腹融合，腹节两侧有 4 对突起，后足特别发达（图 10－25）。

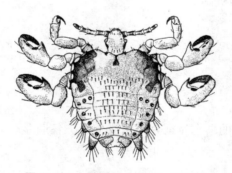

图 10－25   耻阴虱（雌虱）模式图

【思考题】

1. 虱的哪些形态结构及生活习性与传播疾病有关？
2. 虱主要传播哪些疾病？

（田玉）

实验 96   臭虫

【实验目的】

了解臭虫（bed bug）的形态特征及与传播疾病有关的形态结构。

【实验内容】

1. 自学标本。

臭虫成虫封片标本：成虫呈椭圆形，背腹扁平，红褐色，虫体长为 4～6mm，宽为 3mm，无翅，遍体生有短毛。雄虫较雌虫略小，躯体分头、胸、腹 3 部分。头部短宽，两侧有突出的复眼 1 对，触角 1 对，能弯曲，由 4 节组成，口器为刺吸式。胸部分前、中、后胸 3 部分。前胸宽大，背板大而明显，前缘凹陷；腹面有足 3 对。腹部分节，末端两节形成生殖器。雌虫腹部的第 5 节腹面后缘右侧有一个"人"字形凹陷，称为柏氏器，为交配器官。雄虫腹部末端有一个镰刀形的交尾器。

2. 示教标本。

（1）卵封片标本。长圆形，白色，长约 1mm，壳有网状花纹，前端有盖，略偏向一侧。

（2）若虫封片标本。形态与成虫相似而较小，生殖器官未发育成熟。

（3）成虫封片标本。温带臭虫成虫呈卵圆形，长约 5.6mm，前胸凹陷较深，两侧缘向外延伸成翼状薄边，腹部较短胖，柏氏器呈管状，不明显。热带臭虫成虫呈长椭圆形，长约 7mm，前胸凹陷较浅，两侧缘不外延，腹部较瘦长，柏氏器呈块状，较明显。

【思考题】

1. 臭虫栖息在何处？如何防控？

2. 臭虫主要传播哪些疾病？

（田玉）

实验 97　蜚蠊

【实验目的】

了解蜚蠊（Cockroach）的形态特征及与传播疾病有关的形态结构。

【实验内容】

1. 自学标本

蜚蠊成虫封片标本：蜚蠊成虫为椭圆形，背腹扁平，呈淡灰色、棕褐色或黑褐色，虫体长一般为 10～30mm，体表具油亮光泽。头小且向下倾斜，复眼发达，有单眼 1 对；有触角 1 对，细长呈鞭状，口器为咀嚼式。胸部分前、中、后胸，前胸背板宽扁，呈扇形，中、后胸较小，不能明显区分，后胸部有翅 2 对，前翅革质，后翅膜质，少数种类无翅。翅的有无和大小形状是蜚蠊分类依据之一。有足 3 对，粗大多毛，适于疾走。腹部扁阔，末节背板上有尾须 1 对，尾须的节数、长短及形状为重要的分类依据。雄虫的最末腹板有腹刺 1 对，雌虫无腹刺。

2. 示教标本

（1）卵封片标本。卵鞘内的卵数目不同，少则 10 个，多则 30 个。

（2）若虫封片标本。形态与成虫相似而较小，无翅，生殖器官未发育成熟。

（3）成虫封片标本。体色和大小因种而异。例如，德国小蠊体长为 12～14mm，淡褐色，前胸背板上有两条直的暗黑色纵纹，卵鞘小而扁薄，内含卵 20～40 个；美洲大蠊体长为 35～40mm，暗褐色，触角甚长，前胸背板淡褐色，中间有黑褐色蝶形斑，接近前缘处有"T"形淡黄色斑；黑胸大蠊体长为 24～30mm，棕褐色，前胸背板与体色一致，无花纹。

【思考题】

蜚蠊是如何传播疾病的？如何防治？

（田玉）

实验 98 蜱

【实验目的】

掌握蜱（tick）的形态特征，能区别硬蜱和软蜱；了解蜱的生活史。

【实验内容】

1. 自学标本

全沟硬蜱封片标本：注意其形态特征。

1）颚体。硬蜱的颚体也称为假头，由颚基、螯肢、口下板、须肢等构成（图10－26）。

（1）颚基：位于颚体基部，基后缘略呈弧形凸出。雌蜱颚基背面两侧有椭圆形孔区。

（2）螯肢：1对，呈长杆状，由颚体中部向前伸出，外有鞘包绕，其末端具齿状的定趾（内侧）和动趾（外侧），用于切割宿主皮肤。

（3）口下板：呈指状，位于螯肢的腹面，其腹面有纵列的逆齿，有穿刺与附着作用。

（4）须肢：1对，由颚基两侧向前，位于螯肢外侧，由4节组成，末节有感受器。吸血时须肢起固定和支柱作用。

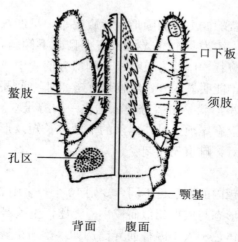

图 10－26 **硬蜱颚体模式图**

2）躯体。硬蜱的躯体由头、胸、腹部融合而成，呈椭圆形，背腹扁平。

（1）背面：盾板大小为区分雌雄的特征。雌性盾板较小，仅覆盖躯体前端（约1/3）。雄性盾板大，覆盖整个背面。

（2）腹面：足 4 对，第 1 对足跗节背面近端有环状的哈氏器，具有感觉功能。生殖孔位于腹面前 1/3 的正中，雄虫开口呈横缝状，雌虫开口呈菊花状。肛门位于腹面后 1/3 的正中，肛门周围有弧形沟称肛沟。气门位于第 4 对足基节后方，外周有卵圆形的气门板。

2. 示教标本。

1）硬蜱生活史各期的浸制标本。卵为橄榄形、棕黄色，呈半透明的胶囊状；幼虫、若虫、成虫外形相似，均像一粒蓖麻。

2）软蜱。外观与硬蜱相似，主要不同点如下：颚体位于躯体腹面的前端，背面看不见；躯体背面无盾板；气门位于第 3 与第 4 对足基节之间。

【思考题】

1. 硬蜱与软蜱的主要形态区别有哪些？

2. 蜱可引起哪些疾病？

（田玉）

实验 99　恙螨

【实验目的】

了解恙螨（chigger mite）幼虫的形态特征。

【实验内容】

地理纤恙螨幼虫封片标本：幼虫呈椭圆形，生活时淡黄色，虫体长为 0.25～0.5mm，分颚体与躯体。

1. 颚体。位于虫体前端，正中为 1 对基部粗壮的螯肢。螯肢外侧有圆锥形须肢 1 对，分 5 节。颚基在腹面向前延伸，其外侧有 1 对螯盔。

2. 躯体。背面的前部有一盾板，呈长方形、梯形、五边形或舌形。盾板的中部有感器 1 对，盾板周缘有毛 5 根。绝大多数盾板两侧有眼 2 对。盾板后方的躯体上有几根横列羽状背毛，其排列行数和数目等因种类而异。腹面有足 3 对，每足分 6～7 节，末端有二爪及一个爪间突。

【思考题】

1. 简述恙螨的生活史及生态特点。

2. 恙螨如何对人体致病？

（田玉）

实验 100　疥螨

【实验目的】

掌握疥螨（scab mite）成虫的形态特征。

【实验内容】

疥螨成虫封片标本：虫体长约 0.5mm，短椭圆形，虫体体壁软而透明，肉眼不易看清，体表具有波状横纹（图 10-27）。颚体位于前端。躯体腹面有 4 对足，短而呈圆锥形，2 对在前，2 对在后。第 1、2 对足伸出长柄，末端膨大为钟状的爪垫，称吸垫。雌虫第 3、4 对足末端均为长鬃，雄虫第 3 对足末端为长鬃，第 4 对足末端为吸垫。

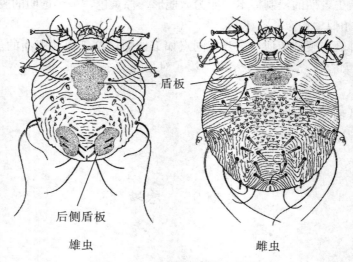

盾板

后侧盾板

雄虫　　　　雌虫

图 10-27　人疥螨成虫背面模式图

【思考题】

如何诊断及防治疥疮？

（田玉）

实验 101　蠕形螨

【实验目的】

掌握蠕形螨（demodicid mite）的形态特征。

【实验内容】

毛囊蠕形螨与皮脂蠕形螨形态基本相似，体长为 0.1～0.4mm，雌虫略大于雄虫，虫体细长呈蠕虫状，乳白色，半透明。

1. 颚体。宽短呈梯形，有螯肢 1 对，呈针状，须肢分 3 节。

2. 躯体。分足体和末体两部分。

（1）足体：腹面有足 4 对，粗短呈芽突状。雄螨的阴茎位于虫体背面的第 2 对足之间，雌螨的生殖孔在腹面第 4 对足之间。

（2）末体：细长，体表有明显的环状横纹，末端钝圆。毛囊蠕形螨较长，末体占躯体长度的 2/3～3/4，末端较钝圆。皮脂蠕形螨略短，末体占躯体长度的 1/2，末端略尖，呈锥状（图 10-28）。

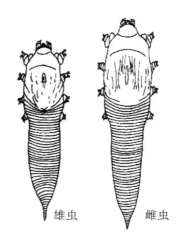

图 10-28　皮脂蠕形螨模式图

【思考题】

蠕形螨可引起哪些疾病？如何进行诊断。

（田玉）

实验 102　尘螨

【实验目的】

熟悉尘螨（dust mite）的形态特征，熟悉尘螨与医学的关系，了解尘螨的生活史及防治原则。

【实验内容】

成虫呈椭圆形，体长为 0.17～0.50mm。颚体位于躯体前端，螯肢钳状。无顶内毛。体表具肋状皮纹和少量刚毛。躯体背面前端有狭长盾板，雄虫体背面后部还有后盾板。肩部有长鬃 1 对，后端有长鬃 2 对。足 4 对，跗节末端具爪和钟形爪垫。

尘螨的生活史分卵、幼虫、第一若虫、第三若虫和成虫 5 个时期。幼虫有足 3 对。第一若虫有足 4 对，具生殖乳突 1 对。第三若虫有足 4 对，具生殖乳突 2 对，生殖器官尚未发育成熟。蜕变的成虫经 1～3 天即可交配。雌虫一生产卵 20～40 个，产卵期为 1 个月。雄虫寿命 60～80 天，雌虫可长达 100～150 天。常见种类有屋尘螨、粉尘螨等。

【思考题】

如何处理尘螨过敏？

（田玉）

第四篇 病原生物学综合设计性实验

    综合设计性实验是指内容涉及本课程的综合知识或与本课程相关的多个知识点，具有较强实践性及一定创新性的实验，是医学基础实验教学的重要组成部分。综合设计性实验的实施能综合训练学生的实验技能，培养学生的综合分析能力、实验动手能力、数据处理能力、查阅资料能力以及运用多学科知识解决问题的能力。

    为了提高实验教学质量，加强学生动手能力、创新能力的培养，我们将在本篇着重介绍部分实用性强、临床意义大的病原生物学综合设计性实验，内容涉及微生物学及寄生虫学两大板块。本篇的实验内容要求学生以小组为单位，自己查阅有关文献资料，结合基础实验所学的技术和方法，设计实验方案，写出实验操作程序及所需实验材料，分析预期实验结果。在此基础上进行正式实验操作，并对实验结果进行整理和分析，完成实验论文的撰写。最后，对实验结果进行集体提问、答辩及评价，最大限度地发挥学生的主动性，引导学生的创新性思维，体现科学精神。

第十一章　微生物学综合性实验

本章主要介绍病原性球菌、肠道致病菌、分枝杆菌属细菌、流感病毒、假丝酵母属真菌等引起临床常见感染性疾病的病原微生物的分离培养及鉴定程序。每个综合性试验从临床病例讨论入手，提出问题，引导学生进一步复习和巩固病原生物学及相关学科的理论知识，掌握感染性疾病病原学诊断的实验思路和操作技能，明确病原学诊断在临床感染性疾病诊断、预防、治疗中的意义。最后，本章还补充介绍了自然界中水源的卫生细菌学检测，进一步拓宽细菌学检测在医学不同领域的应用。

实验 103　病原性球菌的分离培养与鉴定

病原性球菌在临床上主要引起化脓性感染，常被称为化脓性球菌，主要包括革兰氏阳性的葡萄球菌、链球菌、肠球菌以及革兰氏阴性的奈瑟菌。化脓性球菌除了引起局部感染外，某些情况下还可以入血引起脓毒血症，严重危害人类健康。

在进行病原性球菌的微生物学检测时，应根据感染部位及病原性球菌的排出途径选择不同的标本，如脓液、血液、脑脊液、尿液等。即使是采集局部病灶的脓性分泌物，不同病灶标本也有不同的采集方法。标本采集后，可根据不同化脓性感染的临床特征及可疑病原微生物的生物学特性，通过直接涂片镜检、分离培养及鉴定等步骤，从临床标本中鉴定出未知的病原微生物。脓液标本的病原微生物学检测不仅可为临床化脓性感染性疾病提供诊断依据，还可通过药物敏感试验，为临床选用有效的抗菌药物提供参考。

第一部分　病例讨论

一、病例简介

患儿，男，10 岁。因畏寒发热 5 天，全身出现多处脓肿 2 天就诊。患儿从小体弱多病，入院前 7 天左右，脸上长一小疖子，曾用手挤压。入院前 5 天，患儿出现畏寒发热，曾服用磺胺、阿莫西林等未见好转。入院前 2 天，患儿头、手臂、小腿出现多处脓肿。查体可见急性病容，神志不清，头皮、颈部、左上臂外侧、右背下部、左小腿均可见直径 3~4cm 的包块，有的已破溃，有的有波动感；体温 39.8℃，脉搏 110 次/分钟。血压 12/8kPa（90/60mmHg）。实验室检查发现白细胞总数 $16.5×10^9$/L，中性粒细胞占比 0.78，淋巴细胞占比 0.15，尿常规（−）。脓液标本初步检查可见革兰氏阳性球菌，呈葡萄串样排列。初步诊断为金黄色葡萄球菌引起的脓毒血症。

二、问题思考

病原性球菌引起的化脓性感染包括局部感染和全身感染，后者是病原性球菌从感染局部入血引起的。该病例中，患儿有挤压局部感染病灶的行为，该行为可能引起病原性球菌入血，再结合发热及多发性脓肿的发生，可初步判断是病原性球菌入血引起的脓毒血症。脓毒血症是化脓性球菌从感染部位侵入血液并在其中大量生长繁殖，并通过血液扩散至宿主其他组织或器官，产生新的化脓性病灶。金黄色葡萄球菌感染是引起脓毒血症的常见原因。实验室检查也发现中性粒细胞占比升高，可初步判断为细菌感染。接下来就需要通过进一步的实验室检查对引起感染的病原性球菌进行鉴定，并进行药物敏感试验以指导临床用药。

请分析病例，查找资料，解决下面的问题：

1. 如果从脓液标本中未分离鉴定出目的菌，应考虑还有哪些病原微生物可引起此类感染？如何设计相应鉴定程序以明确诊断？

2. 针对不同的临床化脓性感染，应如何选取待检标本及合适的检测方法？

3. 从病原学的角度，分析导致该患儿出现脓毒血症的原因，并简述该病原菌的致病机制。

第二部分　实验操作

一、实验目的

1. 熟悉病原性球菌感染标本的采集及处理方法。
2. 培养学生对标本中病原性球菌分离鉴定过程的设计思维及实践能力。

二、实验思路

不同病原性球菌感染可引起相似临床症状，通常需要实验室检查来明确病原体，从而进行针对性治疗。由于脓液、痰液、黏膜分泌物等标本可能混有人体正常菌群，因此，在进行感染性疾病的病原学诊断时需要先对标本中的病原体进行分离培养，分出单个菌落后再进行鉴定。但正常情况下血液、脑脊液等标本是无菌的，无需进行分离培养，可直接增菌后进行鉴定。

病原性球菌的检测方法主要有直接涂片镜检、分离培养与鉴定、生化反应、血清学试验等。细菌分离鉴定之后，最好进行体外药物敏感试验以指导临床用药。病原性球菌的分离鉴定程序如图 11-1 所示。

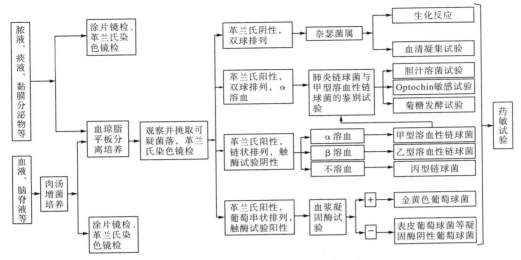

图 11-1 病原性球菌的分离鉴定程序

三、实验相关技术

（一）病原性球菌感染标本的采集

【实验原理】

对疑似病原性球菌感染病例进行标本采集。局部感染主要取脓液、痰液、黏膜分泌物等，全身感染主要取血液，中枢神经系统感染取脑脊液。

【实验材料】

试剂耗材：无菌拭子、一次性注射器、皮肤消毒液等。

【实验方法】

1. 开放性伤口化脓感染标本采集时，用无菌拭子蘸取深部脓液。

2. 封闭性脓肿标本采集时，需先进行皮肤表面消毒，然后用一次性注射器刺入脓肿吸取脓液。

3. 黏膜分泌物需用无菌拭子进行采样。

4. 发生脓毒血症时，先进行皮肤消毒，然后用一次性注射器抽取静脉血进行检测。

5. 采集脑脊液时，患者侧卧，双手抱膝使腰椎后凸、椎间隙增宽。局部常规消毒，浸润麻醉后在腰椎第 4、5 椎间隙或腰椎第 3、4 椎间隙进行穿刺。一般刺入 4～5cm 即有阻力，感觉阻力突然降低后拔出针芯，转动针尾即可见脑脊液滴出。

【注意事项】

1. 采集标本时需严格进行无菌操作，以防止感染及标本受污染。

2. 要进行培养的标本需及时送检。

（二）细菌分离培养

【实验原理】

在进行病原性球菌鉴定时，需要将细菌进行分离培养，通过观察培养基上生长的细菌菌落特征，可以对细菌进行初步鉴别。本实验以临床上最为常见的金黄色葡萄球菌和乙型溶血性链球菌引起局部化脓性感染为例，采集脓液标本，以分区划线法接种到血琼脂平板上进行分离培养。

【实验材料】

1. 标本：蘸有脓液的拭子。
2. 试剂耗材：血琼脂平板、接种环、酒精灯。
3. 其他：37℃培养箱等。

【实验方法】

1. 用蘸有脓液的拭子分区划线接种在血琼脂平板上，具体操作详见第五章实验7。
2. 将接种好细菌的血琼脂平板倒置于37℃培养箱中，培养18~24小时。

【实验结果观察】

血琼脂平板上长出菌落，仔细观察菌落特征。金黄色葡萄球菌的菌落特征为圆形、隆起、表面光滑、湿润、边缘整齐、不透明、有金黄色脂溶性色素，直径为1~2mm（有的可达3~4mm），菌落周围有完全透明的溶血环（β溶血）。乙型溶血性链球菌的菌落特征为圆形、凸起、灰白色、表面光滑、边缘整齐、半透明或不透明、细小似针尖样，直径为0.5~0.7mm，菌落周围有完全透明、界限分明的溶血环（β溶血）。

【注意事项】

1. 注意无菌操作。
2. 注意生物安全。

（三）革兰氏染色镜检

取标本涂片进行革兰氏染色，镜下观察细菌的大小、形态、排列及染色性。革兰氏染色的原理、方法、结果观察、注意事项等详见第五章实验3。

（四）氧化酶试验

【实验原理】

奈瑟菌是一群革兰氏阴性双球菌，对人致病的主要是脑膜炎奈瑟菌和淋病奈瑟菌，该属细菌具有氧化酶，能将盐酸二甲基对苯二胺或盐酸四甲基对苯二胺氧化成有色的醌类化合物，使其变成粉红色。

【实验材料】

1. 标本：待检球菌标本。

2. 试剂耗材：白色滤纸条、接种环、巧克力血琼脂平板、10g/L 盐酸二甲基对苯二胺等。

【实验方法】

1. 将待检球菌标本分区划线接种在巧克力血琼脂平板上，置于 5%CO$_2$、37℃培养箱中培养 24~48 小时。

2. 用接种环挑取待检菌落置于白色滤纸条上，在菌落上滴加 10g/L 盐酸二甲基对苯二胺，立即观察。

【实验结果观察】

如果细菌菌落变成粉红色，则为氧化酶试验阳性；如果菌落不变色，则为氧化酶试验阴性。

【注意事项】

1. 氧化酶试验是奈瑟菌的初步鉴定试验，所有奈瑟菌均为氧化酶试验阳性，但病原性奈瑟菌只有脑膜炎奈瑟菌和淋病奈瑟菌。

2. 奈瑟菌抵抗力较差，对温度比较敏感，培养时需注意保温。

（五）触酶试验

【实验原理】

触酶又称过氧化氢酶，是很多病原菌（如葡萄球菌、奈瑟菌）产生的一种侵袭性酶，能将过氧化氢（双氧水）分解成 H$_2$O 和 O$_2$，从而产生大量气泡，因此可用双氧水对这些细菌进行鉴定。

【实验材料】

1. 标本：待检细菌固体平板培养物。
2. 试剂耗材：3%双氧水、载玻片、无菌牙签。

【实验方法】

1. 在载玻片上的两处分别滴上 2 滴 3%双氧水。
2. 用无菌牙签取菌落，与 3%双氧水轻轻混匀，立即观察结果。

【实验结果观察】

结果如图 11-2 所示，有大量气泡产生者为触酶试验阳性，无气泡产生者则为触酶试验阴性。触酶试验常用来初步区分葡萄球菌和链球菌，前者为阳性，后者为阴性。

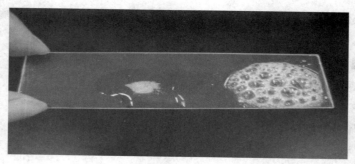

图 11-2　触酶试验结果

【注意事项】

1. 由于 3% 双氧水不稳定，易分解为 H_2O 和 O_2，因此，实验时不能用敞开时间过久的 3% 双氧水。

2. 该反应比较迅速，观察要及时。

（六）血清凝集试验

根据脑膜炎奈瑟菌荚膜多糖群特异性抗原，目前可将其分为 A、B、C、D、H、I、K、L、X、Y、Z、29E 和 W135 共 13 个血清群，对人类致病的多属 A 群、B 群和 C 群，我国以 A 群为主。血清凝集试验常用于脑膜炎奈瑟菌的血清学分群，该实验的原理、方法、结果观察、注意事项等详见第五章实验 26。

（七）胆汁溶菌试验

【实验原理】

肺炎链球菌对胆汁（或胆酸盐）特别敏感，细菌外膜表面张力迅速降低引起细菌外膜的损坏，从而导致内容物外漏。同时胆汁加速了细菌自溶酶的作用，导致细菌崩解死亡，使原本浑浊的培养液变澄清。在血琼脂平板上，肺炎链球菌和甲型溶血性链球菌的菌落特征非常相似，但因为甲型溶血性链球菌不被胆汁溶解，所以常用胆汁溶菌试验鉴定肺炎链球菌和甲型溶血性链球菌。

【实验材料】

1. 菌株：肺炎链球菌液体培养物、甲型溶血性链球菌液体培养物。
2. 试剂耗材：牛胆汁或 10% 去氧胆酸钠溶液、生理盐水、吸管、试管。
3. 其他：37℃ 水浴锅或培养箱等。

【实验方法】

1. 按表 11-1 加入相应实验材料。

表 11-1　胆汁溶菌试验操作方法

试管号	1	2	3
肺炎链球菌液体培养物（mL）	0.4	0	0.4

续表

试管号	1	2	3
甲型溶血性链球菌液体培养物（mL）	0	0.4	0
牛胆汁或10%去氧胆酸钠溶液（mL）	0.1	0.1	0
生理盐水（mL）	0	0	0.1

2. 摇匀后，37℃水浴锅或培养箱孵育30分钟，观察结果。

【实验结果观察】

1号试管应为阳性，管内液体由浑浊变澄清；2号和3号试管仍保持浑浊，为阴性。

【注意事项】

1. 死的或粗糙型菌落的肺炎链球菌不被胆汁溶解，实验结果为阴性。

2. 实验中加入的菌量要适中，以肉眼观察轻度浑浊为宜。

（八）Optochin 敏感试验

【实验原理】

Optochin（乙基氢化羟基奎宁，ethylhydrocupreine）可通过干扰叶酸的生物合成抑制肺炎链球菌生长，而其他链球菌如甲型溶血性链球菌对其不敏感。因此，该试验可用于鉴定肺炎链球菌与甲型溶血性链球菌。

【实验材料】

1. 菌株：肺炎链球菌、甲型溶血性链球菌。

2. 试剂耗材：1∶4000 浓度的 Optochin 纸片、血琼脂平板。

3. 其他：培养箱等。

【实验方法】

1. 将肺炎链球菌和甲型溶血性链球菌分别涂布接种于血琼脂平板上。

2. 将 Optochin 纸片贴于上述平板，置于37℃培养箱中培养24小时后观察结果。

【实验结果观察】

接种肺炎链球菌的血琼脂平板上纸片周围可见较大的抑菌圈（直径>20mm），为阳性；接种甲型溶血性链球菌的血琼脂平板上纸片周围仅有很小的抑菌圈或无抑菌圈，为阴性。

【注意事项】

1. 注意无菌操作。

2. Optochin 纸片贴到平板上后可用无菌镊子轻轻按压。

（九）血浆凝固酶试验

血浆凝固酶是葡萄球菌的合成代谢产物，致病性葡萄球菌大多能产生此酶，而非致病性葡萄球菌一般不产生此酶，故血浆凝固酶是鉴定葡萄球菌有无致病性的重要指标。该试验的原理、方法、结果观察及注意事项详见第五章实验 31。

（十）药物敏感试验

临床化脓性感染的标本经分离培养和鉴定，确定病原体后，常需进行药物敏感试验，这对于指导临床用药、发现并检测细菌的耐药性、避免产生或加重细菌的耐药性等均具有重要意义。常用的药物敏感试验方法包括琼脂扩散法、连续稀释法、E 试验、自动化仪器法等，其中，琼脂扩散法被 WHO 推荐为定性药物敏感试验的基本方法。琼脂扩散法、连续稀释法、E 试验的原理、方法、结果观察及注意事项详见第八章实验 61～63。

（王红仁）

实验 104　肠道致病菌的分离培养与鉴定

粪便中存在着大量的微生物，以细菌为主，包括革兰氏阴性的杆菌和弧菌，以及革兰氏阳性的杆菌和球菌，占粪便干重的 30%～40%。可引起人类肠道感染的细菌比较多，其中医学上比较重要的有弧菌（如霍乱弧菌）和肠杆菌科细菌（主要包括埃希菌、志贺菌和沙门菌）。肠道致病菌感染在临床上可表现为腹痛、腹泻，沙门菌还可入血引起肠热症、败血症等，严重者可导致死亡。

在肠道致病菌中，霍乱弧菌的鉴定相对比较容易，可通过镜检、选择性培养基培养、血清学试验、分子生物学技术等进行鉴定。肠杆菌科的细菌种类多，且不同成员之间具有相似的生物学性状，鉴别主要依据生化反应和复杂抗原构造的差别。

第一部分　病例讨论

一、病例简介

患者，男，18 岁。因发热、腹痛、腹泻、黏液脓血便 1 天就诊。患者 1 天前晚餐进食凉拌卤肉后，当晚感身体不适，并有头痛、发热、恶心、四肢无力。半夜出现阵发性腹痛，解黏液脓血便，量多，其后每 0.5～1.0 小时排便 1 次，排便后仍有强烈便意。查体见急性病容，面色苍白，有轻度脱水，体温 38.5℃，脉搏 102 次/分钟，血压 13/8.5kPa（98/64mmHg），心肺正常，腹软，左下腹有压痛，尤以脐周明显，肠鸣亢进，肝脾未扪及。实验室检查显示白细胞总数 $15×10^9$ 个/L，中性粒细胞占比 0.72，淋巴细胞占比 0.15。取黏液脓血便镜检见红细胞（++）、白细胞（+++），未发现阿米巴原虫。初步诊断为志贺菌引起的急性细菌性痢疾（?）。

二、问题思考

患者有腹痛、腹泻的症状，符合消化道感染的特征。消化道感染的病原微生物主要是细菌、病毒、寄生虫等，实验室检查发现中性粒细胞占比升高，淋巴细胞占比正常，故细菌感染可能性较大。另外，粪便特征为黏液脓血便，粪便中也查见白细胞和红细胞，综上判断，志贺菌感染的可能性较大。但需要注意的是，肠侵袭性大肠埃希菌感染的临床表现与志贺菌极为相似，因此，需要采集粪便标本进行病原学检测以确诊。

请分析病例，查找资料，解决下面的问题：

1. 对急性腹泻患者进行病原学检测，在标本选取和送检过程中应注意哪些问题？选择不同培养基对粪便标本进行增菌培养的目的是什么？

2. 如何选择不同的鉴定培养基分离培养不同的肠道致病菌？

3. 细菌性痢疾患者的粪便标本中除了志贺菌外，为何还可查见红细胞、脓细胞等？

第二部分　实验操作

一、实验目的

1. 初步掌握从粪便中分离鉴定肠道致病菌的方法。
2. 培养学生对肠道致病菌分离鉴定过程的设计思维及实践能力。

二、实验思路

在进行肠道感染性疾病的病原学检测时，最好在未使用抗生素之前采集可疑粪便，疑为细菌性痢疾的患者以采集黏液脓血便为宜，疑为霍乱的患者以采集米泔水样便为宜。对不易获得粪便或排便困难者，可采取肛拭子送检。对肠热症患者，可根据不同病程采集不同标本，第1周采集外周血，第2周起采集粪便，第3周起可采集尿液，第1~3周均可采集骨髓液。由于肠道致病菌的抵抗力普遍较弱，粪便中杂菌较多，因此采集标本后最好及时送检，若不能及时送检，宜将标本保存于甘油缓冲盐水或肠道细菌转运培养基内。

粪便标本中含有大量正常菌群，因此需要选择性培养基进行分离培养，常用的选择性培养基有S-S琼脂培养基、乳糖胆盐蛋白胨（MAC）培养基、伊红亚甲蓝培养基等。在选择性培养基上，挑取可疑菌落穿刺接种至双糖铁培养基中，观察细菌对乳糖的利用、气体的生成、硫化氢的生成等现象。然后进一步采用IMViC试验、糖发酵试验、血清学试验、脲酶试验、动力试验等进行鉴定。如疑似霍乱弧菌感染，先用碱性蛋白胨水增菌，然后用TCBS培养基进行分离培养，挑取单菌落进行单抗凝集试验以及PCR等进行鉴定。肠道致病菌的分离鉴定程序详见图11-3。

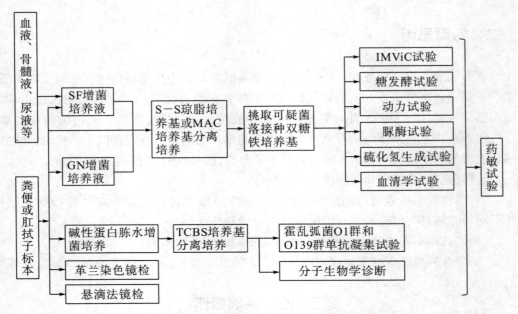

图 11-3　肠道致病菌的分离鉴定程序

三、实验相关技术

（一）细菌分离培养

【实验原理】

肠道内微生物种类繁多，因此在进行肠道致病菌鉴定时，需要将细菌接种到 S−S 琼脂培养基或 MAC 培养基等选择性培养基上进行分离培养，通过观察培养基上生长的细菌菌落特征，对细菌进行初步鉴定。本实验以临床上最为常见的肠杆菌科细菌引起肠道感染为例，采集粪便标本，以分区划线的方法接种到 S−S 琼脂培养基上，进行分离培养。

S−S 琼脂培养基又叫 S−S 平板，为肠杆菌科细菌的选择性培养基，具体配制方法见第四章第一节。S−S 平板的选择作用体现在煌绿、胆盐、枸橼酸钠、硫代硫酸钠可抑制球菌、革兰氏阳性细菌以及多数埃希菌的生长，从而有助于志贺菌和沙门菌等肠道致病菌的生长；其鉴定作用体现在不同细菌对乳糖利用的差别，即埃希菌能利用乳糖，产生的酸性代谢产物使胆盐沉淀，并使中性红变色。因此，埃希菌在 S−S 平板上呈红色浑浊不透明的大菌落；志贺菌和沙门菌等肠道致病菌不能利用乳糖，在 S−S 平板上菌落不着色，呈半透明。另外，S−S 平板还加入了枸橼酸铁，某些变形杆菌和沙门菌属的某些细菌还能分解含硫氨基酸产生硫化氢，菌落中心呈黑色。

【实验材料】

1. 标本：粪便或肛拭子标本。
2. 试剂耗材：S−S 平板、接种环、酒精灯。

3. 其他：37℃培养箱等。

【实验方法】

1. 将粪便或肛拭子标本以分区划线法接种到 S—S 平板上，具体操作详见第二章实验 7。

2. 将接种好细菌的 S—S 平板倒置于 37℃培养箱中，培养 18～24 小时。

【实验结果观察】

S—S 平板上长出菌落，仔细观察菌落特征。红色浑浊不透明的大菌落为埃希菌；无色半透明的小菌落（有些菌落中心可能呈黑色）为志贺菌、沙门菌等致病菌，需挑取单菌落进行进一步鉴定。

【注意事项】

1. 注意无菌操作和生物安全。

2. 宋内志贺菌个别菌株可迟缓发酵乳糖（一般 3～4 天）。

（二）双糖铁培养基培养

【实验原理】

双糖铁培养基为固体斜面培养基，其中含有葡萄糖、乳糖、硫酸亚铁及酚红指示剂等成分。细菌分解葡萄糖产酸时，培养基的下层由红变黄，斜面上层中葡萄糖含量较少，且分解产生的酸为挥发性酸并且可被氧化，所以斜面上层仍为红色；细菌分解葡萄糖产酸并产气时，培养基中有气泡或裂隙出现。培养基中乳糖含量大，被分解后产酸多，因此可使培养基下层和上层都变黄。此外，培养基中含有硫酸亚铁，如果有硫化氢产生，则生成黑色硫化亚铁，使培养基中出现黑色。

【实验材料】

1. 菌株：肠杆菌科 S—S 平板培养物。

2. 试剂耗材：双糖铁培养基、接种针、酒精灯。

3. 其他：37℃培养箱等。

【实验方法】

1. 挑取 S—S 平板上的单菌落，以穿刺接种法接种至双糖铁培养基中。

2. 将接种好细菌的双糖铁培养基置于 37℃培养箱中，培养 18～24 小时。

【实验结果观察】

观察培养基上下层的颜色以及气体产生情况。接种埃希菌的培养基上下层均为黄色，且有气体产生；接种志贺菌的培养基上红下黄，不产生气体；接种沙门菌的培养基上红下黄或上红下黑，除伤寒沙门菌不产生气体外，其余均产生气体。

【注意事项】

1. 注意无菌操作。

2. 注意生物安全。

（三）IMViC 试验

IMViC 试验是吲哚试验、甲基红试验、V-P 试验和枸橼酸盐利用试验的合称，常被用于肠杆菌科细菌的鉴定。例如，大肠埃希菌的 IMViC 试验结果为"＋＋－－"，而产气肠杆菌则为"－－＋＋"。这 4 个试验的原理、方法、结果观察及注意事项详见第五章实验 12～15。常见肠杆菌科细菌的 IMViC 试验结果见表 11-2。

表 11-2　常见肠杆菌科细菌主要生化反应简明鉴定表

细菌	糖发酵试验					IMViC 试验				硫化氢生成试验	脲酶试验	动力试验
	葡萄糖	乳糖	麦芽糖	甘露醇	蔗糖	吲哚	甲基红	V-P	枸橼酸盐			
大肠埃希菌	⊕	⊕	⊕	⊕	⊕/-	+	+	-	-	-	-	+
普通变形杆菌	⊕	-	⊕	-	⊕/-	+	+	-	+	+	+	+
乙型副伤寒沙门菌	⊕	-	⊕	⊕	-	-	+	-	+	+	-	+
伤寒沙门菌	+	-	+	+	-	-	+	-	-	+	-	+
志贺菌	+	-	±	+	-	-	+	-	-	-	-	-

（四）糖发酵试验

糖发酵试验主要检测细菌对葡萄糖、乳糖、麦芽糖、甘露醇和蔗糖这 5 种糖的分解利用能力，通过观察单糖发酵管中酸碱指示剂颜色的变化及气泡产生情况，判断细菌对不同糖的代谢能力。糖发酵试验的原理、方法、结果观察及注意事项详见第五章实验 11。常见肠杆菌科细菌的糖发酵试验结果见表 11-2。

（五）硫化氢生成试验

硫化氢生成试验主要检测细菌分解含硫氨基酸产生硫化氢的能力，也是肠杆菌科细菌鉴定中较为常用的生化反应之一。硫化氢生成试验的原理、方法、结果观察及注意事项详见第五章实验 16。常见肠杆菌科细菌的硫化氢生成试验结果见表 11-2。

（六）脲酶试验

脲酶试验主要检测细菌分解尿素产生氨的能力，常用于肠杆菌科细菌的鉴定。脲酶试验的原理、方法、结果观察及注意事项详见第五章实验 17。常见肠杆菌科细菌的脲酶试验结果见表 11-2。

（七）血清学试验

血清学试验包括血清学鉴定和血清学诊断。血清学鉴定即以已知抗体去鉴定细菌抗原，可对细菌进行血清学分型；血清学诊断即以已知抗原去检测患者血清中特异性抗体的有无及高低，如肥达试验常用于辅助诊断沙门菌感染。细菌感染的血清学试验详见第五章实验 26 和实验 28。

（八）动力试验

动力试验即半固体穿刺检测动力，可用于检测细菌是否有鞭毛。肠杆菌科细菌中除志贺菌无鞭毛外，其余多数有鞭毛，动力试验为阳性。动力试验的具体操作详见第五章实验 7。常见肠杆菌科细菌的动力试验结果见表 11-2。

（王红仁）

实验 105　分枝杆菌属的分离培养与鉴定

分枝杆菌属（*Mycobacterium*）是一类菌体细长、略弯曲、具有独特生物学特性的杆菌，因呈分枝状生长而得名。分枝杆菌属细菌细胞壁含有大量脂质，使其不易被一般染料着色，并能抵抗酸性乙醇的脱色，也被称为抗酸杆菌。该属细菌广泛存在于水、土壤、灰尘等自然环境中，目前已鉴定出约 200 种，包括引起人类结核病的结核分枝杆菌（*Mycobacterium tuberculosis*）和引起人类麻风病的麻风分枝杆菌（*Mycobacterium lepra*）。麻风病已临近消灭。结核病目前仍然是全球公共卫生面临的重大威胁，全球每年新发结核病例上千万，上百万人因结核病死亡。除以上两种专性致病菌外，分枝杆菌属存在多种机会性致病菌，如鸟分枝杆菌（*Mycobacterium avium*）、胞内分枝杆菌（*Mycobacterium intracellular*）、脓肿分枝杆菌（*Mycobacterium abscessus*）、堪萨斯分枝杆菌（*Mycobacterium kansasii*）等，这些病原菌也被统称为非结核分枝杆菌（non-tuberculosis mycobacteria，NTM）。NTM 绝大多数通过人接触环境中的病原菌后感染，通常只在免疫力低下的人群中发病。NTM 所致肺病在临床症状和体征上与结核病极为类似，但两者治疗方案大相径庭。因此，分枝杆菌属的分离培养及种属鉴定对临床病例的治疗具有重要指导意义。

第一部分　病例讨论

一、病例简介

患者，女，50 岁。因咳嗽咳痰 8 年，加重伴气促 2 个月就诊。患者 23 年前患肺结核已治愈；8 年前无明显诱因出现咳嗽、咳痰，行 X 线胸部检查示肺结核，多次痰涂片抗酸染色阴性，抗结核治疗 8 个月无效，自行停药。胸部 CT 示：左上肺钙化结节，右上肺可见斑片影，右肺尖胸膜下可见多发薄壁空洞。初步诊断：继发性肺结核。因患者入院前抗结核治疗无效，考虑耐药性肺结核，启动耐药结核治疗方案。入院后 2 次痰涂片抗酸染色阳性，2 次分枝杆菌培养阳性，菌种鉴定均为胞内分枝杆菌。遂更正诊断为 NTM 肺病。根据药物敏感试验结果给予克拉霉素、利福喷汀、乙胺丁醇及丙硫异烟胺治疗，症状逐步消失，复查痰涂片抗酸染色逐步转阴，3 次痰细菌培养阴性。

二、问题思考

NTM肺病的临床表现及肺部影像与肺结核相似，加之致病菌均为分枝杆菌，临床上很难鉴别。NTM与结核分枝杆菌在菌体成分上和抗原上多具有共同性，其发病机制与结核分枝杆菌相似，病理变化与结核病亦很难鉴别，不行细菌培养无法确诊。由于大多数致病性分枝杆菌生长缓慢，临床通常对痰涂片抗酸染色阳性且有结核样症状的病例启动结核病诊断性治疗。但NTM对大多数抗结核药物耐药，在前期诊断性治疗疗效不佳的情况下容易被误诊为耐药性肺结核，导致不合理用药。

请分析病例，查找资料，解决下面的问题：

1. 本病例在8年前出现咳嗽、咳痰症状，多次痰涂片抗酸染色呈阴性，即在痰液中未检出结核分枝杆菌，医院仅根据X线胸部检查结果诊断为结核病是否合理？本次入院后根据胸部CT结果初步诊断为继发性肺结核的依据是什么？

2. 抗结核治疗的药物有哪些？一线和二线药物在临床上如何用于结核病治疗？

3. 确诊为胞内分枝杆菌感染后，医院根据药物敏感试验结果制订了有效的用药方案。分枝杆菌药物敏感试验是如何开展的？

4. 结核分枝杆菌、鸟分枝杆菌等属于慢生长型分枝杆菌，其分离鉴定及药物敏感试验需1~2个月时间，对制订合理用药方案造成了极大延误。分子生物学方法可以极大地缩短诊断时间。请简述用分子生物学方法进行菌种鉴定及药物敏感试验的原理。

第二部分　实验操作

一、实验目的

1. 了解结核病的诊断标准和病例标本的采集方法。
2. 掌握分枝杆菌属实验室培养及硝基苯甲酸（PNB）生化鉴定方法。
3. 熟悉分枝杆菌属分子生物学鉴定方法。

二、实验思路

病原学检测是感染性疾病诊断的最重要依据。近年来，尽管一些新的诊断方法（如核酸检测）得到了快速发展，但痰涂片经抗酸染色后镜检和分枝杆菌培养鉴定依然是诊断活动性结核病、NTM病的"金标准"。第五章实验4中已详细介绍了分枝杆菌属抗酸染色法，本部分将重点介绍分枝杆菌属的分离培养及菌种鉴定。

涂片镜检只能证明分枝杆菌是否存在，欲进一步鉴定菌种及进行药物敏感试验，则需进行分枝杆菌的分离培养。分枝杆菌的分离培养主要采用固体罗氏培养基，液体培养主要运用于商业化的快速培养仪。无论选用何种方法培养，待检标本均需进行前处理，目的是对标本进行液化和去污染。杆菌固体培养是最为广泛采用的方法，结果可信度高，但耗时长，通常需要 6~8 周。快速培养仪利用营养丰富的液体培养基（如添加了 OADC 的 7H9 培养基）及细菌生长自动检测系统（如 BACTEC960）达到快速培养的目的，一定程度上缩短了检测时间，但其成本较高，应用受限。

除结核分枝杆菌外，多种 NTM 也可致结核样感染。由于不同分枝杆菌的生物学特征、致病性及药物敏感性存在较大差异，因此菌种鉴定对后续细菌学研究、疾病的预防和治疗均具有重要意义。分枝杆菌种类繁多，种间多样性高，基于生物特性的生化反应较复杂且耗时长，目前仅硝基苯甲酸（PNB）鉴定法较为常用。随着分子生物学研究和基因测序技术的发展，基于分枝杆菌基因序列的检测可快速准确地鉴定分枝杆菌，已成为目前主要采用的菌种鉴定方法。

三、实验相关技术

（一）结核样病例标本的采集

【实验原理】

分枝杆菌通常感染肺部，咳嗽是结核病和 NTM 肺病的常见症状，故通常采集患者痰液标本进行检测。对无痰或痰检阴性患者，可采集支气管抽吸物或支气管肺泡灌洗液，对难以诊断的患者推荐使用其他侵入性技术采集标本，如细针穿刺。

【实验材料】

1. 试剂耗材：高渗盐水（3%氯化钠）。
2. 其他：广口且有螺旋盖子的痰盒。

【实验方法】

1. 痰液标本的采集：患者深吸气 2~3 次，每次用力呼出，从肺部深处咳出痰液，将开盖的痰盒靠近患者嘴边收集痰液，拧紧盒盖。标本量一般在 3~5mL，标本性状可为干酪痰、褐色血痰或黏液痰。对无法咳痰患者，可使用高渗盐水诱导咳痰。初诊患者需收集 3 份痰液（即时痰、晨痰和夜间痰）。

2. 其他标本的采集：对不能留取痰液标本的患者，推荐使用侵入性技术采集标本，如纤维支气管镜采集支气管分泌物（2~5mL）或支气管肺泡灌洗液（20~50mL），或者通过细针穿刺、肺活组织检查获取活检标本。

【注意事项】

1. 如果患者刚进食，则采样前患者应先用清水漱口。

2. 患者咳痰过程中易产生带菌的气溶胶，采集痰液标本时应到远离人群的开放空间或通风良好的留痰室内进行。

3. 即时痰采集后应立即送检，夜间痰和晨痰采集后常温保存不应超过 12 小时，对当日不能送检的标本需置 4℃冰箱保存，且不能超过 7 天。

4. 支气管镜不能接触自来水，避免环境中分枝杆菌的污染。

（二）分枝杆菌的固体培养（离心集菌法）

【实验原理】

分枝杆菌细胞壁较厚且富含脂质，具有耐受酸碱的特征。经碱性消化液处理后，痰液标本中的分枝杆菌保持活性，其他细菌则大多被杀灭。将处理后的消化液离心富集后再接种于中性改良罗氏培养基上培养。培养基中含有分枝杆菌生长繁殖所需的基础物质、营养物质（主要为鸡蛋液）和抑制杂菌生长的孔雀绿。

【实验材料】

1. 标本：痰液标本，支气管抽吸物、支气管肺泡灌洗液等体液标本。
2. 培养基：中性改良罗氏培养基
3. 试剂耗材：磷酸盐缓冲液（0.067mol/L，pH 值 6.8）、NALC－NaOH 混合溶液（每天即用即配，等体积混合 4% NaOH 溶液和 2.94% 枸橼酸钠溶液；使用前每 100mL 混合液加入 1g N－乙酰半胱氨酸混合待用）、无菌吸管等。
4. 其他：离心机、50mL 螺旋盖离心管、涡旋振荡器、恒温培养箱等。

【实验方法】

1. 在生物安全柜内将 2~5mL 痰液标本置于相应的离心管中。
2. 视标本性状，加入 1~2 倍的 NALC－NaOH 混合溶液，旋紧螺旋盖，计时 15 分钟。
3. 在生物安全柜内将离心管在涡旋振荡器上振荡 10~20 秒，至痰液标本充分液化。
4. 将离心管置于试管架上，在生物安全柜内室温静置 15 分钟。
5. 在生物安全柜内打开离心管螺旋盖，向离心管中加入磷酸盐缓冲液至 45mL，旋紧离心管螺旋盖。
6. 将离心管置于冷冻离心机中，8~10℃，3000g，离心 15~20 分钟。
7. 在生物安全柜内打开离心管，弃上清液，加入 1mL 磷酸盐缓冲液，混匀后用无菌吸管均匀接种于培养基上。每支培养基接种 2~3 滴（约 0.1mL），拧紧螺旋盖。
8. 将培养基放置在斜面放置架上，保持培养基斜面水平向上，置于恒温培养箱内，（36±1）℃孵育。
9. 24 小时后，拧紧培养基螺旋盖，直立放置培养基，（36±1）℃下继续孵育。

【结果观察】

1. 接种后第 3 天和第 7 天观察培养情况，此后每周观察一次，直至第 8 周末。
2. 肉眼判定是否为结核分枝杆菌典型菌落形态：不透明、淡黄色、粗糙、干燥、凸起于培养基，有的呈菜花样，如图 11－4 所示。如果发现培养基液化或长出真菌，则报告污染。

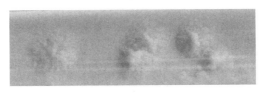

图 11-4 结核分枝杆菌在改良罗氏培养基中的菌落形态（37℃培养5周）

3. 肉眼观察斜面上的菌落密度，按以下生长情况将结果记录在表 11-3 中：①无菌落生长，报告培养阴性；②菌落生长不及斜面面积 1/4 时，报告实际菌落数；③菌落占斜面面积超过 1/4，不足 1/2，报告（＋）；④菌落占斜面面积超过 1/2，不足 3/4，报告（＋＋）；⑤菌落占斜面面积超过 3/4，但未占满，报告（＋＋＋）；⑥菌落布满培养基斜面，报告（＋＋＋＋）。

表 11-3 分枝杆菌固体培养结果记录表

培养序号	接种日期	患者姓名	初诊号	随访号	涂片序号	涂片结果	培养结果记录									签名	备注
							3天	1周	2周	3周	4周	5周	6周	7周	8周		

【注意事项】

1. 打开标本容器盖子时要缓慢，以减少气溶胶的产生，同时避免剧烈振荡标本，振荡后静置几分钟再打开盖子。

2. 吸取处理过的痰液标本时，应在吸管前端保持一段空气，以防止吸管中的标本溢出。

3. 处理标本时，尽可能随时盖上容器盖子，避免交叉污染。

4. 控制前处理的时间，从加入 NALC-NaOH 混合溶液到接种时间不能超过 20 分钟。

（三）分枝杆菌菌种生化反应鉴定

【实验原理】

目前，分枝杆菌的大多数生化反应鉴定试验已很少开展，但 PNB 耐受试验仍在广泛使用。结核分枝杆菌在含有 PNB 的培养基中生长受到抑制，而大多数 NTM 对一定浓度的 PNB 有耐受性。利用含有 PNB 的培养基可以区分结核分枝杆菌与 NTM。

【实验材料】

1. 菌株：分枝杆菌纯培养物、堪萨斯分枝杆菌纯培养物（阳性对照菌株）、结核分枝杆菌减毒株纯培养物（阴性对照菌株）。

2. 培养基：含 PNB（500μg/mL）的改良罗氏培养基、中性改良罗氏培养基。

3. 试剂耗材：无菌生理盐水、无菌磨菌管、无菌玻璃珠、麦氏标准比浊管、无菌吸管、无菌培养管、培养管架等、接种环。

【实验方法】

1. 选取生长 2 周内的临床分离菌株的新鲜纯培养物。

2. 在磨菌管上标记好标本编号，于生物安全柜中使用无菌吸管吸取无菌生理盐水，加 2～3 滴至磨菌管中。

3. 用接种环刮取新鲜菌落放入装有玻璃珠的磨菌管底部，旋紧管盖。将其置于涡旋振荡器上振荡 20～30 秒后，静置 15 分钟。

4. 在生物安全柜内小心打开管盖，加入 1～2mL 生理盐水，静置 15 分钟，使菌液中的大块物质沉淀。用无菌吸管吸取中上部的菌液约 1mL，转移到另一支无菌试管中，逐步加无菌生理盐水直至菌液浊度与麦氏标准比浊管一致（1mg/mL）。

5. 菌液稀释：取无菌培养管，标记好标本编号、稀释浓度，使用移液器加入 4.5mL 生理盐水。用移液器取 0.5mL 菌液（1mg/mL）加入培养管中，使其终浓度为 0.1mg/mL。

6. 接种及培养：取 1 试管中性改良罗氏培养基和 1 试管含 PNB 的改良罗氏培养基，标记好标本编号、姓名、接种日期，用接种环分别蘸取 1 环（约 0.01mL）0.1mg/mL 的菌液，用划线法均匀接种至培养基表面，应注意使菌液尽可能均匀分散于培养基斜面。最终接种菌量为每试管 0.001mg。接种后的培养基置于培养架上，置于 37℃ 恒温培养箱培养。

【结果观察】

接种后 3～7 天观察培养基上细菌生长情况，以后每周观察一次，直至孵育 4 周，同时记录含 PNB 的改良罗氏培养基和中性改良罗氏培养基上菌落生长情况。快速生长型 NTM 1 周左右可见菌落，缓慢生长型分枝杆菌 4 周报告结果。结核分枝杆菌在含 PNB 的改良罗氏培养基上不生长。如果阳性对照不生长或阴性对照生长，则本次试验结果为无效。

【注意事项】

1. 本试验必须设置阴性、阳性对照，以确保试验结果的可靠性。

2. 试验标本为临床标本纯培养分离株，菌龄为 2～3 周且生长良好。

3. 刮取菌落时应尽可能刮取斜面各个部位的菌落，避免挑选 1～2 个单独菌落进行试验。

（四）分枝杆菌的分子生物学鉴定（16S rDNA 测序法）

【实验原理】

临床大多数致病性分枝杆菌生长极为缓慢，培养耗时长（需 2～3 个月）、效率低，而且多数情况下无法获得明确的鉴定结果。随着分子生物学技术的发展，近年来开发了多种基于细菌基因组 DNA 的鉴定方法，如核酸探针、基因芯片等，改变了传统鉴定方法的现状，在临床上得到了广泛的应用。细菌 16S rDNA（16S rRNA 编码区）测序是分枝杆菌菌种鉴定的"金标准"。16S rDNA 序列在物种间具有高度多样性，并由 9 个可变区和 10 个保守区组成。其中，保守区反映了生物物种间的亲缘关系，而可变区则表明物种间的差异。因此，可利用保守区序列设计引物，将 16S rDNA 片段扩增出来，利用可变区序列的差异来对不同菌属、菌种的细菌进行分类鉴定。

【实验材料】

1. 标本：痰液标本或分枝杆菌纯培养物、阴性对照菌株纯培养物、阳性对照菌株纯培养物。

2. 试剂耗材：核酸提取试剂（3mol/L 异硫氰酸胍、1mmol/L 二硫苏糖醇、10mmol/L 柠檬酸钠、0.5% SDS、0.002% 消泡剂、100mmol/L 三羟甲基氨基甲烷、0.1mmol/L EDTA、20% 乙醇）、$2\times$ Taq PCR 预混液（Taq DNA 聚合酶、dNTPs、$MgCl_2$、反应缓冲液）、正向引物（$2\mu mol/L$ 5'-GCGTGCTTAACACATGCAA-3'）、反向引物（$2\mu mol/L$ 5'-CGCTCACAGTTAAGCCGT-3'）、双蒸水。

3. 其他：漩涡振荡器、PCR 仪、电泳仪、琼脂糖凝胶（1%）等。

【实验方法】

1. DNA 提取。

1）痰液标本 DNA 提取。

（1）取待检痰液标本 5～10mL，加入 50mL 无菌离心管中，使用氢氧化钠法（同分枝杆菌的固体培养实验方法 2～3）消化样品，12000rpm 离心 10 分钟。弃上清液，加 1mL PBS 振荡成悬浮液待用。

（2）取液化后的标本 $900\mu L$ 及阴性对照标本 $500\mu L$、阳性对照标本 $500\mu L$ 各加至 1.5mL 无菌离心管中，12000rpm 离心 10 分钟。弃上清液，沉淀中加入 1mL 无菌生理盐水，振荡悬浮（按紧离心管盖，横向按在漩涡振荡器上将沉淀悬起），12000rpm 离心 10 分钟。弃上清液，再用 1mL 无菌生理盐水洗涤沉淀，12000rpm 离心 10 分钟。

（3）弃上清液，向沉淀中加入 DNA 提取液 $30\mu L$，振荡混匀，2000rpm 离心 5 秒，37℃孵育 30 分钟，100℃水浴/金属浴 10 分钟，12000rpm 离心 10 分钟，取上清液备用。如果标本裂解产物当天不使用，可-20℃保存备用。

2）分离培养物 DNA 提取。使用接种环从培养基中挑取菌落，置于 1.5mL 离心管中，加入 1mL 无菌生理盐水洗涤菌体 1～3 次，12000rpm 离心 10 分钟。弃上清液，用 $100\mu L$ 双蒸水重悬菌体，80℃水浴 30 分钟灭活。12000rpm 离心 10 分钟，余下操作同痰液标本 DNA 提取中步骤（3）。

2. 16s rDNA 片段扩增及测序。

1）向离心管中先后加入 $10\mu L$ $2\times$ Taq PCR 预混液、$2\mu L$ 正向引物、$2\mu L$ 反向引物、$2\mu L$ DNA 模板、适量双蒸水至总体积 $20\mu L$。

2）PCR 扩增：94℃预变性 5 分钟，35 个扩增循环（94℃ 30 秒、55℃ 30 秒、72℃ 45 秒），72℃ 10 分钟，4℃保存。

3）取扩增产物 $2\mu L$ 进行琼脂糖凝胶电泳分析，取扩增成功标本送公司测序。

【结果观察】

用 Geneious 打开测序文件（ab1 格式），进行序列分析与比对。序列前 700bp 中高质量碱基占比 90% 以上判定为合格。切除序列 5' 及 3' 端的低质量序列（通常为 30～

50bp)，然后将序列上传至 NCBI 进行 BLAST 分析，比对数据库选择 rRNA/ITS database。根据 BLAST 分析结果，选取序列相似度最高的物种（一般为 100%）作为鉴定结果。

【注意事项】

1. 核酸提取是决定扩增检测成败的关键，核酸制备质量不高通常是提取过程中有机溶剂去除不完全所致。

2. 每次试验必须包括阳性和阴性对照。阴性对照监测是否有污染，阳性对照监测仪器试剂、核酸提取过程中产生的误差。

3. 测序结果起始段（5'端）和结尾段（3'端）质量较差，需切除后再进行下游分析。

（罗涛）

实验 106　流感病毒的分离培养与鉴定

流行性感冒（简称流感）是一种由流感病毒（influenza virus）引起的急性呼吸道传染病，严重危害人群健康。流感病毒抗原性可以不断发生变异，传播迅速。20 世纪以来，全球已发生过多次全球流感大流行。而流感病毒引起的季节性流感，每年在全球可导致 300 万～500 万重症病例，以及 29 万～65 万呼吸道疾病相关死亡病例。流感病毒属于正黏病毒科（*Orthomyxoviridae*），是有包膜、基因组分节段的单股负链 RNA 病毒。目前，引起季节性流感的是甲型流感病毒中的 A（H1N1）pdm09 和 A（H3N2）两种亚型，以及乙型流感病毒中的 B-Victoria 和 B-Yamagata 两个谱系。

第一部分　病例讨论

一、病例简介

患儿，女，5 岁。因 2 天前出现高热，体温迅速升高到 38.7℃～40.0℃，同时伴有畏寒、头痛和嗓子痛就诊。患儿自述身体酸痛，腿软不想走路，总让家长抱。外周血白细胞计数及分类检查显示白细胞总数正常或降低，淋巴细胞占比相对增高。初步诊断为由流感病毒引起的流感（?）。

二、问题思考

临床上，流感病毒感染多表现为上呼吸道感染或支气管炎，主要以畏寒、发热、头痛、乏力、全身酸痛、食欲减退等为特征，体温可达 39℃～40℃，常有咽喉痛、干咳、喷嚏、鼻塞和流涕等。儿童的发热程度通常高于成人，患乙型流感时恶心、呕吐、腹泻等消化道症状也较成人多见。流感的症状是临床常规诊断和治疗的主要依据，目前临床指南将发热（体温≥38℃），伴咳嗽或咽痛之一者定义为流感样病例。出现发热的时间应在本次急性发热病程内，体温认定包括患者自测体温和医疗机构检测体温。但由于流感的症状缺乏特异性，易与普通感冒和其他上呼吸道感染相混淆，因此，流感确诊有赖于实验室诊断。

请分析病例，查找资料，解决下面的问题：

1. 流感病毒抗原性为何容易不断变异？其抗原性变异可能带来哪些后果？
2. 流感病毒的实验室诊断可以采用哪些方法？请查阅文献设计相应的实验方案。
3. 流感病毒的实验室诊断对实验室生物安全等级有何要求？实验中如何做好防护？
4. 流感病毒有哪些传播途径？如何预防？

第二部分　实验操作

一、实验目的

1. 了解流感样病例的判断标准和流感样病例标本的采集方法。
2. 掌握流感病毒实验室诊断的病毒分离培养和鉴定方法。
3. 将病毒分离培养和鉴定的方法应用到临床实践中，培养学生对病毒分离和鉴定的思维与实践能力。

二、实验思路

流感的症状是临床常规诊断和治疗的主要依据，但又因为缺乏特异性，且易与普通感冒和其他上呼吸道感染相混淆，所以流感确诊有赖于实验室诊断。流感病毒实验室诊断的常用方法包括病毒的分离培养、血清学试验，以及病毒的核酸检测、抗原检测和抗体检测。

病毒分离培养是病毒实验室诊断的"金标准"，是流感样病例病原学监测的基础，也是流感病毒检测最常用和最可靠的方法之一。流感病毒分离培养多采用鸡胚接种或狗肾传代细胞（MDCK 细胞）培养。通过鸡胚接种分离的流感毒株与原始毒株相比，抗原性和基因序列可能会有所不同，而通过 MDCK 细胞分离的流感毒株与原始毒株相似。但是，目前全球主要使用鸡胚进行流感疫苗生产，因此鸡胚接种分离仍然发挥着重要作用。流感病毒培养后，常用血凝试验（hemagglutination test）来初步判断病毒含量。若血凝试验阳性，则进行血凝抑制（hemagglutination inhibition，HI）试验以鉴定病毒型别。微量 HI 试验是目前最常用的一种鉴定流感病毒型/亚型，以及分析流感病毒抗原性变异的试验方法，也可以用于对一般人群抗体水平的检测和疫苗效果的评价等方面。流感病毒的分离鉴定程序可参考图 11-5。

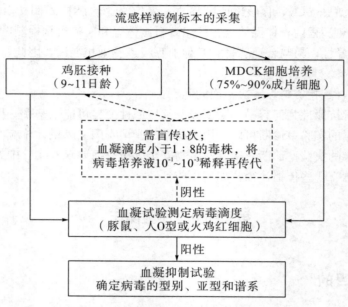

图 11-5 流感病毒的分离鉴定程序

三、实验相关技术

（一）流感样病例标本的采集

【实验原理】

对流感样病例进行标本采集，多数标本取自患者上呼吸道鼻咽腔，其次为气管和支气管分泌物及尸检组织。

【实验材料】

试剂耗材：病毒采样液、采样拭子、采样管。

【实验方法】

1. 鼻拭子：将采样拭子平行于上颚插入鼻孔，旋转拭子并保持数秒，之后缓慢转动退出。再用另一拭子拭另一侧鼻孔，最后将拭子头浸入含 3mL 采样液的采样管中，弃去尾部。

2. 咽拭子：用采样拭子适度用力擦拭双侧扁桃体及咽后壁，避免触及舌部，将拭子头浸入含 3mL 采样液的采样管中，弃去尾部。

3. 也可将鼻拭子、咽拭子收集在同一采样管中，以提高分离率，减少工作量。

【注意事项】

1. 采样以发病 3 天内的流感样病例为宜。

2. 标本采集后应立即放入适当的采样液中低温保存。但不要将流感病毒分离物长期保存在−20℃条件下，因为流感病毒在该温度条件下极不稳定。

3.　为提高病毒分离阳性率，标本应避免反复冻融，并且最好在 24 小时内进行病毒分离。

（二）流感病毒的鸡胚接种法

【实验原理】

鸡胚接种法常用于流感病毒的分离、鉴定、疫苗生产等。流感病毒能在鸡胚羊膜腔和尿囊腔中增殖。羊膜腔接种法比尿囊腔接种法敏感，常用于进行流感病毒的初次分离。尿囊腔接种法可用于已分离流感病毒的大规模扩增，流感疫苗的生产也常用此法。处理过的流感样病例临床标本常同时接种于 9～11 日龄鸡胚的尿囊腔和羊膜腔中。

【实验材料】

1.　标本：处理过的流感样病例临床标本。

2.　鸡胚：9～11 日龄鸡胚。

3.　试剂耗材：75％乙醇、无菌液体石蜡、一次性 1mL 注射器、无菌吸管、医用胶水或胶布、15mL 离心管、检蛋灯、鸡蛋开孔器、镊子等。

【实验方法】

1.　选用 9～11 日龄鸡胚，用检蛋灯照视检查鸡胚发育情况，弃去出现血管模糊不清、胎动停滞、胎盘一侧发黑或苍白等情况的死亡鸡胚。

2.　在检蛋灯下标出气室与胚胎的位置，通常每个标本接种 2 个鸡胚。

3.　将鸡胚气室朝上放置在蛋架上，用 75％乙醇消毒鸡胚表面，用鸡蛋开孔器在气室端钻孔，开约 6mm×6mm 的裂口。用无菌吸管滴入 1～2 滴无菌液体石蜡，轻轻晃动鸡胚让液体石蜡在鸡胚壳膜内层散开，使膜透明，此时在检蛋灯下即可清楚地看到胚胎的位置。

4.　用一次性 1mL 注射器抽取少许处理过的临床标本，自裂口将注射器针头缓慢刺入胚胎的下颚胸前，用针头轻轻拨动下颚及腿，当针头进入羊膜腔时，能看到鸡胚随着针头的拨动而动，即可注射约 0.1mL 临床标本。随后将针头退出 1.5cm 左右，将另外约 0.1mL 临床标本注入鸡胚尿囊腔。

5.　将针头弃于锐器收集罐中，用消毒过的医用胶布封住裂口。

6.　将鸡胚置于 35℃～37℃培养箱内培养 48～72 小时。每天检查鸡胚生长情况，24 小时内死亡的鸡胚认为是非特异死亡，应弃去。

7.　将培养后的鸡胚置于 4℃过夜或至少放置 4 小时，也可以−20℃放置 1～2 小时。

8.　从冰箱中取出鸡胚，用 75％乙醇消毒鸡胚表面，撕去医用胶布并用无菌镊子撕破鸡胚气室蛋壳，揭开鸡胚尿囊膜，用无菌吸管吸取鸡胚尿囊液置于已标记相应编号的 15mL 离心管中。再用无菌吸管或无菌镊子刺破鸡胚羊膜，吸取羊水放置于另外已标记好的离心管中。

9.　将鸡胚收获液 3000rpm 离心 5 分钟，去除血液和细胞。随后进行血凝试验及血凝抑制试验，进行病毒鉴定和效价测定；或者−70℃保存备用。

【注意事项】

1. 临床标本通常 33℃～35℃ 恒温培养 3 天。

2. 所有有关流感病毒分离的操作都应在相应生物安全级别的实验室中进行，必须遵守生物安全规定，严格执行标准操作规程和废弃物管理规定，做好个人防护。

（三）流感病毒的细胞培养法

【实验原理】

流感病毒在敏感的组织细胞中培养可以增殖，常用的细胞为狗肾传代细胞（MDCK 细胞）和猴肾细胞（PMK）。

【实验材料】

1. 标本：处理好的流感样病例临床标本。

2. 细胞株：75％～90％成片且处于对数生长期的 MDCK 细胞。

3. 试剂耗材：病毒生长液（含 TPCK－胰酶）、pH 值 7.4 的 PBS 缓冲液、75％乙醇、1mL 和 10mL 无菌吸管等。

【实验方法】

1. 在 500mL 商品化的无血清病毒生长液中，加入 0.5mL（1‰）的 TPCK－胰酶（母液浓度为 2mg/mL），使 TPCK－胰酶的终浓度为 $2\mu g/mL$。

2. 选择 75％～90％成片且处于对数生长期的 MDCK 细胞，轻轻倒出细胞生长液，用 10mL 的无菌吸管吸取 6mL PBS 缓冲液清洗细胞 3 遍，之后用无菌吸管将清洗细胞的 PBS 缓冲液从细胞培养瓶中移出。

3. 用无菌吸管吸取 0.5～1.0mL 临床标本置于细胞培养瓶中，温和摇动数次，使之均匀铺于细胞培养瓶底。将细胞培养瓶放入 35℃～37℃、5％ CO_2 培养箱中吸附 1～2 小时。

4. 从培养箱中取出细胞培养瓶，用 10mL 的无菌吸管吸取 6mL PBS 缓冲液清洗细胞，加入 5mL 病毒生长液于细胞培养瓶中。

5. 每天观察细胞病变情况。当 75％～100％细胞出现病变时收获。即使无细胞病变也应该于第 7 天收获。

【实验结果观察】

流感病毒所致的细胞病变特征包括细胞肿胀圆化、间隙增大成网状、细胞核固缩或破裂，严重时细胞部分或全部脱落。某些型流感病毒在细胞内增殖后引起的细胞病变不明显，有时需用红细胞吸附试验或荧光免疫方法来判断病毒的感染和增殖情况。

【注意事项】

1. 应经常检查试剂的有效期和 MDCK 细胞的代数。

2. 所有有关流感病毒分离的操作都应在相应生物安全级别的实验室中进行，必须遵守生物安全规定，严格执行标准操作规程和废弃物管理规定，做好个人防护。

（四）血凝试验

【实验原理】

血凝试验的原理详见第二章实验 52。流感病毒在鸡胚中增殖没有明显的增殖指标，在细胞中增殖也不引起明显的致细胞病变作用，培养后需进行血凝试验来判定病毒感染与增殖情况，同时确定病毒滴度。本试验以豚鼠红细胞悬液为例，介绍流感病毒的微量血凝试验。

【实验材料】

1. 毒株：MDCK 细胞或鸡胚尿囊腔中收获的流感病毒培养液。
2. 试剂耗材：pH 值 7.4 的 PBS 缓冲液、红细胞悬液、96 孔微量血凝板（U 形底板）、200 μL 枪头。
3. 其他：水槽、多道可调加样器、单道可调加样器等。

【实验方法】

1. 在 96 孔微量血凝板的第 2～12 列各孔中各加入 50 μL PBS 缓冲液。
2. 在第 1 列的 A1～G1 孔中各加入 100 μL 待检病毒悬液，H1 孔中加入 100 μL PBS 作为红细胞阴性对照。
3. 用多道可调加样器从第一列各孔（A1～H1）中吸 50 μL 待检病毒悬液，由第 1 列至第 12 列做 2 倍系列稀释，最后一列每孔弃去 50 μL。
4. 在每孔中加入 50 μL 红细胞悬液，轻拍微量血凝板，充分混匀。
5. 室温下孵育 45～60 分钟后观察并记录结果。

【实验结果观察】

在进行流感病毒血凝滴度判断时，以引起全部红细胞凝集为完全凝集，以"＋"记录；只有部分红细胞凝集记录为"＋/－"；无红细胞凝集记录"－"。血凝滴度的判定以出现完全凝集的最高稀释度为终点，其稀释度的倒数即为病毒的血凝滴度。可参考表 11-4 进行结果判断。血凝试验阴性的标本需盲传 1 次。对于血凝滴度小于 1∶8 的毒株，将病毒培养液进行 10^{-1}～10^{-3} 稀释后进行传代。

表 11-4　血凝试验滴度判定举例

编号	病毒稀释度												HA 滴度
	1∶1	1∶2	1∶4	1∶8	1∶16	1∶32	1∶64	1∶128	1∶256	1∶512	1∶1024	1∶2048	
	1	2	3	4	5	6	7	8	9	10	11	12	
A	＋	＋	＋	＋	＋	＋	＋	＋	＋	＋	＋	＋	≥2048
B	＋	＋	＋	＋	＋	＋	＋	＋	－	－	－	－	128
C	＋	＋	＋	＋	＋	＋	＋	－	－	－	－	－	64
D	＋	＋	＋	＋	＋	＋	－	－	－	－	－	－	32
E	＋	＋	＋	＋	＋	－	－	－	－	－	－	－	16

编号	病毒稀释度												HA 滴度
	1:1	1:2	1:4	1:8	1:16	1:32	1:64	1:128	1:256	1:512	1:1024	1:2048	
	1	2	3	4	5	6	7	8	9	10	11	12	
F	+	+	+	+	－	－	－	－	－	－	－	－	8
G	+	+	－	－	－	－	－	－	－	－	－	－	2
H	－	－	－	－	－	－	－	－	－	－	－	－	<1

【注意事项】

1. 红细胞悬液的配制必须标准化。

2. 培养后的 MDCK 细胞或鸡胚收获的病毒培养液，以及红细胞悬液使用前一定要摇匀，以保证每一管加入的浓度准确一致。

3. 所有有关试验操作都应在相应生物安全级别的实验室中进行，必须遵守生物安全规定，严格执行标准操作规程和废弃物管理规定，做好个人防护。

（五）血凝抑制试验

【实验原理】

血凝试验完成后，即可采用流感病毒各型或亚型标准参照血清进行血凝抑制试验，以确定病毒的型和亚型。血凝抑制试验的原理详见第二章实验 52。在进行血凝抑制试验时，需同时准备各型和亚型流感病毒标准参考抗原作为对照。

微量血凝抑制试验是目前最常用的一种鉴定流感病毒型和亚型，以及分析流感病毒 HA 抗原性变异的试验方法，也可用于对一般人群抗体水平的检测和疫苗效果的评价等。本试验介绍采用豚鼠红细胞悬液进行微量血凝抑制试验，以检测待检抗原标本是否为目前引起季节性流感的 A（H1N1）pdm09、A（H3N2）、B－Yamagata 或 B－Victoria 中的一种。

【实验材料】

1. 毒株：MDCK 细胞或鸡胚尿囊腔中收获的流感病毒培养液。

2. 试剂耗材：pH 值 7.4 的 PBS 缓冲液、红细胞悬液、96 孔微量血凝板（U 形底板）、200μL 枪头。

3. 其他：多道可调加样器、单道可调加样器等。

【实验方法】

1. 根据血凝试验测得的流感病毒血凝滴度，制备用于血凝抑制试验的 4 个血凝单位的待检抗原。一个血凝单位指能引起等量的标准化红细胞凝集的病毒液量。

2. 在 96 孔微量血凝板的第 1～5 列每孔中各加入 25μL PBS 缓冲液，第 6 列每孔各加入 50μL PBS。

3. 在 A1～A4 孔分别加入：抗 A（H1N1）pdm09 流感病毒标准参考血清、抗 A

（H3N2）流感病毒标准参考血清、抗 B－Yamagata 系流感病毒标准参考血清、抗 B－Victoria 系流感病毒标准参考血清 $25\mu L$。用多道可调加样器从 A1～A4 每孔分别取 $25\mu L$ 血清，从 A 行至 H 行做 2 倍稀释，最后一行弃去 $25\mu L$。

4. 在第 1～4 列每孔各加入 $25\mu L$ 步骤 1 中制备好的 4 个血凝单位的待检抗原。在第 5 列每孔各加入 $25\mu L$ PBS 缓冲液，作为红细胞对照。第 6 列第 1 孔，即 A6 孔，加入 $50\mu L$ 8 个血凝单位待检抗原，从 A 行至 H 行做 2 倍稀释，最后一行弃去 $50\mu L$。另外，各型或亚型流感病毒标准参考抗原按照上述步骤进行检测，作为阳性对照。

5. 轻拍血凝板，充分混匀，在室温下孵育 30 分钟。

6. 在第 1～6 列每孔加入 $50\mu L$ 配置好的豚鼠红细胞悬液，轻拍混匀，室温下静置 45～60 分钟，观察并记录血凝抑制试验结果。

7. 经分离培养和初步鉴定的流感病毒毒株需妥善保存。液体毒株于 $-70℃$ 或以下温度可至少保存 3 年，干燥毒株可以长期保存。

【实验结果观察】

血凝抑制效价的定义是血凝现象完全被抑制时血清的最高稀释度的倒数。例如，1∶160 稀释的血清不出现凝集，即血凝现象完全被抑制；而 1∶320 稀释的血清出现凝集（血凝现象没有被完全抑制），则该血清对待检病毒的血凝抑制效价为 160。利用血凝抑制试验结果进行流感病毒鉴定时，标准参考血清对待检抗原的抑制效价 ≥20 才可以算为阳性。待检抗原与标准参考血清有交叉抑制，但与一种型或亚型的标准参考血清抑制效价大于其他型或亚型标准参考血清 4 倍以上时，便可以判定为此种亚型的流感病毒。

【注意事项】

1. 血凝抑制试验必须用 4 个血凝单位/$25\mu L$ 的抗原，且必须现用现配。为了保证血凝抑制试验中抗原用量一致并且准确无误，新配置的 4 个血凝单位抗原需复核滴定。操作方法与血凝试验步骤相同。

2. 血凝抑制试验应同时设立红细胞对照（用于准确判读结果，同时排除红细胞问题引起的错误结果）、阴性对照血清（以防其他非特异性抗体的影响）和阳性对照（防止非特异性凝集素及抑制素的干扰）。

3. 所有有关试验操作都应在相应生物安全级别的实验室中进行，必须遵守生物安全规定，严格执行标准操作规程和废弃物管理规定，做好个人防护。

（周琳琳）

实验 107　假丝酵母属的培养与鉴定

假丝酵母属是临床最常见的机会致病性真菌，包含了 150 多个种，其中白假丝酵母、热带假丝酵母、克柔假丝酵母和都柏林假丝酵母等 11 个种对人致病。临床上假丝酵母感染常引起的疾病包括皮肤黏膜感染如鹅口疮、口角糜烂、外阴与阴道炎等，内脏感染如肺炎、支气管炎、肠炎、膀胱炎和肾盂肾炎等，中枢神经系统感染如脑膜炎、脑膜脑炎、脑脓肿等。白假丝酵母为临床上最常见、致病性最强的机会致病性假丝酵母，但近年来随着氟康唑等抗真菌药物的应用，临床上出现了白假丝酵母感染比例下降而其他假丝酵母感染比例逐渐增高的现象。因此，假丝酵母的分离鉴定日趋重要。

第一部分　病例讨论

一、病例简介

患者，男，62岁。因直肠癌切除术后2周第一次化疗就诊。患者直肠癌切除术后2周，伤口愈合良好，无红肿热痛等炎症表现。血常规检查、心电图检查和肝肾功能检查均正常，采用奥沙利铂、氟尿嘧啶联合亚叶酸钙方案化疗，每天做血常规、肝肾功监测。化疗第3天，患者自述口干、咽喉部有烧灼不适感，伴轻微疼痛。体检发现其颊黏膜、上颚黏膜处有白色斑块状附着，表面呈绒毛样，斑块很难用压舌板擦除。当天血常规报告白细胞计数 0.8×10^9 个/L。用无菌棉拭子采样后送检，直接涂片，革兰氏染色后镜检。显微镜下可见菌体呈卵圆形，有卵圆形芽生孢子，同时可观察到假菌丝，形态学初步鉴定为白假丝酵母。初步诊断：鹅口疮，即白假丝酵母所致口腔黏膜感染。

二、问题思考

白假丝酵母是临床最常见的机会致病性真菌，通常存在于人的皮肤及口腔、上呼吸道、阴道与肠道黏膜，当机体出现菌群失调或免疫力下降时，可引起各种白假丝酵母病。

请分析病例，查找资料，解决下面的问题：

1. 本病例中，引起机体免疫力下降的诱因是什么？还有哪些情况可致机体免疫力下降？
2. 白假丝酵母有哪些主要生物学特性？该菌的实验室鉴定可以采用哪些方法？
3. 白假丝酵母感染的治疗药物主要有哪几种？它们的抗菌机制是什么？

第二部分　实验操作

一、实验目的

1. 掌握假丝酵母属的培养特性和鉴定试验。
2. 熟悉常见致病性假丝酵母的形态学特征、生化反应特征。
3. 熟悉常见致病性假丝酵母在科玛嘉假丝酵母显色平板上的菌落特点。

二、实验思路

酵母的鉴定主要依靠其形态特征、菌落特征和生化反应，芽管形成试验、厚壁孢子形成试验是鉴定白假丝酵母的经典试验，糖同化试验是检测酵母对碳源（糖类）利用能力的试验。本实验将通过观察假丝酵母属不同真菌的镜下形态、在沙保培养基平板和科玛嘉假丝酵母显色平板上的菌落特征对常见致病性假丝酵母属进行初步鉴定，再通过芽管形成试验、厚壁孢子形成试验、糖发酵试验、糖同化试验等完成进一步的鉴定。

三、实验相关技术

【实验原理】

白假丝酵母在含 1% 吐温－80 的玉米琼脂培养基上可形成丰富的假菌丝和厚壁孢子，临床上常用芽管形成试验、厚壁孢子形成试验对其进行鉴定。糖同化试验是检测酵母对碳源（糖类）利用能力的试验。其原理是在不含碳源而仅含氮源的合成固体培养基上接种酵母，酵母不生长；当培养基中加入该酵母能利用的糖类时，则该酵母生长。根据不同假丝酵母对不同糖类的同化能力可对假丝酵母属进行鉴别。科玛嘉假丝酵母显色平板主要成分为蛋白胨、色素、琼脂和氯霉素，不同的假丝酵母在该平板上生长时能显示出不同的颜色，根据菌落的颜色、大小和形态能快速、直观地鉴别主要的致病性假丝酵母。

【实验材料】

1. 菌株：白假丝酵母、热带假丝酵母、克柔假丝酵母玉米粉吐温－80 琼脂 2～3 天培养物。

2. 培养基：沙保培养基、玉米粉吐温－80 琼脂培养基、糖发酵管、糖同化培养基。

3. 试剂耗材：革兰氏染色液、乳酸－酚－棉蓝染色液、小牛血清、载玻片、盖玻片、小试管等。

【实验方法】

1. 形态染色观察。取洁净载玻片 3 张，在其中央滴一小滴生理盐水，用无菌接种针分别挑取少量白假丝酵母、热带假丝酵母和克柔假丝酵母的玉米粉吐温－80 琼脂 2～3 天培养物，与生理盐水充分混匀，制成菌悬液。室温下干燥或酒精灯火焰烘干固定后，革兰氏染色或乳酸－酚－棉蓝染色镜检。

2. 分离培养。无菌操作分别挑取少量白假丝酵母、热带假丝酵母、克柔假丝酵母，分区连续划线接种于沙保培养基平板，35℃ 培养 24～48 小时后观察菌落特征。

3. 鉴定试验。

（1）芽管形成试验：取无菌载玻片 3 张，每张载物玻片加 1 滴小牛血清，分别接种少量白假丝酵母、热带假丝酵母和克柔假丝酵母，盖上盖玻片，放于湿润培养皿内，置

35℃孵育，每隔 1 小时检查 1 次，共检查 3~4 次。

（2）厚壁孢子形成试验：取 3 个直径为 9mm 的无菌培养皿（内放一无菌湿棉球与载玻片）。用无菌吸管吸取已熔化的玉米粉吐温-80 琼脂于载玻片中央，分别穿刺接种白假丝酵母、热带假丝酵母和克柔假丝酵母，盖上盖玻片，25℃孵育 24~48 小时，显微镜下观察厚膜孢子和假菌丝。

（3）科玛嘉假丝酵母显色平板鉴定：无菌操作分别挑取少量白假丝酵母、热带假丝酵母、克柔假丝酵母，分区划线接种于科玛嘉假丝酵母显色平板，35℃培养 24~48 小时后观察菌落颜色和形态质地。

（4）糖发酵试验：将白假丝酵母、热带假丝酵母、克柔假丝酵母分别接种于含葡萄糖、麦芽糖、蔗糖和乳糖的糖发酵管中，并倒置放入小导管，排空小导管中的气体。29℃孵育 24~48 小时，观察指示剂颜色变化及有无气泡产生。

（5）糖同化试验：将培养 24~48 小时的待检菌分别混悬于 4mL 无菌生理盐水中，调节菌液浊度到 4 麦氏单位。取 20mL 已灭菌的糖同化培养基，冷却至 48℃，迅速将全部菌液加入培养基中，摇匀后倾注平板，室温放置待凝固。将含葡萄糖、麦芽糖、蔗糖的纸片分别贴在平板表面，29℃孵育 24~48 小时后观察纸片周围有无菌落生长。

【实验结果观察】

1. 形态染色：显微镜下可观察到白假丝酵母的菌体为卵圆形，有卵圆形芽生孢子，芽生孢子伸长成芽管，不与母细胞脱落而形成假菌丝，假菌丝顶端有厚壁孢子。热带假丝酵母菌体为卵圆形，产生大量假菌丝，假菌丝上带有芽生孢子，可轮生分枝或成短链，无厚壁孢子。克柔假丝酵母菌体为圆柱形或卵圆形，假菌丝对称分枝，有细长的芽生孢子。

2. 菌落特征：三种菌的菌落均为类酵母型菌落，菌落呈灰白色或奶酪色，表面光滑、湿润，边缘整齐。

3. 芽管形成试验：白假丝酵母在 35℃孵育 2~3 小时可产生芽管，孢子与芽管连接处无"扎紧痕迹"；热带假丝酵母和克柔假丝酵母多无芽管形成。

4. 厚壁孢子形成试验：白假丝酵母可形成丰富的假菌丝，在假菌丝间或其顶端生成较大、圆形、胞壁增厚的厚壁孢子；热带假丝酵母和克柔假丝酵母无厚壁孢子形成。

5. 科玛嘉假丝酵母显色平板鉴定：白假丝酵母典型特征为翠绿色菌落，热带假丝酵母为蓝灰色或铁蓝色菌落，克柔假丝酵母为较大的粉色菌落（模糊有微毛）。

6. 糖发酵试验：白假丝酵母能发酵葡萄糖、麦芽糖，产生 CO_2 和乙醇，使糖发酵管中的指示剂溴甲酚蓝颜色由蓝变黄，倒置小管中有气泡产生。但白假丝酵母不能发酵蔗糖和乳糖。三种假丝酵母糖发酵试验结果详见表 11-5。

表 11-5　三种假丝酵母糖发酵试验结果

菌种	葡萄糖	麦芽糖	蔗糖	乳糖
白假丝酵母	+	+	-	-
热带假丝酵母	+	+	+	-
克柔假丝酵母	+	-	-	-

7. 糖同化试验：观察被检菌在纸片周围生长情况，如被检菌能围绕纸片生长，则表示该菌能同化该糖类，糖同化试验阳性。三种假丝酵母糖同化试验结果详见表11-6。

表11-6　三种假丝酵母糖同化试验结果

菌种	葡萄糖	麦芽糖	蔗糖
白假丝酵母	＋	＋	＋
热带假丝酵母	＋	＋	＋
克柔假丝酵母	＋	－	－

【注意事项】

1. 芽管形成试验35℃孵育3小时即可，一般不超过4小时，因为其他产假菌丝的假丝酵母在上述时间后开始发芽。

2. 绝大多数白假丝酵母在科玛嘉假丝酵母显色平板上孵育24小时就可得到准确鉴定，但热带假丝酵母和克柔假丝酵母需要延长孵育至48小时，颜色反应才明显。

【思考题】

1. 如何鉴定白假丝酵母？
2. 请简述假丝酵母属在临床上的意义。

（曾蔚）

实验108　水的卫生细菌学检测

生活用水的水源常被生活污水、工业和农业生产污水或人与动物的粪便所污染，常见的污染途径：①日常生活污水和医院污水未经处理直接排放入水体；②在水源水中清洗马桶、衣物或人和动物的尿液、粪便直接排放入水体；③在水边建造家禽、家畜养殖场，使动物的粪便、尿液等污染物流入水体；④地表径流和雨水冲刷，使土壤中微生物迁徙进入水体；⑤实验操作过程不严格或废水处理不当，污染室外水体。受污染水中的肠道病原微生物常引起肠道感染性疾病的发生甚至造成暴发流行。水体中常见的致病性细菌包括志贺菌、沙门菌、大肠埃希菌、小肠结肠炎耶尔森菌、霍乱弧菌、副溶血性弧菌等。水体中的病毒主要由含病毒的粪便污染而来，常见的致病性病毒有甲型肝炎病毒、戊型肝炎病毒、诺如病毒、轮状病毒、柯萨奇病毒、脊髓灰质炎病毒和腺病毒等。因此，检测水源中的微生物对预防疾病、评估水源卫生质量和环境卫生状况等有重要意义。

【实验目的】

掌握水中菌落总数的测定方法，掌握发酵法检测水中大肠菌群的方法。

【实验原理】

在实际生产中，对水源卫生质量的评价和控制，是无法对各种可能存在的病原微生物——进行检测的，而是利用对指示菌的检测，来了解水源是否受到人畜粪便的污染，是否有肠道病原微生物的存在，从而评价水源卫生质量，以保证水源的卫生安全。目前在水的卫生细菌学检验中应用最广泛的指示菌是大肠菌群。测定水样是否符合饮用标准，通常需要进行菌落总数和大肠菌群两个项目的检测。

菌落总数是指 1mL 水样在营养琼脂培养基中，于 37℃经 24 小时培养后，所生长的细菌菌落的总数。水的菌落总数表示水源被有机物污染的程度，菌落数量越多，提示水中的有机物质含量越大。我国《生活饮用水卫生标准》（GB 5749—2022）规定 1mL 水中的菌落总数限值为 100CFU。菌落总数的测定多采用倾注平板计数法，具体方法详见第八章实验 66。

大肠菌群是指一群能在 35℃～37℃条件下、24 小时内发酵乳糖产酸产气、需氧或兼性厌氧的革兰氏阴性无芽孢杆菌，包括埃希菌属、枸橼酸杆菌属、克雷伯菌属及肠杆菌属等。我国《生活饮用水卫生标准》（GB 5749—2022）规定 100mL 饮水中不应检出大肠菌群。检测大肠菌群的方法有发酵法（亦称多管发酵法或三步发酵法）和滤膜法两种，其中发酵法是依据大肠菌群能发酵乳糖产酸产气的特征进行检验的，包括初步发酵试验、分离培养和复发酵试验三步。此法适用于各种水样，为一般实验室常用的方法。本实验主要介绍三步发酵法检测不同水样中的大肠菌群。

【实验材料】

1. 标本：生活饮用水及水源水水样。

2. 培养基：3 倍浓缩乳糖蛋白胨培养基、伊红亚甲蓝琼脂（EMB）培养基、乳糖发酵管。

3. 试剂耗材：革兰氏染色液、显微镜、酒精灯、无菌吸管、无菌量筒、无菌水等。

【实验方法】

1. 生活饮用水大肠菌群的检测。

（1）初步发酵试验：在 2 支各装有 50mL 已灭菌的 3 倍浓缩乳糖蛋白胨培养基的大试管中（内有倒置小管），各加入待检水样 100mL。在 10 支装有 5mL 已灭菌的 3 倍浓缩乳糖蛋白胨培养基的试管中（内有倒置小管），各加入待检水样 10mL。混匀后置于 37℃培养 24 小时。观察发酵管产酸产气情况。

（2）分离培养：挑取初发酵试验中出现产酸产气结果的发酵液，划线接种于 EMB 培养基上，置于 37℃培养 18～24 小时。观察并寻找符合下列特征的菌落：①深紫黑色，具有金属光泽的菌落；②紫黑色，不带或略带金属光泽的菌落；③淡紫红色，中心色较深的菌落。分别挑取上述特征菌落少量，进行涂片、革兰氏染色后镜检。

（3）复发酵试验：对上述涂片镜检，如果观察到革兰氏阴性无芽孢杆菌，则挑取该菌落的剩下部分少量再接种于乳糖发酵管中，置于 37℃培养 24 小时。如果观察到发酵管指示剂（溴甲酚紫）颜色由紫变黄，倒置小管中有气泡生成，表示产酸产气，即可判断为大肠菌群。

2. 水源水大肠菌群的检测。

（1）将所采集水样做 1：10 及 1：100 稀释（必要时可再进一步稀释）。

（2）吸取1：100稀释水样、1：10稀释水样及原水样各1mL，分别注入装有10mL普通浓度乳糖蛋白胨培养液的试管中（内有倒置小管）。另取10mL原水样，注入装有5mL已灭菌的3倍浓缩乳糖蛋白胨培养基的试管中（内有倒置小管）。如果是较清洁水样，则可再取100mL原水样注入装有50mL已灭菌的3倍浓缩乳糖蛋白胨培养基的大试管中（内有倒置小管）。

（3）后续检验步骤同上述生活饮用水大肠菌群的检测，采用三步发酵法进行。

【实验结果】

1. 生活饮用水大肠菌群数的检测。根据证实有大肠菌群存在的阳性管数，查表11-7，报告每升水样中的大肠菌群数。

表11-7　大肠菌群数检数表1

接种水样总量300mL（100mL 2份，10mL 10份）

10mL水量的阳性管数	100mL水量的阳性管数		
	0	1	2
	每升水样中大肠菌群数	每升水样中大肠菌群数	每升水样中大肠菌群数
0	<3	4	11
1	3	8	18
2	7	13	27
3	11	18	38
4	14	24	52
5	18	30	70
6	22	36	92
7	27	43	120
8	31	51	161
9	36	60	230
10	40	69	>230

2. 水源水大肠菌群数的检测。根据证实有大肠菌群存在的阳性管数，查表11-8或表11-9，报告每升水样中的大肠菌群数。

表11-8　大肠菌群数检数表2

接种水样总量111.1mL（100mL、10mL、1mL、0.1mL各1份）

接种水样总量（mL）				每升水样中大肠菌群数
100	10	1	0.1	
—	—	—	—	<9
—	—	—	+	9
—	—	+	—	9

续表

接种水样总量（mL）				每升水样中大肠菌群数
100	10	1	0.1	
－	＋	－	－	9.5
－	－	＋	＋	18
－	＋	－	＋	19
－	＋	＋	－	22
＋	－	－	－	23
－	＋	＋	＋	28
＋	－	－	＋	92
＋	－	＋	－	94
＋	－	＋	＋	180
＋	＋	－	－	230
＋	＋	－	＋	960
＋	＋	＋	－	2380
＋	＋	＋	＋	＞2380

表 11－9　大肠菌群数检数表 3
接种水样总量 11.11mL（10mL、1mL、0.1mL、0.01mL 各 1 份）

接种水样总量（mL）				每升水样中大肠菌群数
10	1	0.1	0.01	
－	－	－	－	＜90
－	－	－	＋	90
－	－	＋	－	90
－	＋	－	－	95
－	－	＋	＋	180
－	＋	－	＋	190
－	＋	＋	－	220
＋	－	－	－	230
－	＋	＋	＋	280
＋	－	－	＋	920
＋	－	＋	－	940
＋	－	＋	＋	1800
＋	＋	－	－	2300

接种水样总量（mL）				每升水样中大肠菌群数
10	1	0.1	0.01	
+	+	−	+	9600
+	+	+	−	23800
+	+	+	+	>23800

【注意事项】

1. 自来水取样，先用酒精灯烧灼水龙头消毒，然后放水 5 分钟，获得主流管中有代表性的水样。采水量为采样瓶容量的 80％左右，以便在检验时可充分晃动混匀水样。

2. 在江、河、湖泊等水源地取样时，应选取有代表性的地点或水质可疑的地点，一般应距水面 10～15cm 深处取样。如果水在流动，瓶口必须迎着水流，以免手上的细菌被水冲进采样瓶。

3. 采样后应立即记录水样名称、地点、时间等项目，从速检验，一般从采样到检验的时间不应超过 2 小时。如果条件不允许立即检验，应置于冰箱保存，但时间不能超过 4 小时。

4. 采样及检测过程中注意严格无菌操作。

【思考题】

1. 测定水样是否符合饮用标准，为什么要进行菌落总数和大肠菌群数的检测？

2. 我国常用的大肠菌群数检测方法是什么？简述其实验方法及结果分析。

（曾蔚）

第十二章　微生物学设计性实验

设计性实验是医学基础实验教学的重要组成部分，要求学生在掌握基本实验技能和方法的基础上，利用所需知识并针对实际问题设计研究方案，通过实施实验、观察实验结果、对实验结果进行分析处理等环节，最终得出正确的研究结论。在病原生物学实验中开设设计性实验可提高学生发现问题、分析问题及解决问题的能力，培养学生勇于探索、严谨求实、团结协作的精神，以实现高素质、创新型医学人才的培养目标。本章精选了几个操作性强、实践意义大的微生物学设计性实验进行介绍，包括食品卫生细菌学检查、大蒜素体外抑菌作用研究、院内感染金黄色葡萄球菌的分子流行病学研究以及环境水中噬菌体的分离培养。

实验 109　市售牛奶的卫生细菌学检查

【研究背景】

随着人们生活水平的不断提高，牛奶作为一种健康饮品已成为大多数家庭的日常生活必需品。牛奶含有碳水化合物、蛋白质、脂肪、无机盐和维生素等营养要素，pH 值约为 6.8，极易被微生物分解利用。如果在采奶或运输、装罐等过程中不重视严格消毒，则牛奶很容易被微生物污染，甚至被病原菌污染。牛奶中可检出的微生物种类很多，详见表 12-1。目前市场上供应的牛奶主要有超高温灭菌牛奶、巴氏消毒奶、生鲜奶三类。超高温灭菌牛奶又称为常温奶，此类牛奶经过超高温（135℃～150℃）瞬间（4～7 秒）灭菌处理，杀死了牛奶中包括芽孢在内的所有微生物，可常温保藏数月，适宜长途运输和销售；巴氏消毒奶是采用巴氏消毒法（61.1℃～62.8℃，30 分钟或 71.7℃，15～30 秒）低温消毒后制成的液态奶制品，巴氏消毒法只能杀死牛奶中的病原菌（如沙门菌、牛结核分枝杆菌等）及特定微生物（如腐生菌等），而非所有微生物，但最大限度地保留了牛奶中的营养成分，经此法消毒的牛奶需 4℃低温保藏；生鲜奶是刚挤下来的未经灭菌、均质等工艺处理的原奶，极易受到微生物污染，各种微生物可能会通过奶牛的乳房、空气、挤奶的人或机器等进入牛奶中，并依靠牛奶中丰富的营养物质、合适的 pH 值和温度环境大量繁殖，造成污染。因此，对市售牛奶进行卫生细菌学检查是食品安全的重要保障。

表 12-1 牛奶中可检出的常见微生物

细菌	真菌
乳酸杆菌、微杆菌、微球菌、链球菌、大肠埃希菌、沙门菌、牛结核分枝杆菌、布鲁杆菌、炭疽芽孢杆菌、放线菌等	胞壁酵母、球拟酵母、乳酪节卵孢霉、黑假丝酵母、蜡叶芽枝霉、乳酪青霉、灰绿曲霉、黑曲霉、灰绿青霉等

本实验拟采用倾注平板计数法对生鲜奶、不同品牌的巴氏消毒奶和超高温灭菌牛奶中的菌落总数及大肠菌群数进行测定。实验中选用的去氧胆酸盐琼脂培养基是一种肠道菌群选择性培养基，该培养基可抑制绝大多数非大肠菌群细菌的生长，对大肠菌群细菌的生长起到选择作用。同时，大肠菌群细菌在该培养基上生长可发酵乳糖产酸，在指示剂作用下其菌落可呈红色，而不发酵乳糖的其他细菌菌落则呈白色，据此可对大肠菌群细菌进行鉴定。

此外，牛奶在保藏过程中，微生物的不断增殖降低了牛奶的溶解氧浓度，使其氧化还原电位大大下降。当牛奶因微生物大量增殖而处于厌氧还原环境时，氧化还原指示剂亚甲蓝即被还原脱色，通过测定牛奶中亚甲蓝被还原脱色的速度，可得知所测牛奶的质量。因此，本实验还采用了亚甲蓝还原酶试验来检测这一变化，以确定牛奶的质量等级。

【研究目的】
1. 掌握倾注平板计数法的原理、方法及在卫生学检测中的意义。
2. 掌握市售牛奶的卫生细菌学检测指标及其意义。
3. 熟悉亚甲蓝还原酶试验的原理和方法。

【实验材料】
1. 标本：市售生鲜奶、不同品牌巴氏消毒奶和超高温灭菌牛奶。
2. 培养基：肉膏蛋白胨琼脂培养基、去氧胆酸盐琼脂培养基。
3. 试剂耗材：二甲苯、95%乙醇、1∶25000 亚甲蓝溶液、无菌移液管、载玻片、无菌带塞试管。
4. 其他：普通光学显微镜、试管架、水浴锅、铁丝架等。

【实验设计思路】
1. 菌落总数测定。
（1）取出牛奶标本，摇匀，除去盖子。瓶口经火焰消毒后，用无菌移液管吸取2mL 待检标本，以 10 倍稀释法用无菌生理盐水将其稀释成 1∶10、1∶100、1∶1000 3 个浓度，分别置于 3 支无菌试管内。
（2）取各稀释度的牛奶稀释液 1mL，分别注入已标记好的无菌培养皿内。将肉膏蛋白胨琼脂培养基熔化，待冷却至 45℃左右，在火焰旁迅速倒入培养皿内，盖好皿盖。
（3）将培养皿置于桌面上轻轻摇转，使牛奶稀释液与肉膏蛋白胨琼脂培养基均匀混合。
（4）待平板冷却凝固后，将其倒置于 30℃下培养 2 天，观察并计数平板上的菌落数。

2. 大肠菌群数测定。

（1）取上述菌落总数测定中的各稀释度的牛奶稀释液各 1mL，分别注入已标记好的无菌培养皿内。

（2）将加热熔化并冷却至 45℃ 的去氧胆酸盐琼脂培养基倾入培养皿，并使牛奶稀释液与去氧胆酸盐琼脂培养基均匀混合。

（3）待平板冷却凝固后，将其倒置于 30℃ 下培养 2 天，观察并计数平板上呈现不同颜色的菌落数。

3. 亚甲蓝还原酶试验。

（1）用无菌移液管从待测标本中分别吸取 10mL 牛奶，置于带塞的无菌试管中，不同标本各用 1 支试管。

（2）每个标本试管内各加 1：25000 亚甲蓝溶液 1mL，塞上试管塞后充分摇匀，置于 37℃ 的水浴锅内，记录培养时间。

（3）每隔 30 秒观察一次亚甲蓝还原脱色情况，并记录各管的脱色时间。

【预期结果】

1. 依据肉膏蛋白胨琼脂培养基上菌落计数结果，选择每个培养皿出现 30～300 个菌落的稀释度为准，计算出每毫升牛奶的菌落总数。

2. 依据去氧胆酸盐琼脂平板上呈红色的菌落数，计算出每升鲜奶的大肠菌群数。

3. 依据各试管的亚甲蓝脱色时间和表 12—2，判断待测牛奶的质量等级。

表 12—2　亚甲蓝脱色时间与牛奶等级

亚甲蓝脱色时间	牛奶质量等级
6～8 小时	上等牛奶
2～6 小时	中等牛奶
0.5～2.0 小时	下等牛奶
<0.5 小时	劣等牛奶

【实验报告】

以小组为单位，用研究性论文格式报告市售牛奶卫生细菌学检查的实验过程及结果。依据实验结果，分析市售牛奶的微生物污染情况，并评价巴氏消毒法及超高温灭菌法在牛奶生产中的意义。

（李婉宜）

实验 110　大蒜素对常见致病菌的抑菌作用研究

【研究背景】

大蒜素（allicin）是从葱科葱属植物大蒜的鳞茎（大蒜头）中提取的一种有机硫化

合物，也存在于洋葱和其他大葱科植物中，具有强烈刺激性和蒜所特有的辛辣味。作为大蒜的主要有效成分之一，越来越多的研究证明，大蒜素具有多方面的医疗和保健作用。它对多种细菌、病毒、真菌等病原微生物及肿瘤都有不同程度的抑制或杀灭作用。另外，大蒜素还具有预防动脉硬化、心绞痛、脑梗死、心律失常、汞中毒的功效，以及降血脂、降血压、降血糖、增强机体免疫力及抗氧化等药理活性。

细菌生物被膜（bacterial biofilm，BF）是由细菌及其所分泌的胞外多聚物（多糖、蛋白质、DNA 等）附着在有生命或无生命材料表面形成的膜状结构物，是细菌在生长过程中为了适应环境而形成的一种保护性生存状态。研究表明，自然界中 90％ 的细菌都属于细菌生物被膜种群，常见致病菌几乎都可以形成细菌生物被膜。细菌生物被膜是造成慢性感染、感染复发并导致疾病迁延不愈的主要原因，也和细菌耐药的形成密切相关。

本研究拟先观察大蒜素对常见致病菌的抑菌作用及外界理化因素对其抑菌活性的影响，进一步观察不同亚抑菌浓度大蒜素对金黄色葡萄球菌生物被膜形成及生物被膜形成细菌存活率的影响，为大蒜素抑菌机制的深入研究奠定基础。

【研究目的】

1. 掌握连续稀释法测定 MIC 和 MBC 的方法。
2. 熟悉细菌生长曲线的绘制方法。
3. 了解微孔细菌培养板定量分析细菌生物被膜形成及 XTT 细菌增殖测定法。
4. 观察大蒜素对常见致病菌的抑菌作用和外界理化因素对其抑菌活性的影响，以及不同亚抑菌浓度大蒜素对金黄色葡萄球菌生物被膜形成及生物被膜形成细菌存活率的影响。

【实验材料】

1. 标本：大蒜素注射液。
2. 菌株：金黄色葡萄球菌临床株、金黄色葡萄球菌 ATCC25923 标准株、大肠埃希菌临床株、大肠埃希菌 ATCC25922 标准株。
3. 培养基：M－H 肉汤、普通营养肉汤、胰大豆蛋白肉汤（TSB）、普通琼脂培养基。
4. 其他：生理盐水、1％结晶紫染色液、33％（V/V）冰醋酸溶液、甲醛固定液、XTT 细菌增殖检测试剂盒、96 孔细胞培养板、微型振荡器、比浊仪、数显恒温水浴锅、微量移液器、37℃培养箱、酶标仪等。

【实验设计思路】

1. 大蒜素对常见致病菌的 MIC 和 MBC 测定。
（1）大蒜素微量肉汤稀释：在无菌 96 孔细胞培养板上前 4 排分别标注菌株名称。用微量移液器在每排第 1～12 孔依次加入 100μL M－H 肉汤，取标定为 3200mg/mL 大蒜素 100μL 加入每排第 1 孔，进行倍比稀释至第 10 孔，第 11 孔和第 12 孔不加药液，分别为细菌对照和肉汤对照。
（2）细菌培养：采用分区划线法将 4 种试验菌株接种到普通琼脂培养基上，37℃培养 24 小时。观察并挑选典型菌落转种到 M－H 肉汤中，继续 37℃培养 6～8 小时。用 M－H 肉汤将试验菌株 6～8 小时培养物稀释成 10^3～10^5 CFU/mL。

（3）MIC 测定：按照标注，使用微量移液器在 96 孔细胞培养板每排第 1～11 孔依次加入 100μL 稀释好的菌液，第 12 孔为不加菌液的肉汤对照。96 孔细胞培养板置于微型振荡器上振荡 1 分钟，使各孔内溶液混匀，加盖并用胶纸密封后置湿盒内，37℃孵育 24 小时。先观察细菌对照孔是否浑浊，肉汤对照孔是否清亮。无细菌生长的最高稀释孔所含大蒜素浓度即为大蒜素对该菌的 MIC。

（4）MBC 测定：从上述 MIC 测定观察到无细菌生长的各孔（包括对照孔）中吸取 100μL 培养物，分别加入做好标记的普通琼脂培养基上，用无菌三角棒以"米"字形来回涂布 3 次，每孔制作 2 块培养皿。37℃培养 24 小时，观察培养皿上有无菌落生长并计数菌落数。所转种培养皿上菌落数小于 5 个的最高稀释度孔所含大蒜素浓度即为大蒜素对该菌的 MBC。

2. 大蒜素对常见致病菌生长曲线的影响。

取金黄色葡萄球菌临床株和大肠埃希菌临床株 6～8 小时培养物加入 96 孔细胞培养板中，加入大蒜素，使其终浓度为 MIC。将 96 孔细胞培养板置于 30℃ 160rpm 摇床振荡培养，每隔 2 小时取样，用酶标仪在 600nm 处检测每孔的吸光度（OD）值。设立不加大蒜素的阴性对照，也可在本实验中设立加不同亚抑菌浓度大蒜素的试验孔，观察不同浓度梯度大蒜素对细菌生长曲线的影响情况。以间隔时间为横坐标，OD_{600nm} 值为纵坐标，分别绘制金黄色葡萄球菌临床株和大肠埃希菌临床株的生长曲线。

3. 理化因素对大蒜素抑菌活性的影响。参考上述连续稀释法，测定不同理化条件下大蒜素对金黄色葡萄球菌临床株和大肠埃希菌临床株的 MIC。通过 MIC 的变化，观察 pH 值和温度变化对大蒜素抑菌活性的影响。

（1）pH 值对大蒜素抑菌活性的影响：其他条件不变，参考上述实验结果，取金黄色葡萄球菌临床株和大肠埃希菌临床株各自 MIC 浓度下的大蒜素，用 0.1mol/L NaOH 溶液和 HCl 溶液调成 5.0、6.0、7.0、8.0、9.0 共 5 个 pH 值梯度。按照上述连续稀释法分别测定不同 pH 值梯度下大蒜素对两种细菌的 MIC，观察 pH 值变化对大蒜素抑菌活性的影响。

（2）温度对大蒜素抑菌活性的影响：其他条件不变，设置－18℃、0℃和 25℃三个温度梯度。参考上述实验结果，取金黄色葡萄球菌临床株和大肠埃希菌临床株各自 MIC 浓度下的大蒜素，将其置于上述设定的 3 个温度下保存备用。按照上述连续稀释法分别测定不同温度梯度下的大蒜素对两种细菌的 MIC，观察温度变化对大蒜素抑菌活性的影响。

4. 大蒜素对常见致病菌生物被膜形成的影响。

（1）建立大蒜素干预的细菌生物被膜模型：用 TSB 培养基将新鲜培养过夜的金黄色葡萄球菌临床株菌液稀释成 10^5～10^6 CFU/mL，将稀释好的菌液加入无菌的 96 孔细胞培养板，每孔 180μL。依据大蒜素对金黄色葡萄球菌临床株生长曲线的影响结果，用 TSB 培养基将大蒜素注射液稀释成不同的亚抑菌浓度，将不同浓度的大蒜素加入 96 孔细胞培养板，每孔 20μL，每个浓度设 3 个孔。盖上盖子，振荡混匀后，37℃培养 36 小时。吸出培养液，每孔加入 $200\mu L$ 无菌 PBS 缓冲液洗涤 3 次，以去掉浮游或松散的细菌细胞。

（2）固定：每孔加入 $100\mu L$ 甲醛固定液处理 15 分钟，以固定吸附紧密的细菌。然后吸出培养孔中的甲醛固定液，自然风干。

（3）染色：每孔加入 1％结晶紫染色液 $100\mu L$，室温下染色 5 分钟。吸出孔中的结晶紫染色液，用蒸馏水把多余染色液冲洗干净。把 96 孔细胞培养板置于 37℃下烘干或室温下自然干燥。

（4）OD 值测定：完全干燥后，每孔加入 33％冰醋酸溶液 $100\mu L$，在 37℃培养箱中作用 30 分钟以溶解结晶紫，测定每孔的 OD_{630nm} 值，每组重复 3 次。

（5）生物被膜形成能力判断：以未接种细菌的空白培养基作为阴性对照。定义阈值 ODc 为阴性对照组 OD 值的 2 倍。依据所测得的 OD 值，将 OD≤ODc 定义为无生物被膜形成能力，ODc≤OD≤2ODc 定义为弱生物被膜形成能力，OD≥2ODc 定义为强生物被膜形成能力。

5. 大蒜素对生物被膜细菌存活率的影响。按照 96 孔细胞培养板定量检测生物被膜形成的方法，建立大蒜素干预的金黄色葡萄球菌临床株生物被膜模型。按照 XTT 细菌增殖检测试剂盒操作步骤，每孔加入 $20\mu L$ XTT 工作液，37℃下孵育 1～4 小时，测定每孔的 OD_{450nm} 值。同时，设立未接种细菌的空白对照和未加大蒜素的细菌对照。依据下列公式计算细菌存活率：存活率 ＝ （$OD_{450nm大蒜素孔}$ － $OD_{450nm空白对照孔}$）／（$OD_{450nm细菌对照孔}$ － $OD_{450nm空白对照孔}$）×100％。

【预期结果】

1. 测定大蒜素对金黄色葡萄球菌临床株和大肠埃希菌临床株的 MIC 和 MBC，证实大蒜素对金黄色葡萄球菌临床株和大肠埃希菌临床株均有较好的抑菌和杀菌作用，且对金黄色葡萄球菌临床株的抑菌和杀菌作用更强。

2. 绘制不同浓度大蒜素作用下金黄色葡萄球菌临床株和大肠埃希菌临床株的生长曲线图，进一步证实大蒜素在体外对金黄色葡萄球菌临床株和大肠埃希菌临床株具有较显著的抑菌效果。

3. 测定不同 pH 值和不同温度条件下大蒜素对金黄色葡萄球菌临床株和大肠埃希菌临床株的 MIC 值，证实大蒜素抑菌活性受到环境 pH 值和温度的影响。

4. 微孔细胞培养板定量分析法测定不同亚抑菌浓度的大蒜素对金黄色葡萄球菌临床株生物被膜形成的影响，发现大蒜素在体外能显著抑制金黄色葡萄球菌临床株生物被膜的形成。

5. 采用 XTT 细菌增殖检测试剂盒检测不同亚抑菌浓度大蒜素对金黄色葡萄球菌临床株生物被膜形成细菌存活率的影响，为进一步探讨大蒜素的抑菌机制奠定基础。

【实验报告】

以小组为单位，依据实验设计思路，绘制大蒜素抑菌活性研究技术路线图，并用研究性论文格式报告大蒜素对常见致病菌的抑菌作用研究过程。

（李婉宜）

实验 111　院内感染金黄色葡萄球菌的分子流行病学研究

【研究背景】

金黄色葡萄球菌是医院环境中最常见的致病菌之一，近年来其在社区环境中也广泛传播。金黄色葡萄球菌能引起包括皮肤与软组织感染、菌血症、骨髓炎、感染性心内膜炎及坏死性肺炎在内的一系列疾病。人类是金黄色葡萄球菌的天然宿主，30％～50％成年人的皮肤和黏膜表面都有金黄色萄球菌定植。医院病房内的物体和患者是金黄色葡萄球菌潜在的储菌库，多数院内感染是由医护人员的手暴露造成。鉴定院内感染菌株的来源及传播途径对控制院内感染及流行具有重要价值。分子流行病学是将分子生物学技术（基因分型技术）与传统流行病学相结合的一门学科，在鉴定传染源、追踪传播途径、构建传播网络等方面发挥重要作用。

金黄色葡萄球菌常用的分子分型方法包括脉冲场凝胶电泳（PFGE）、多位点序列分型（MLST）、葡萄球菌蛋白 A 分型（*spa* 分型）及葡萄球菌染色体盒 *mec* 分型（SCC*mec* 分型）。PFGE 是一种适用于大部分细菌的分子分型技术，也是分辨率最高的分子分型方法之一。但其需要特殊电泳设备，操作费时费力，基于图像的结果难以标准化，难以在不同研究之间的比较，目前很少采用。MLST 是基于核酸序列测定的细菌分型方法，一般测定 6～10 个管家基因内部 400～600bp 的核酸序列。基因片段扩增测序后，序列提交至 MLST 数据库进行序列比对和鉴定。该数据库收录了全球大量菌株的相关基因序列，并对不同序列赋予了等位基因号。待检标本序列提交到数据库后，可根据比对结果返回每个基因的等位基因号，所有基因的等位基因号就组成了该标本的等位基因谱，通常称为序列型（sequence type，ST）。通过比较 ST 可以判断菌株间的相关性（亲缘关系），密切相关菌株具有相同的 ST 或仅有个别基因位点存在不同的 ST，而不相关菌株的 ST 差异较大。随着测序速度的加快和成本的降低，以及生物信息数据库的发展，MLST 逐渐成为临床各种病原菌的常规分型方法。*spa* 分型也是基于测序的分型方法，其靶位点是葡萄球菌蛋白 A 编码基因 *spa*。SPA 是金黄色葡萄球菌细胞壁的组成部分，包括 Fc 结合区、X 区和 C 末端 3 个区域。X 区编码基因呈现多态性，含有可变数量的 24bp 重复序列，重复序列两端为相对保守区域，利用 *spa* 基因 X 区编码基因多态性建立的分型方法为 *spa* 分型。该方法分辨率高，目前已鉴定的 *spa* 型别超过 10000 种，近年来广泛用于金黄色葡萄球菌分子进化和医院暴发流行的研究。SCC*mec* 分型靶点是染色体 *mec* 基因盒（SCC*mec*）。SCC*mec* 上的 *mecA* 可赋予细菌对甲氧西林的耐药性。因此，SCC*mec* 分型是研究耐甲氧西林金黄色葡萄球菌（MRSA）的必要手段。

本研究将利用 MLST 和 *spa* 分型两种方法对院内金黄色葡萄球菌感染菌株进行分型，分析院内感染菌株的来源、可能传播途径及传播的严重程度。

【研究目的】

1. 掌握金黄色葡萄球菌基因组 DNA 提取方法的原理及步骤。

2. 掌握分析 MLST 及 *spa* 分型数据获得对应基因型的方法。

3. 熟悉 MLST 及 *spa* 分型相关基因的扩增及电泳结果判定。

4. 了解 Sanger 测序原理及测序结果质量判定方法。

5. 了解根据 MLST 及 *spa* 分型结果判断院内传播水平的分析方法。

【实验材料】

1. 菌株：金黄色葡萄球菌纯培养菌悬液。

2. 基因组 DNA 提取试剂：20mg/mL 溶菌酶、10％SDS、20mg/mL 蛋白酶 K、5mol/L NaCl、饱和石炭酸、氯仿、异戊醇、无水乙醇、70％乙醇、TE 缓冲液。

3. DNA 扩增试剂：2×Taq PCR 预混液（Taq DNA 聚合酶、dNTPs、MgCl$_2$、反应缓冲液）、正向引物（2μmol/L）、反向引物（2μmol/L）、双蒸水等。

4. 其他：1.5mL 离心管、离心机、PCR 仪、移液器、电泳仪、琼脂糖凝胶、Geneious 软件等。

【实验设计思路】

1. 金黄色葡萄球菌基因组 DNA 提取。本实验为改良型 SDS 法，采用了溶菌酶、SDS 及蛋白酶 K，依次加入反应体系。由于 SDS 不仅可以破坏细胞膜，而且可以促进溶菌酶的乳化作用，两者结合进一步促进了细胞的裂解，从而优化了 DNA 的提取。具体步骤如下：

（1）取 200μL 菌悬液，加入 40μL 溶菌酶、30μL SDS 及 10μL 蛋白酶 K，混匀，37℃ 保温 30 分钟。再加入 250μL NaCl，混匀。

（2）取等体积的酚、氯仿、异戊醇（25∶24∶1）混合液抽提，静置，5000rpm 离心 10 分钟，移上清液至新离心管。用等体积的氯仿、异戊醇（24∶1）混合液再次抽提，5000rpm 离心 5 分钟，移上清液至新离心管。

（3）加 2 倍体积的无水乙醇或 0.6 倍体积的异丙醇，颠倒混匀，室温下静置 5 分钟，离心取沉淀。

（4）用 70％乙醇洗涤沉淀后，自然晾干，用 30～50μL TE 缓冲液溶解 DNA，−20℃冷冻保存备用。

2. 金黄色葡萄球菌 MLST。金黄色葡萄球菌的 MLST 方案包含 7 个基因组上的管家基因：*arcC*、*aroE*、*glpF*、*gmk*、*pta*、*tpiA* 和 *yqiL*，引物信息详见表 12−3。具体操作步骤如下：

（1）DNA 片段的扩增及测序：向离心管中先后加入 10μL 2×Taq PCR 预混液、2μL 正向引物、2μL 反向引物、1～2μL 基因组 DNA 溶液（或阴性对照、阳性对照）及适量双蒸水至总体积 20μL。PCR 扩增程序：94℃预变性 5 分钟，30 个扩增循环（94℃变性 30 秒，55℃退火 30 秒，72℃延伸 30 秒），72℃ 10 分钟，4℃保持。下机后进行核酸电泳分析，将扩增成功的标本送公司测序（2～3 天）。

（2）测序质量控制：用 Geneious 软件打开测序文件（ab1 格式），序列前 700bp 中高质量碱基占比 90％以上判定为合格，可用于下游分析。测序质量不合格标本（大多是扩增产物不纯所致）需重新进行纯培养后挑取单克隆制备菌悬液进行基因组 DNA

提取。

（3）MLST 数据分析：将序列提交至金黄色葡萄球菌 MLST 数据库进行 7 个等位基因序列比对，得出 7 个等位基因号及菌株的 ST 号。

表 12-3　金黄色葡萄球菌 MLST 引物信息

引物名称	靶基因	5'-3'序列	产物长度
arcC-Up	arcC	TTGATTCACCAGCGCGTATTGTC	456bp
arcC-Dn		AGGTATCTGCTTCAATCAGCG	
aroE-Up	aroE	ATCGGAAATCCTATTTCACATTC	456bp
aroE-Dn		GGTGTTGTATTAATAACGATATC	
glpF-Up	glpF	CTAGGAACTGCAATCTTAATCC	465bp
glpF-Dn		TGGTAAAATCGCATGTCCAATTC	
gmk-Up	gmk	ATCGTTTTATCGGGACCATC	429bp
gmk-Dn		TCATTAACTACAACGTAATCGTA	
pta-Up	pta	GTTAAAATCGTATTACCTGAAGG	474bp
pta-Dn		GACCCTTTTGTTGAAAAGCTTAA	
tpi-Up	tpiA	TCGTTCATTCTGAACGTCGTGAA	402bp
tpi-Dn		TTTGCACCTTCTAACAATTGTAC	
yqiL-Up	yqiL	CAGCATACAGGACACCTATTGGC	516bp
yqiL-Dn		CGTTGAGGAATCGATACTGGAAC	

3. 金黄色葡萄球菌 spa 分型。

（1）DNA 片段的扩增及测序。引物序列 spa-F：5'-GCCAAAGCGCTAAC-CTTTTA-3'；spa-R：5'-TCCAGCTAATAACGCTGCAC-3'。PCR 反应体系同 MLST。PCR 扩增程序：94℃预变性 5 分钟，30 个扩增循环（94℃变性 30 秒，55℃退火 30 秒，72℃延伸 45 秒），72℃ 10 分钟，4℃保持。下机后将产物送公司测序。

（2）测序质量控制。方法同 MLST。

（3）基因型分析。通过 eGenomics 软件确定菌株的 eGenomics spa 型别，或上传到 Spa 数据库比对分析获得 Ridom spa 型别。

【预期结果】

1. 测序质量控制过程中，绝大多数标本都会得到高质量的结果（峰形比较完整，基本为单一峰形）。个别标本可能出现无信号峰图（序列峰图杂乱无章，测序干扰较大，没有明显主峰）的情况；以上情况可能是模板浓度低、有机溶剂残留等因素所致，需重新进行纯培养后挑取单克隆制备菌悬液进行基因组 DNA 提取。

2. 对每个菌株获得其 MLST 型别："ST"+"型别编号"，如 ST5；spa 型别："t"+"型别编号"，如 t002。联合 MLST 型别和 spa 型别获得菌株的综合型别，"MLST 型别-spa 型别"，如 ST5-t002。

3. 菌株的 MLST 型别和 *spa* 型别具有高度的相关性，即两个菌株 MLST 型别相同，其 *spa* 型别也相同。

4. 菌株的 MLST−*spa* 联合型别呈现较高多样性（基因型较为分散），提示院内传播水平不高；MLST−*spa* 联合型别多样性较低（绝大多数菌株基因型集中呈现为 1～2 种基因型），提示存在较为严重的院内传播。

【实验报告】

以小组为单位，依据实验设计思路，绘制金黄色葡萄球菌分子流行病学研究的技术路线，并以研究性论文格式报告分型标本 DNA 扩增（电泳）、测序质量控制结果（1～2 个测序峰图）；以图表形式报告标本基因型（MLST 型别、*spa* 型别及 MLST−*spa* 联合型别）分布情况，并依据分型结果，结合病例信息初步判断院内感染菌株的来源、可能传播途径及传播水平。

（罗涛）

实验 112　环境水中噬菌体的分离培养

【研究背景】

噬菌体（bacteriophage）是可以感染细菌、真菌、放线菌或螺旋体等微生物的病毒，广泛存在于自然界和人体中，被认为是地球上最庞大的生命体之一，数量为 10^{31} 左右。噬菌体在人体肠道中也非常丰富，粪便滤液中的噬菌体数量可高达约 10^8 PFU/mL，在人和动物的排泄物或被其污染的井水、河水中常可分离到肠道细菌的噬菌体。在土壤中，也可找到土壤细菌的噬菌体。

抗生素一直是治疗细菌性感染的首选方法，但抗生素大量使用导致耐药细菌不断出现，严重威胁人类健康。2017 年，WHO 发布了应优先研究新抗生素的细菌列表，其中最急迫的是耐碳青霉烯类铜绿假单胞菌、鲍曼不动杆菌和肠杆菌（包括肺炎克雷伯菌、大肠埃希菌等）。基于耐药细菌不断产生并快速播散的现状，国际上提出应用噬菌体治疗耐药细菌感染的思路。噬菌体通过在宿主菌内快速增殖，裂解宿主菌从而达到杀菌目的。与抗生素相比，噬菌体具有一定的优势，如噬菌体筛选过程简单、快速，研发周期短，具有很强的宿主特异性，不会破坏正常菌群等，已被广泛应用于兽医、海洋学和医学等领域。

噬菌体具有严格的宿主特异性，只能在易感宿主菌体内增殖。依据噬菌体与宿主菌的关系，可将其分为毒性噬菌体和温和噬菌体。毒性噬菌体 DNA（或 RNA）侵入宿主菌后通过复制、转录和一系列基因的表达，并装配成子代噬菌体颗粒，通过裂解宿主菌而释放出来，可以使浑浊的菌悬液变得澄清。在固体培养基上，毒性噬菌体可裂解细菌或限制被染细菌的生长，形成透明的或浑浊的空斑，称为噬菌斑。每个噬菌斑是由一个噬菌体复制增殖并裂解宿主菌后形成的。利用这一特性，在样品中加入敏感菌株与培养基进行培养，使噬菌体增殖、释放，从而可分离到特异的噬菌体。

本实验拟以铜绿假单胞菌为例，介绍从环境水中分离培养铜绿假单胞菌特异性噬菌体的方法，为进一步筛选能裂解铜绿假单胞菌的毒性噬菌体奠定基础。

【研究目的】

1. 掌握铜绿假单胞菌的分离培养方法。

2. 掌握从环境水中分离培养噬菌体的基本原理。

3. 熟悉利用双层平板法分离培养噬菌体的方法及步骤。

【实验材料】

1. 标本：环境水样。

2. 菌株：铜绿假单胞菌纯培养物。

3. 试剂耗材：$CaCl_2$、琼脂、LB 液体培养基、LB 琼脂平板、普通滤纸、$0.22\mu m$ 滤膜等。

4. 其他：恒温培养箱、恒温振荡培养箱、水浴锅、紫外分光光度仪等。

【实验设计思路】

1. 采集水样及样品处理。

（1）取环境水样 20mL，加入 $CaCl_2$ 至浓度为 1mmol/L，静置 30 分钟，用双层普通滤纸过滤去除沉渣。

（2）收集滤液，在 4℃条件下 5000rpm 离心 10 分钟。

（3）吸取上清液，用 $0.22\mu m$ 滤膜过滤除菌后，收集滤液于 4℃保存备用。

2. 铜绿假单胞菌悬液的制备。

（1）使用一次性接种环挑取 LB 琼脂平板上的铜绿假单胞菌单个菌落，将挑取的单个菌落混合于装有 LB 液体培养基的摇菌管中。将摇菌管放置于 37℃恒温振荡培养箱中，220rpm 条件下振荡 12 小时，获得富集的铜绿假单胞菌菌液。

（2）吸取 $100\mu L$ 富集的菌液，加入装有 LB 液体培养基的摇菌管中，将摇菌管放置于 37℃恒温振荡培养箱中，220rpm 条件下培养 2~3 小时待细菌生长至对数期。

（3）吸取生长至对数期的菌液用 LB 液体培养基稀释，用紫外分光光度仪在 600nm 处测定菌液 OD 值，将细菌浓度调整至所需的 2×10^8CFU/mL，即可获得铜绿假单胞菌悬液。

3. 双层琼脂法分离噬菌体。

（1）取 10mL 环境水样滤液与 10mL 的 $2\times$LB 液体培养基混合，接种 $200\mu L$ 培养至对数期的铜绿假单胞菌，37℃培养过夜。

（2）次日取 5mL 上述培养液在 4℃条件下 5000rpm 离心 10 分钟，使用 $0.22\mu m$ 滤膜过滤上清液，得到噬菌体原液。

（3）用 LB 液体培养基将得到的噬菌体原液 10 倍梯度稀释，分别取 $200\mu L$ 各浓度的噬菌体稀释液与培养至对数期的铜绿假单胞菌悬液 1：1 混合，加入 8mL 55℃熔化的半固体 LB 琼脂培养基，迅速混匀后倾入固体 LB 琼脂平板中，制成双层平板。

（4）轻轻晃动平板使整个平板被完全覆盖，冷却 10 分钟左右，37℃培养过夜，次日观察结果。

【预期结果】

1. 对环境水样进行预处理，得到分离培养噬菌体所需的标本，为分离培养噬菌体做准备。

2. 制成特定浓度的铜绿假单胞菌悬液，作为筛选铜绿假单胞菌特异性噬菌体的宿主菌材料。

3. 双层平板法分离噬菌体培养结束后，观察培养基表面是否出现透亮的噬菌斑，为进一步筛选毒性噬菌体奠定基础。

【实验报告】

依据实验设计思路，以铜绿假单胞菌为例简述从环境水样中分离噬菌体的基本原理及步骤。查找资料并设计实验进一步对分离得到的噬菌体进行纯化及鉴定。

（周琳琳　王红仁）

第十三章　寄生虫学提高型实验

寄生虫学提高型实验是病原生物学实验课中的高级实验。学生在完成寄生虫学基本实验学习的基础上，可以选修寄生虫学提高型实验。提高型实验要求学生自主设计实验、建立实验方案、完成实验和撰写实验报告。实验内容要求学生掌握寄生虫动物模型的建立、线虫成虫和虫卵标本的制作、肠道寄生虫病原学检查和寄生虫免疫学诊断方法等内容。通过对寄生虫学提高型实验的学习，复习和巩固寄生虫学理论课所学的内容，激发学生的学习和开展研究的兴趣，在更高层次上加深学生对寄生虫学知识的了解和掌握，为培养高素质的寄生虫病防治人才奠定基础。

实验 113　旋毛虫成虫和幼虫的采集

【实验目的】

熟悉旋毛虫病动物模型的建立方法。

【实验方法】

1. 旋毛虫病动物模型的处理。采用断颈椎处死感染旋毛虫幼虫 40~60 天的 SD 大鼠，去皮毛和内脏，肌肉剪碎，将碎肉放入烧杯中，加 5 倍量人工消化液（胃蛋白酶 0.6g、盐酸 1mL、蒸馏水 100mL），肌肉和人工消化液的比例为 1∶7。用玻璃棒搅匀，静置 30 分钟后，置 37℃ 恒温箱中消化 16 小时，并不时搅拌。待碎肉消化完全后，用 60 目滤筛除去残渣。将滤液用 37℃、0.85％ 生理盐水洗涤，待虫体沉淀 15~20 分钟后，倒去上清液，再加入适量生理盐水自然沉淀洗涤，重复 3 次，直至上清液变清。取沉淀物用改良贝氏法收集纯净的肌肉幼虫，解剖镜下观察活力并计数。

2. 成虫的收集。每只 SD 大鼠经口灌胃感染 10000 条旋毛虫幼虫，感染后第 6 天处死大鼠，取出并纵行剪开小肠，用无菌生理盐水洗去肠内容物。将剪成 2~3cm 长的小肠段放入线虫幼虫分离器中，加入 37℃ 预温的无菌生理盐水，放入 37℃ 恒温箱内，4 小时后收集分离器中成虫，经无菌生理盐水反复沉淀洗涤可得纯净的成虫。

3. 幼虫的收集。每只小鼠经口感染旋毛虫幼虫 2000 条，35 天后剖杀，取骨骼肌剪碎，用 1％ 胃蛋白酶、1％ 盐酸 37℃ 消化 18 小时获取旋毛虫幼虫。

【思考题】

1. 旋毛虫的感染阶段和致病阶段是什么？

2. 旋毛虫对人体的危害有哪些?

(陈建平)

实验 114　线虫标本的制作

【实验目的】

熟悉线虫成虫和虫卵标本的制作方法。

【实验方法】

1. 线虫卵的采集。常用线虫卵采集法包括自然沉淀法和离心沉淀法两类。

1）自然沉淀法：也称水洗沉淀法，适用于各种线虫卵和幼虫检查，对密度大的原虫包囊也适用，尤其适用于血吸虫卵和有盖虫卵。

（1）基本原理：利用虫卵密度比水大，虫卵自然下沉，达到使大量粪便中的虫卵浓集的目的；经过水洗后，视野较清晰，易于检出，从而提高虫卵的检出率。

（2）试剂耗材：沉淀杯（500～1000mL）、塑料杯、压舌板、60目铜筛、载玻片、盖玻片、长滴管、污物缸、消毒液。

（3）操作方法：①取新鲜粪便20～30g（鸡蛋大小）置于塑料杯中，加少量清水搅拌成糊状；②经60目铜筛过滤到沉淀杯中，去粗渣；③将沉淀杯加满清水，静置20～30分钟；④倒去上清液，再加水后静置15分钟，如此反复2～3次；⑤最后缓缓倒去上清液，静置数分钟后，用吸管吸取沉淀物，涂片3张镜检。

（4）注意事项：①尽量将粪便搅匀后过滤；②注意换水时间，特别是做血吸虫卵检查时，应缩短换水时间或用5% NaOH溶液代替清水，以避免毛蚴孵化；③换水时应避免沉渣浮起，使虫卵随上清液流失；④由于粪便量较大，因此应特别注意避免污染环境。

该法是传统的虫卵采集方法。优点在于粪便经筛滤去除了较大粗渣，又经过几次水洗沉淀，洗去了悬浮的碎屑和细菌，视野清晰；虫卵仍可保持活力；可浓集较多的粪便标本，提高检出率；不需化学试剂。其不足在于操作烦琐、费时、费水，浓集包囊和虫卵的效果一般不如浮聚法。浓集效果受调粪浆、过滤的质量、倾倒上清液的技巧，以及每次沉淀时间是否适当等多因素的影响，对于密度较小的包囊和钩虫卵等，效果较差。

2）离心沉淀法：适用于粪便、尿液、十二指肠液及脑脊液等检查线虫卵、幼虫和原虫包囊等。

（1）基本原理：利用离心重力的影响，使线虫卵、幼虫和原虫包囊快速浓集沉积于管底，取沉渣镜检。

（2）试剂耗材：60目铜筛、离心机、10mL离心管、吸管、载玻片、显微镜。

（3）操作方法：①取粪便3～5g，加水10mL，充分调匀；②经60目铜筛过滤，转入10mL离心管内；③将离心管平衡后，1500～2000rpm离心2分钟；④倾去上清液，加清水调匀，再离心，重复3～4次，至上清液澄清为止；⑤去上清液，吸沉渣涂片镜检。

（4）注意事项：①粪便应充分搅匀，并尽量除去粪渣；②需要离心的离心管一定要平衡；③检查原虫包囊则需要在载玻片上滴加碘液。

该法费时较少，适用于临床检验。

2. 线虫卵的固定保存。

（1）基本原理：甲醛溶液（福尔马林）是一种通用固定剂，适用于线虫卵、幼虫和原虫包囊的固定保存，易制备，保存期长。常用的有两个浓度：5%，建议用于原虫包囊的保存；10%，建议用于线虫卵和幼虫的保存。但原虫包囊（而非滋养体）、线虫卵和幼虫均能在 10% 的甲醛溶液中长期良好保存。标本与甲醛溶液的比例为 1∶10。甲醛溶液只可用于标本湿片的检查，但对于肠道原虫的鉴定，这种方法的准确性远低于染色涂片。甲醛溶液固定的标本可用于免疫学方法查找蓝氏贾第鞭毛虫及隐孢子虫，但不适用于免疫学方法检测溶组织内阿米巴。甲醛溶液固定的标本也不适用于 PCR 等分子诊断，如果标本在甲醛溶液中保存超过 1 天会导致 DNA 断裂（数百个碱基对的长度），进而使 PCR 的灵敏度急剧下降。如果考虑采用 PCR，应尽量避免使用甲醛溶液作为固定剂。

（2）操作方法：将虫卵沉渣用 5% 甲醛溶液固定，固定 24 小时后换新的固定液保存。含卵细胞的虫卵固定时需将固定液加热至 70℃，以阻止卵细胞继续发育。

3. 线虫成虫标本的制作

（1）线虫成虫标本的采集：①给肠道线虫病患者服用驱虫剂，收集给药后 72 小时内全部粪便。用自然沉淀、冲洗过筛等方法收集虫体。②解剖自然感染或人工接种感染的动物，将相应的器官置于装有生理盐水的器皿中，剪开或剪碎器官或组织收集虫体。

（2）虫体的清洗：将采集到的虫体置于玻璃器皿中，用生理盐水洗涤数次。绦虫类标本清洗时不宜反复拨弄。

（3）虫体的固定保存：将虫体放入 60℃～70℃ 的热水或乙醇等固定液中固定，可获得伸直的虫体，待冷却后移至 70%～80% 乙醇中保存。

【思考题】

1. 土源性线虫在我国感染率居高不下的原因是什么？
2. 蛔虫对人体的主要危害是什么？

（陈建平）

实验 115 并殖吸虫囊蚴分离法

【实验目的】

熟悉并殖吸虫囊蚴的分离方法。

【实验原理】

并殖吸虫的第二中间宿主是淡水蟹或蝲蛄，通常滋生于终年流水、岸边草木茂盛、清澈的山溪环境。对并殖吸虫第二中间宿主淡水蟹或蝲蛄中寄生的并殖吸虫囊蚴进行调查，有助于自然疫源地确定和虫种鉴定。

【实验方法】

1. 标本的采集。通常在夏秋季进行。对采集到的淡水蟹和蝲蛄，应做好采集地点标记并以合适的方式存放。一般用塑料网袋束扎，保持湿润，避免将淡水蟹和蝲蛄浸于水中。炎热季节采集，应携带冷藏箱或冰袋，以避免转运途中死亡、腐臭。

2. 实验室检查。应对标本逐个检查。可用低速匀浆机，也可手工置研钵中捣碎。将组织碎渣水洗过 30 目/25.4mm 筛，反复沉淀 2~3 次，弃上清液取沉渣置显微镜下检查。计数囊蚴数，并计算第二中间宿主淡水蟹或蝲蛄感染率和感染度。

需要注意的是，若一次采集较多标本而短时间内不能完成检查，则可将淡水蟹或蝲蛄用塑料网袋束扎置 4℃ 冰箱存放，每天取出用自来水冲洗一次以去除排泄物，能保持淡水蟹或蝲蛄存活数天。

【思考题】

1. 并殖吸虫的感染阶段和感染方式是什么？

2. 并殖吸虫对人体的主要危害是什么？

（陈建平）

实验 116　并殖吸虫病动物模型的建立及解剖

【实验目的】

熟悉并殖吸虫病动物模型的建立方法。

【实验方法】

1. 实验动物人工感染。实验动物常选用犬或家猫。将分离获得的并殖吸虫囊蚴混在食物中喂饲实验动物，囊蚴一般不宜超过 100 个，以避免实验动物因感染过重而死亡。于感染后 3 个月，处死实验动物，剖开胸腔，取出肺。肺表面及切面中可看到黄豆大小的暗红色虫囊，切开后稍挤压取出成虫，通常每个虫囊内含 2 个成虫。用生理盐水将虫体洗净，再换到洁净生理盐水中 37℃ 放置 1~2 天，使虫体将摄取的血液消化干净，并排出子宫内的部分虫卵，充分显露消化系统，并可避免生殖器官被充盈的子宫遮盖。

2. 虫体染色标本的制作和虫种鉴定。将虫体夹于 2 张载玻片间，逐级过渡到 70% 乙醇中固定；若用 5% 甲醛固定，虫体需用水洗涤 2 次，再逐级过渡到 70% 乙醇中。染色时，将固定过的虫体依次从 70% 乙醇过渡到蒸馏水中，每级滞留时间 20~30 分钟。之后，将虫体浸于明矾卡红染色液中过夜。取出虫体，蒸馏水洗涤 2 次，用 2% 钾明矾水溶液分色至虫体内部结构清晰时止。用蒸馏水洗去分色液，由低浓度向高浓度逐级过渡到 100% 乙醇中，每级滞留时间应在 1 小时以上。再将虫体置于纯乙醇与二甲苯之比为 1:1 的混合液中约 40 分钟，最后换到纯二甲苯中至虫体透明。取出虫体放于洁净载玻片上，滴加加拿大树胶，覆以盖玻片，晾干，即制成永久性封装标本。借助低倍显微镜或放大镜观察，根据并殖吸虫形态特征做出虫种鉴定。

【思考题】

1. 如何区分卫氏并殖吸虫和斯氏狸殖吸虫？

2. 卫氏并殖吸虫和斯氏狸殖吸虫对人体的致病阶段是什么？

（陈建平）

实验 117　并殖吸虫病的免疫学诊断

【实验目的】

熟悉并殖吸虫病的免疫学诊断方法。

【实验方法】

1. 并殖吸虫成虫的收集。详见本章实验 116。

2. 可溶性抗原制备。

方法①：用滤纸吸干虫体表面水分，冻干后研磨成粉末，加生理盐水配制成 1%（w/V）溶液，冷浸、反复冻融后超声粉碎，4℃、12000rpm 离心 30 分钟，上清液即为成虫可溶性抗原。

方法②：取出的活成虫在生理盐水培养 24 小时后用生理盐水洗涤 3 次，按 1∶4（w/V）比例加入 0.01mol/L Tris-HCl（pH 值 6.7）缓冲液，研磨成匀浆。经超声处理后，10000rpm 离心 15 分钟，上清液即为成虫可溶性抗原。

方法③：成虫用双蒸水洗涤 3 次，加入少量双蒸水，在冰浴中研磨后超声粉碎，置 4℃和 -70℃反复冻融 2 天，每天磁力搅拌一次，冻融后的匀浆 4℃12000rpm 离心 30 分钟，上清液即为可溶性抗原。

获得的可溶性抗原经紫外分光光度法测定蛋白含量，分装后 -20℃保存备用。

3. ELISA 方法检测。并殖吸虫的可溶性抗原用包被液从 1∶50、1∶100 稀释到 1∶6400，每孔加入 100μL，每个浓度包被 1 行，放置 4℃过夜，取出洗涤 5 次，每次 5 分钟，然后每孔加入 200μL 封闭液，37℃封闭 1 小时。然后，将患者血清从 1∶10 开始倍比稀释到 1∶320，阳性血清按其稀释度加到第 1~6 列，阴性血清按其稀释度加到第 7~12 列，每孔加入 100μL，37℃ 反应 1 小时后，洗涤 5 次，每次 5 分钟。加入 1∶2000 稀释的羊抗人 IgG，每孔加入 100μL，37℃ 反应 30 分钟，洗涤 5 次，最后拍干，加入底物液 [临用前邻苯二胺 4mg 溶于 10mL 0.05mol/L 磷酸盐-柠檬酸缓冲液（pH 值 5.0），溶解后加 15μL 30% H_2O_2]，每孔 100μL，室温避光反应 15 分钟，最后每孔加入 50μL 2mol/L H_2SO_4 终止反应，用酶标仪在 490nm 波长下测定吸光度 A 值。

【思考题】

1. 为什么要用免疫学方法来诊断并殖吸虫病？
2. 斯氏狸殖吸虫对人体的主要危害是什么？

（陈建平）

实验 118　日本血吸虫卵沉淀孵化法

【实验目的】

掌握日本血吸虫卵沉淀孵化法原理，熟悉日本血吸虫卵沉淀孵化法。

【实验原理】

根据日本血吸虫卵较水的密度大，使其经过沉淀达到浓集的目的。虫卵在适宜的条件下，卵内毛蚴在水中可以较快孵化，而且毛蚴有游动向水表层的特性，易于查见，3～4小时内可判断结果。

【实验方法】

1. 取粪便约 30g，在瓷盅内加无氯自来水混匀呈悬液状，用铁丝网将粪液滤于沉淀杯内，弃去粪渣，滤液中再加无氯自来水至杯口，静置 0.5 小时。

2. 滤液呈明显两层时，倾去上清液，再加无氯自来水至杯口静置，如此反复换水3～5 次，直至上清液清亮为止。

3. 最后一次倾去上清液，取沉渣做一直接涂片，检查虫卵。

4. 若未查见虫卵，则将沉渣倒入清洁的三角瓶内，加无氯自来水至瓶口，在水温20℃～25℃下孵育 3～4 小时。

5. 用肉眼或放大镜观察三角瓶瓶颈处，水中若有似针尖大小的白点状的小虫，并做直线自主运动，即为毛蚴（注意与水中漂浮的沉渣及其他水虫区别）。也可用吸管吸毛蚴于载玻片上，置于解剖镜下观察。

【思考题】

1. 为什么 3～4 小时就可以孵化出日本血吸虫毛蚴？

2. 日本血吸虫卵沉淀孵化法的原理是什么？

（陈建平）

实验 119　肠道寄生虫卵检查

【实验目的】

掌握粪便常规检查法、碘液染色直接涂片法、改良加藤法、饱和盐水浮聚法、自然沉淀法、三色染色法和快速改良抗酸染色法检查肠道寄生虫卵的原理及其操作，熟悉各种常规检查方法应用的条件和范围及其注意事项，了解一些特殊检查方法的用途和条件。

【实验方法】

1. 粪便常规检查法。

1）肉眼观察法。用肉眼观察粪便标本。观察粪便的性状（硬便、软便、稀便、水样便）、颜色、有无特殊恶臭、有无脓血及黏液，有无寄生虫虫体、节片或蝇蛆等。

2）生理盐水涂片法。其为最常见的粪便检查方法。适用于检查线虫卵（蛲虫卵除外）、原虫滋养体。该方法虽简便，取材又比较少，但检出率较低，若连续涂片 3 张可提高检出率。粪便用生理盐水稀释，可使病原体在等渗环境下保持原有形态和活力以利于观察。

（1）基本原理：为了不改变涂片的渗透压而损坏活的病原体，用生理盐水作为粪便的稀释剂，使和粪便粘在一起的病原体通过生理盐水的涂抹稀释作用，成为单一个体分散在涂片中。这样既保持视野透光度，又能暴露病原体的形态结构，便于在镜检中识别它们。方法简便，出结果快。

（2）试剂耗材：载玻片、盖玻片、竹签、生理盐水。

（3）检查线虫卵：在洁净的载玻片中央滴 1 滴生理盐水，用竹签取火柴头大小的粪便在生理盐水中混匀，摊开呈薄膜状；其厚度以载玻片置于报纸上，能透过粪膜隐约辨认载玻片下的字迹为宜。一般在低倍镜下检查，如发现可疑物再转高倍镜观察。镜检时光线要适当，过强的亮度会影响观察结果。应注意虫卵与粪便中的异物区别，可依据虫卵的形状、大小、颜色、卵壳（包括卵盖等）和内含物等特征加以鉴别。由于雌性蛔虫产卵量大，该法特别适用于检查蛔虫卵，涂片 1 张的检出率约为 85%，涂片 3 张的检出率可达 90%～95%。

（4）检查原虫：可根据原虫不同阶段采用不同的方法。原虫在生活史中有滋养体、包囊阶段。活滋养体检查方法同线虫卵检查，但要注意涂片要薄而均匀；要求粪便新鲜，不能混入尿液和水。若检查溶组织内阿米巴，对黏液血便标本要取黏液部分；在气温较低时，要注意保温，必要时可用保温台保持温度，或者先将载玻片和生理盐水略加温，使滋养体保持活动状态，便于观察。

（5）注意事项：①载玻片应清洁无油，手持载玻片时勿用手指接触载玻片表面，以避免油渍污染。②粪膜厚薄适当，以透过粪膜能见到报纸上的字迹为宜。过厚，光线不易透过；过薄，则检出率降低。③观察时应按一定顺序，避免遗漏，天气热时要注意观察的速度以防粪膜干燥，影响结果的观察。④正确使用显微镜，低倍镜转至高倍镜时须注意勿使粪膜污染镜头（用高倍镜观察时最好加盖玻片）。⑤镜检中发现有意义的成分（如红细胞、白细胞和夏科－雷登结晶等）应记录。⑥粪中成分复杂，应与寄生虫卵以及宿主的组织、细胞成分相鉴别。⑦检查原虫滋养体时，涂片应稍薄。⑧用过的竹签、载玻片、盛粪便的容器等必须投入指定的容器内消毒，防止造成污染。

2. 碘液染色直接涂片法。该法用于原虫包囊检查。碘液染色能清楚显示原虫包囊的核、拟染色体、糖原泡形态。此法简便、经济，应用广泛，但不宜使用油镜观察细微结构，且当包囊太小或包囊发育成熟后，囊内细胞核变多变小，拟染色体及糖原泡消失后，不易鉴定虫种。

操作步骤同生理盐水涂片法，用碘液代替生理盐水滴加于载玻片上，挑取米粒大小的粪便置于碘液中，调匀涂片，加盖玻片。若需同时检查滋养体，可在载玻片的另一侧滴 1 滴生理盐水，同上所述涂抹粪便标本，再加盖玻片。这样可在一侧查包囊，而在另一侧查活滋养体。染色后包囊呈黄色或浅棕色，糖原泡为棕红色，囊壁、核仁和拟染色体不着色。需要注意的是：碘液的量不宜太多、太浓，否则着色过深，粪便凝成团块，包囊折光降低，结构看不清，不利于观察。

3. 改良加藤法。

改良加藤法又称厚涂片透明法，为粪便定量或定性检查线虫卵的方法，适于大规模流行病学调查，并可通过虫卵计数确定感染度，是一种既可定性又可定量的方法。经透明处理的虫卵形态与直接在大便中观察到的虫卵形态有较大差异。

1）基本原理。利用粪便定量或定性厚涂片，增加视野中虫卵数，可做虫卵定量检查。粪膜经甘油和孔雀绿处理变得透明，粪渣与虫卵产生鲜明的对比，孔雀绿则使视野光线变得柔和，以减少眼睛的疲劳，便于镜检。过硬和过稀的粪便不宜使用本法；泡沫状的粪便会在玻璃纸下形成许多微小气泡，妨碍镜检。此方法简便，操作过程中虫卵不会散失，效果较好。

2）试剂耗材。聚丙乙烯定量板［大小为（40×30）mm×1.37mm，模孔为 8mm×4mm］及刮棒、100 目尼龙或金属筛网（约 4cm×4cm）、亲水玻璃纸（5.0cm×2.6cm）、压板、载玻片。

3）操作方法。

（1）将筛网覆盖在粪便标本上，用刮棒刮取从筛孔挤溢出的粪便。

（2）将玻璃纸剪成大小约 22mm×30mm 的小片，浸于甘油孔雀绿溶液（含纯甘油 100mL、水 100mL 和 3％孔雀绿 1mL）中，浸泡 24 小时以上，直至玻璃纸呈现绿色。

（3）将聚丙乙烯定量板紧贴于载玻片上，用刮棒上取得的粪便填满模孔，刮去多余部分，掀起聚丙乙烯定量板，在粪样上覆盖含孔雀绿甘油的玻璃纸，展平后用压板加压，粪样即在玻璃纸和载玻片之间铺成椭圆形粪膜。

（4）在 30℃～37℃温箱中透明 0.5～1.0 小时后镜检。

（5）做定量检查时，应将整张标本观察完，计数虫卵总数乘以 24，再乘以粪便性状系数，即得每克粪便虫卵数（EPG）。其中粪便性状系数：成形便为 1，半成形便为 1.5，软湿便为 2，粥样便为 3，水泻便为 4。

4）注意事项。

（1）粪膜要均匀铺开，不宜过厚。

（2）透明时间要适度（钩虫卵检查透明时间宜短，不要超过 30 分钟）。若粪膜过厚，透明时间短，虫卵难以发现；若透明时间过长，虫卵则变形，也不易辨认；抑或虫卵因透明失去原本轮廓，镜检时易漏检。

（3）在定量检查时，为提高检出率，要求每一标本制作 3 张加藤片。

4. 浮聚法。

1）饱和盐水浮聚法。该法适用于检查线虫卵（未受精蛔虫卵除外），也可检查带绦虫卵及膜壳绦虫卵，但不适宜检查吸虫卵和原虫包囊。对检查钩虫卵效果尤佳，是诊断钩虫病的首选方法。

（1）基本原理：利用密度较大的饱和盐水作为浮聚液，使密度较小的虫卵，特别是钩虫卵，漂浮在浮聚液表面，以达到浓集目的。

（2）试剂耗材：漂浮瓶（高 3.5cm、直径 2.0cm 的圆筒形小瓶）、载玻片、竹签、滴管、饱和盐水。

（3）操作方法：用竹签取黄豆大小的粪便（约 1g）置于含少量饱和盐水的漂浮瓶中，也可用青霉素小瓶代替。将粪便充分捣碎并与饱和盐水搅匀后，除去粪便中的粗渣，再缓慢加入饱和盐水至液面略高于瓶口但不溢出为止，在瓶口覆盖载玻片一张。静置 15 分钟后，平持载玻片向上提起后迅速翻转，使饱和盐水一面向上，立即镜检，以防标本干燥和盐结晶析出，影响镜检。

（4）注意事项：①饱和盐水的配制一定要充分饱和，将食盐缓缓加入盛有沸水的容器内，不断搅动，直至食盐不再溶解为止（100mL 水中加食盐 35～40g），冷却后用两层纱布滤去杂质，测量密度应达 1.20g/cm³；②粪便太多太少都影响浓集效果；③载玻片要清洁无油，防止载玻片与液面间有气泡或漂浮的粪渣；④漂浮的时间须按规定；⑤翻转载玻片时要轻巧、迅速，但应注意勿将漂浮液甩出。

2）小管浮聚法。此法适用于部分线虫卵，尤其适用于钩虫卵记数，故常用于测定钩虫在人体内的感染度。该方法简便、快速；器皿便宜，洗涤容易，携带方便。但当每毫克粪便中虫卵少于 10 个时，此法不适用。

（1）试剂耗材：平底小玻管或塑料管（直径 15mm、高 20mm）、0.1mL 小汤匙、盖玻片、饱和盐水。

（2）操作方法：用 0.1mL 小汤匙取粪便，用牙签刮入平底小玻管内。加入少量饱和盐水，捣碎粪便，调匀再加饱和盐水至满。覆上 3 张盖玻片，10 分钟后取下，镜检计数，共检 3 张盖玻片。将 3 张盖玻片计数所得虫卵数之和乘以 10，再乘以粪便性状系数，即得每毫克粪便中虫卵数。

（3）注意事项：为防止误差，每张盖玻片需重复计数 3 次，得出 3 次虫卵数的平均数作为该张盖玻片的全部虫卵数。3 张盖玻片的虫卵数之和乘以 10，再乘以粪便性状系数。

（4）感染度计算法：在已检测的每克粪便虫卵数基础上。按公式计算出线虫成虫数，再按表 13-1 标准确定感染度。

表 13-1　丝虫感染度的划分标准

感染程度	轻度	中度	重度
成虫寄生数（条）	26～100	101～500	501～1000
每克粪便虫卵数	<2000	2000～11000	>11000

3）硫酸锌浮聚法。硫酸锌浮聚法主要用于原虫包囊的检查。

（1）基本原理：包囊的密度小于硫酸锌液的密度，经离心后集中于液体表面。

（2）试剂耗材：离心管、33％硫酸锌溶液（硫酸锌 40g 加水 100mL，充分溶解，用密度计测定其密度，如高于 1.18g/cm³ 则加水，如低于 1.18g/cm³ 则加硫酸锌）、载玻片等。

（3）操作方法：取粪便 1g，加清水 10mL 充分搅匀，经两层纱布滤入离心管内。2000～2500rpm 离心 1 分钟。弃上清液，加 33％硫酸锌溶液（密度 1.18g/cm³）1～2mL，调匀后再加 33％硫酸锌溶液至距管口 0.5cm 处。以 2000rpm 离心 1 分钟，让离心机自然停止，不要移动或振动离心管，垂直放置离心管。用金属圈轻轻钩取离心管表面液膜 2～3 次，置于载玻片上加盖玻片及碘液立即镜检。

（4）注意事项：①离心沉淀后，应让离心机自然停止；②加硫酸锌溶液前要将管内上清液尽量倒尽；③用金属圈粘取液膜时轻轻接触液面，不可搅动液面；④离心后应立即取样检查，若放置时间超过 1 小时，则包囊会变形下沉，影响检查结果。

5. 沉淀法。

1）自然沉淀法：该法也称水洗沉淀法，适用于各种线虫卵和幼虫检查，对密度大的原虫包囊也适用，尤其适用于血吸虫卵和有盖虫卵。具体操作详见本章实验 114。

2）离心沉淀法。适用于粪便、尿液、十二指肠液及脑脊液等检查线虫卵、幼虫和原虫包囊等。具体操作详见本章实验 114。

3）醛醚沉淀法。

（1）基本原理：粪便中较轻物质能吸附密度较轻的乙醚而上浮，但虫卵及包囊不受乙醚影响，与粪便中较重的物质一起沉于管底，在去除了更多杂质同时，提高了浓集效果，且方法中所用的醛溶液可固定、保存虫卵及包囊。

（2）试剂耗材：离心管、吸管、载玻片、乙醚、甲醛。

（3）操作方法：取粪便 1～2g 置于小容器内，加水 10～20mL 调匀，将粪便混悬液经两层纱布（或 100 目金属筛）过滤，2000rpm 离心 2 分钟，倒去上清液，保留沉渣；加水 10mL 混匀，离心 2 分钟，倒去上清液，加 10％甲醛 7mL；5 分钟后加乙醚 3mL，塞紧管口并充分摇匀。取下管口塞，离心 2 分钟，即可见管内自上而下分 4 层，取管底沉渣涂片镜检。

此法不仅浓集效果好，而且不损伤包囊和虫卵的形态，易于观察和鉴定。但对布氏嗜碘阿米巴包囊及微小膜壳绦虫卵等的检查效果较差。

4）汞醛碘离心沉淀法。此法比醛醚沉淀法中增加了硫柳汞酊及卢戈碘液，既可浓集，又可固定、保存，还增加了染色作用，有利于发现和鉴别原虫，也适用于原虫滋养体及线虫卵和幼虫的检查。此方法若准确称取粪便，还可以做线虫卵的定量检查，以测定感染度。

（1）试剂耗材：离心管、纱布、吸管、汞醛液、卢戈碘液、硫柳汞酊。

（2）操作方法：取粪便 1g，加适量（约 10mL）汞醛碘液，充分调匀，用 2 层脱脂棉纱布过滤，再加入乙醚 4mL，摇 2 分钟，2000rpm 离心 1～2 分钟，分成乙醚、粪渣、汞醛碘及沉淀物 4 层。吸弃上面 3 层，取沉渣镜检。

（3）试剂配制：①汞醛（MF）液，1％硫柳汞酊 200mL、40％甲醛 25mL、甘油 50mL、蒸馏水 200mL。②硫柳汞酊（1∶1000），硫柳汞 1g、1％伊红溶液 0.5mL、60％乙醇 400mL。③卢戈碘液，碘 5g、碘化钾 10g、蒸馏水 100mL。检查时取汞醛液 2.35mL 及 5％卢戈碘液 0.15mL 混合为汞醛碘液备用。但汞醛碘液保存 8 小时后即变质，不宜再用，碘液 1 周后则不宜再用。

6. 尼龙绢筛集卵法。

尼龙绢筛集卵法主要用于浓集血吸虫卵，为诊断慢性血吸虫病的主要方法。若选用合适规格的尼龙绢做袋，也可浓集其他虫卵。此法浓集速度快，省时、省水，虫卵散失少，并可避免在自然沉淀法中血吸虫卵孵出的毛蚴因换水而被倒掉。尼龙绢袋体积小、重量轻、便于携带，适用于大规模调查。

1）基本原理。将较多量的粪便，经3个不同孔径尼龙绢筛，即第1个粗筛去粗粪渣，第2个筛去细粪渣，第3个收集虫卵，水洗过筛，再经消化进一步去除粪渣，从而达到又快又好地浓集血吸虫卵，提高虫卵检出率的目的。

2）试剂耗材。40～60目铜筛1个，120目和260目尼龙绢筛各1个，搅粪杯1个，20% NaOH 20mL。

3）操作方法。取粪便约30g（鸡蛋大小）置于搅粪杯中，加少量水后将粪便充分搅匀，经过铜筛过滤，倒入预先重叠好（120目在上，260目在下）的尼龙绢筛内，在自来水下边摇边冲洗，移去120目筛，继续冲洗以冲去小杂物，然后用吸管从筛底吸取粪渣涂片3张镜检，或者将筛底粪渣反冲入孵化瓶内，做毛蚴孵化观察。

为便于显微镜下观察，可将留有粪液的260目尼龙绢筛浸泡在20% NaOH溶液中消化10分钟后，用自来水冲洗出细粪渣，再涂片镜检。

4）注意事项。为避免交叉污染，尼龙绢筛在使用前后先放入煤皂酚溶液中浸泡消毒30分钟，然后均应充分冲洗干净；清洗筛时，不得用刷子刷洗或揉擦，不能用开水烫，以免孔径增大或缩小，影响孔径集卵效果；筛应晾干保存。

7. 幼虫孵化法

1）血吸虫毛蚴孵化法。血吸虫病患者粪便中虫卵较少，直接涂片法不易检出，毛蚴孵化法最常与自然沉淀法或尼龙绢筛集卵法联用于血吸虫感染的诊断。血吸虫卵内毛蚴在温度25℃～28℃、pH值7.5～8.0的清水中，能在短时间内孵化，孵出后毛蚴接近水面做直线运动。具体操作方法详见本章实验118。

2）毛蚴促孵法。

（1）粪便沉渣的处理：将洗净的粪便沉渣用以下3种方法中的任意一种处理。①粪便沉渣不加水，置25℃～30℃环境中10小时；②将粪便沉渣挤去多余水分，保持含水量80%左右，防止干燥，30℃保存24小时；③粪便沉渣加生理盐水，30℃避光保存20～24小时后滤去生理盐水。

（2）孵化用水的处理：一般将水加热至60℃以上便可杀灭水中原生动物。也可利用漂白粉或漂白粉精遇水后产生的游离氯杀灭水中原生动物。每100kg水加漂白粉0.7g或漂白粉精0.34g，0.5小时后测定水中氯含量，应达0.7～1.0ppm，若低于此数值，应补加漂白粉精；如果达到了上述标准，再作用1小时，便可杀死水中全部原生动物。已杀灭水中原生动物的水，使用前要测定余氯含量，若浓度在0.3ppm以上，则对毛蚴孵化不利，要脱去余氯方可使用。贮水缸不加盖，夏季经6小时，冬季经24小时，余氯便散逸殆尽。若急需应用，每100kg水中加硫代硫酸钠0.4～0.8g，搅匀，经0.5小时后便可除去余氯。

（3）将收集的粪渣放入三角瓶内，抑或将粪便置于吸水纸上，放在20℃～30℃恒温箱中过夜。检查时，加热水2小时后就见到孵出的毛蚴。采用此法，毛蚴孵出的时间较一致，数量也较多。处理后的粪渣加水孵化，毛蚴便出现得早、齐、多，孵化8小时的毛蚴孵化数量为孵化24小时的毛蚴总数的98%左右，可提高检出率，这可能与虫卵在外界进一步发育成熟有关。

（4）注意事项：①粪便必须新鲜，不能混有尿液。气温超过 26℃ 时，粪便搁置 24 小时后毛蚴孵出率大减，48 小时后则不能孵出毛蚴。因此，若粪便不能及时孵化，可加生理盐水调成混悬液，置 4℃ 冰箱内 1～2 天，不影响孵出率。②毛蚴孵化的最适温度为 25℃～28℃，10℃ 以下或 30℃ 以上毛蚴不易孵出。③夏秋季节温度较高，为防止自然沉淀过程中毛蚴过早孵出被倒掉，可用 1.2% 氢氧化钠溶液代替清水，以抑制毛蚴孵出，但最后孵化时仍需用去氯自来水。④河水、塘水中有原生动物，其形态及动态很像毛蚴，易于误诊，故做毛蚴孵化时，沉淀及孵化用水均需经过处理，杀灭水中原生动物。自来水中虽无原生动物，但往往有过多的余氯，对孵化不利，也需经过余氯测定和脱氯处理。

该法诊断血吸虫病，查到毛蚴表明患者体内有活的血吸虫，是血吸虫病原学检查最常用的方法之一，检出率比自然沉淀法高。但操作较烦琐、费时，且要有观察和鉴定毛蚴的经验，对于粪便中虫卵较少的患者，有时需多次检查才能查见毛蚴。

3）钩蚴培养法。此法在无显微镜条件下或需做虫种鉴定时使用。

（1）基本原理：创造钩虫卵发育为钩蚴的条件，并利用钩蚴向湿性的特点浓集钩蚴。

（2）试剂耗材：滤纸、竹签、1cm×10cm 试管、铅笔、冷开水、放大镜。

（3）操作方法：取试管 1 支加入冷开水约 1mL，将滤纸剪成与试管等宽但较试管稍短的"T"形纸条，横条部分用铅笔写受检者姓名。取蚕豆大小粪便，均匀涂在滤纸上 2/3 部分，将滤纸插入试管，下端浸入水中（注意勿使粪膜接触到水面），加塞置于 20℃～30℃ 条件下培养。培养过程中每天用滴管沿管壁加入冷开水，以补充管内蒸发掉的水分，加水时勿冲在粪膜上。5 天后用肉眼或放大镜检查试管底水中有无钩蚴。钩蚴虫体透明，做蛇形活动。若为阴性，应继续培养至第 7 天；若气温太低，可将试管放入温水（30℃ 左右）中数分钟后，再行观察。如果需做虫种鉴定，可吸取试管底部的沉淀物滴于载玻片上放大镜下观察。根据幼虫形态，可知寄生的钩虫种类，为研究药物对各种钩虫的驱虫效果和虫种分布提供了依据；如果用定量粪便做培养，计数孵出的幼虫数目，可代替虫卵计数测定感染度，是检查钩虫感染的有效方法。此法简单，且不需要使用显微镜，阳性率可比粪便直接涂片法高 7.2 倍，故适于做大规模的现场调查。但整个过程需时 5 天以上，气温低时要保温，且每天加水，操作较烦琐。

8. 棉拭子法。

棉拭子法适用于蛲虫卵、带绦虫卵的检查。

1）基本原理。湿棉拭子可以黏附肛周虫卵。

2）试剂耗材。生理盐水、棉拭子、玻璃离心管、吸管。

3）操作方法。先将棉拭子用生理盐水浸透，挤去过多的水分，在受检者肛周和会阴部皮肤擦拭，然后将此棉拭子放入盛有清水的离心管中，充分搅动，让虫卵脱落于水中，取出棉拭子，离心（1500rpm，2 分钟）后倒去离心管中的上清液，吸沉渣镜检。也可将擦拭肛周的棉拭子放入盛有饱和盐水的试管或青霉素小瓶中，充分搅动，使虫卵洗入盐水中，迅速提起棉拭子，在试管内壁挤去盐水后弃之。再加饱和盐水至管口，并按饱和盐水浮聚法操作检查。该法与透明胶带法相同，检出率相近，但较烦琐。

9. 粪便直接涂片特殊染色检查原虫

1) 铁苏木精染色法。用于阿米巴及蓝氏贾第鞭毛虫滋养体和包囊的永久性染色。该法对新鲜的用聚乙烯醇或醋酸钠－醋酸－甲醛保存的粪便涂片染色效果好。

(1) 试剂配制：①贮存液 A，苏木素晶体 1g 溶于 100mL 95％乙醇中，置光下 1 周后过滤；②贮存液 B，硫酸铵铁 1g、硫酸亚铵铁 1g、37％盐酸 1mL、蒸馏水 97mL 混合而成；③退色液，取 25mL 饱和苦味酸溶液加入 25mL 蒸馏水中。在染色前 4 小时配制染色液，即取贮存液 A 和贮存液 B 各 25mL 混合而成。

(2) 染色程序：取粪便涂成薄膜片。依次将标本放入 70％乙醇中 5 分钟、50％乙醇中 2 分钟、自来水中 5 分钟、染色液中 10 分钟、蒸馏水中 1 分钟、退色液中 1 分钟、流动蒸馏水中 5 分钟、含 1 滴氨水的 70％乙醇中 5 分钟，及 95％乙醇中 5 分钟。脱水使用 100％乙醇及二甲苯或石炭酸－二甲苯溶液。最后加盖盖玻片用树脂封片。

显微镜下所见染色后的原虫：细胞质呈灰褐色，细胞核、包囊内的拟染色体以及阿米巴大滋养体吞噬的红细胞均染成黑色，糖原泡则被溶解呈空泡状。

2) 三色染色法。适宜对肠道原虫的永久性染色。该法对新鲜经聚乙烯醇保存的粪便涂片染色效果很好，但对醋酸钠－醋酸－甲醛保存的粪便涂片的染色效果不佳。

(1) 试剂配制：取铬变素 2R 0.6g、亮绿 SF 0.3g 及磷钨酸 0.7g，加入冰醋酸 1mL，转动烧瓶使之混合，静置 30 分钟，加入蒸馏水 100mL，充分混合。配制好的染色液应呈深紫色。染色液应保存在带玻璃塞的瓶中。此染色液稳定，使用时无需稀释。

(2) 染色程序：将在聚乙烯醇中固定的粪便涂片依次浸入 70％乙醇 2 分钟、碘－乙醇溶液（70％乙醇溶液中加入卢戈碘液，溶液呈浓茶色）5 分钟，以及第 2 个 70％乙醇溶液 2 分钟。然后，玻片在未稀释的三色染色液中染色 10 分钟。取出并彻底吸干玻片后，投入 90％酸化乙醇（1L 90％乙醇中加入 4.5mL）2～3 秒。再经 95％乙醇浸洗，100％乙醇和二甲苯或石炭酸－二甲苯脱水。最后加盖盖玻片用树脂封片。

该法染色后，原虫滋养体的细胞质染成蓝绿色，有时染成淡紫色。包囊染成淡紫色。细胞质和内含物是红色，有时是淡紫色。背景通常是绿色。由于背景颜色的衬托，此方法较铁苏木精染色更容易找到原虫。

3) 快速改良抗酸染色法。快速改良抗酸染色法用于检查隐孢子虫、环孢子虫及其他球虫。

(1) 试剂配制：①石炭酸品红溶液，4％碱性品红结晶溶解在 25mL 95％乙醇中，再加 12mL 溶解酚，用玻璃棒搅拌后加 25mL 甘油（CP），25mL 石炭酸品红液和 75mL 蒸馏水混合，置室温保存；②复染色液，2％孔雀绿 220mL、30mL 冰醋酸（99.5％）和 50％甘油混合，过滤，置室温保存。

(2) 染色程序：将新鲜粪便直接涂于载玻片上，自然干燥后用甲醇固定 2 分钟，加预冷石炭酸品红溶液染色 5～10 分钟，以 1％盐酸－乙醇溶液分化染色，直至染料不再从涂片上向外飘散时取出，然后用流动水冲洗。加复染色液作用 2 分钟，当标本上出现绿色背景后再用流动水冲洗 10 秒，吸干或阴干后，置高倍镜或油镜下观察。

经染色后，卵囊为玫瑰红色，圆形或椭圆形，背景为蓝绿色。染色（1.5 分钟）和脱色（2 分钟）时间短，卵囊内子孢子边界不明显；染色 5～10 分钟，脱色时间相应延长时，子孢子边界明显，呈玫瑰红色，月牙形，共 4 个，排列多不规则，外观呈多形状态。少数卵囊的囊壁可以显示，有的无色透明，似晕圈状。

4）劳氏染色法。劳氏染色法用于阿米巴和蓝氏贾第鞭毛虫的染色。

（1）试剂配制：首先将丙酮 50mL、冰醋酸 50mL、甲醛 10mL、肖丁液 890mL（含饱和氯化汞 66mL、95％乙醇 33mL、冰醋酸 5mL）混合后，加入酸性品红 1.25g、固绿 0.25g 溶解后密闭贮存于棕色瓶中（可保存 2 个月），瓶签上应标明"有毒"。

（2）染色程序：将粪便在洁净无油的载玻片上涂成均匀的薄膜，趁湿时立即加劳氏染色液覆盖全部粪膜。将载玻片置于酒精灯上微微加热，并缓慢通过火焰 2～3 次，直至出现蒸汽为止，但切勿煮沸或烤干。流水冲洗后，经 50％、70％ 及 80％乙醇各 1 分钟，95％ 及无水乙醇各 30 秒，二甲苯透明 1 分钟，最后用中性树胶及盖玻片封片。

标本背景染成淡蓝色，虫体则染成蓝色，细胞核为紫红色，结构清晰，形态特征与铁苏木精染色标本相似，标本可保存半年。除脆弱双核阿米巴的染色效果不好外，其他阿米巴滋养体及包囊的鉴定均可使用。

劳氏染色液具有固定及染色双重作用，配制后无需成熟过程，染色方法简便，全过程仅需 2.5 分钟，对肠道原虫滋养体及包囊均可提供诊断所需的形态特征，标本可保存几个月而仍保持其染色特征。

5）金胺－酚－改良抗酸染色法。金胺－酚－改良抗酸染色法用于隐孢子虫卵囊染色检查。

（1）试剂配制。需预先配制 A 液：金胺 0.1g、石炭酸 5.0g、蒸馏水 100mL；B 液：盐酸 3mL、95％乙醇 100mL；C 液：高锰酸钾 0.5g、蒸馏水 100mL；D 液：酸性复红 4.0g、95％乙醇 20mL、石炭酸 8mL、蒸馏水 100mL；E 液：浓硫酸 10mL 缓缓加入 90mL 蒸馏水中，边加边摇；F 液：孔雀绿 0.2g 溶于 100mL 蒸馏水中。

（2）染色程序：先将粪便在洁净的载玻片上涂成薄膜，自然干燥后用甲醇固定 5～8 分钟。滴加 A 液于粪膜上 10～15 分钟后水洗；滴加 B 液 1 分钟后水洗；滴加 C 液 1 分钟后水洗，待干。然后，滴加 D 液于标本片上，5～10 分钟后水洗，滴加 E 液 1～10 分钟后水洗；滴加 F 液 1 分钟后水洗，待干。置于显微镜（油镜）下观察。

染色后隐孢子虫卵囊呈玫瑰红色，圆形或椭圆形，背景蓝绿色。染色（加 A 液）时间较长（5～10 分钟），脱色时间（加 B 液）应超过 2 分钟（具体时间须在工作中摸索），则卵囊内子孢子边界清楚，呈月牙形，共 4 个。少数卵囊的囊壁亦可被显示。

【思考题】

1. 常用的粪便检查方法有哪些？分别适用于哪些寄生虫病的诊断？其中注意事项有哪些？

2. 一次粪便检查结果阴性，能否确认该人体内有无寄生虫寄生？为什么？

3. 在你所学过的虫卵中，哪个最大？哪个最小？哪些无色透明？哪些具有卵盖？哪些含有毛蚴？

4. 线虫卵、血吸虫卵和绦虫卵的主要不同点是什么？大型虫卵中易于混淆的虫卵有哪些？小型虫卵中难以区分的虫卵有哪些？

5. 粪便检查对寄生虫病的诊断有何意义？

（陈建平）

实验 120　肠道寄生虫虫体分离检查法

【实验目的】

熟悉肠道寄生虫虫体分离检查法，如淘虫法、带绦虫驱虫法、肛周查虫和透明胶纸法。

【实验方法】

1. 粪便拣虫与淘虫法。某些肠道寄生虫，在未经治疗的情况下也可随粪便排出。例如，带绦虫孕节每天可以随粪便排出，腹泻可排出蛲虫、姜片虫、粉螨、蝇蛆和小蛔虫，衰老的蛔虫亦可随粪便排出。检查粪便中的虫体可确诊某些寄生虫病。此外，淘虫法可用于观察药物驱虫疗效或鉴定感染者体内寄生虫虫种。做虫种鉴定，需在患者服药后 1～2 小时，加服泻药并补充大量水分，以加速虫体排出，避免虫体死在肠内很快腐烂、自溶，导致只排出虫体碎片，而无法制片定种。需观察驱虫效果者，应在服药后连续收集 3～5 天粪便。

（1）拣虫法：较大的肠道寄生虫易被发现，可用镊子或竹签挑出粪便中的虫体。主要用于肉眼可见的大型肠道寄生虫，如蛔虫、姜片虫成虫、带绦虫成虫或孕节等。

注意：动作要轻巧，挑出的虫体置于大玻璃皿或白瓷盘内，清洗后置生理盐水中检查。细长的虫体要特别当心，勿使其头颈部因断裂脱落而丢失。过硬的粪块，可用生理盐水溶化后再拣虫。拣出的虫体先用清水洗净，立即移入生理盐水中以待鉴定。

（2）淘虫法：将收集的粪便加水搅拌成糊状，转置于容量较大的玻璃缸或量杯内，加水至满。静置 20 分钟后倾去上层粪水，再加水至满，如此反复数次，直至上清液澄清为止，弃上清液，将沉渣倒入大玻璃皿内，下衬黑色背景检查。此法用于收集小型肠道寄生虫，如钩虫、蛲虫、鞭虫、短膜壳绦虫等。检查小型吸虫，特别是异形科吸虫或日本棘隙吸虫，必须在解剖镜下检查，以免漏检。如果对残渣一时检查不完，可移入 4℃～8℃冰箱中保存，抑或加入 3%～5%甲醛溶液防腐，待以后检查（2～3 天内）。

注意：冲水不能过猛，滤过时间不能太长，以防线虫虫体胀裂。

（3）虫体鉴定：根据虫体形态特点做出鉴定。较大的虫体可用肉眼观察，主要观察其大小、外形特点及活动情况。较小的肠道寄生虫可用放大镜或解剖镜进行检查和鉴定。

在虫体完整的条件下，用肉眼观察可辨认的有蛔虫、钩虫、蛲虫、姜片虫、带绦虫孕节、膜壳绦虫和 3 龄蝇蛆；需经镜下放大后才可辨认的有蛔虫童虫、横川后殖吸虫、异形吸虫、棘口吸虫、钩虫幼虫、2 龄蝇蛆和粉螨（肠螨症者）。但在虫体不够完整或结构不清或无法确认的条件下，还需对虫体做透明（透明剂为含乳酸 1g、甘油 20mL、蒸馏水 10mL 的乳酸溶液）处理后，置载玻片上，加盖玻片镜检。虫体经透明处理后，可观察其内部结构，利于虫种鉴定。若需保存，可用 10%甲醛或 70%乙醇固定。如果上述各种方法都不能鉴定虫种时，可将虫体染色制片后，进一步鉴定。

2. 带绦虫驱虫法。槟榔、南瓜子合剂为常用的传统方法。该法疗效好，不良反应小。

（1）驱虫方法：用南瓜子、槟榔各 60~80g，清晨空腹时先服南瓜子，1 小时后服槟榔煎剂，0.5 小时后再服 20~30g 硫酸镁或 200mL 甘露醇导泻。多数患者在 5~6 小时内即排出完整的虫体。

（2）注意事项：①服用泻药后应多饮水，既避免患者脱水，又有利加速虫体排出；②在部分虫体排出时，可用温水坐浴，让虫体慢慢自然排出，切勿拉扯，以免虫体前段和头节断留在消化道内；③用过的水应予处理，以免虫卵扩散；④虫体排出后，应检查有无头节，如果未见头节，应收集 24 小时粪便淘洗进一步检查头节抑或加强随访，若 3~4 个月内未发现节片和虫卵，则可视为治愈。

3. 带绦虫孕节检查法。

（1）基本原理：带绦虫孕节可用压片法和注射法检查和鉴定。

（2）试剂耗材：注射器、载玻片、墨汁、卡红液。

（3）操作方法：压片法适用于快速鉴定链状带、肥胖带绦虫孕节。方法是将检出的孕节用清水洗净后置于 2 张载玻片之间，轻压，玻片两端用线绕紧，然后对光观察子宫分支数目，鉴定虫种。若子宫分支不清楚，可采用注射法鉴定。具体方法是在洗净孕节后，用滤纸吸干孕节表面上的水分，用皮试注射器抽取墨汁或卡红液，从孕节子宫主干处（节片一侧正中）徐徐注入，待侧支充满墨汁或染色液后，以清水冲去多余染色液再做压片法，观察并计数子宫分支情况，确定虫种。

（4）注意事项：①操作时应戴一次性塑料手套，以免虫卵污染；②送检的节片若已干，可用清水泡软后检查；③使用过的器皿须放入煤皂酚溶液中浸泡 30 分钟，再煮沸消毒。

4. 粪便培养分离肠道原虫滋养体法。此法在钩蚴培养的基础上可同时分离溶组织内阿米巴、结肠内阿米巴、哈门内阿米巴、微小内蜒阿米巴、人毛滴虫、结肠小袋纤毛虫、蓝氏贾第鞭毛虫等。25℃~30℃是分离原虫的适宜温度。用于临床检验时可培养 48 小时后观察结果。在现场调查时培养 4~6 天，可同时观察线虫幼虫与原虫滋养体。此法对原虫滋养体检出率远较生理盐水涂片与碘液染色直接涂片法高，且操作简便。

5. 肛周查虫与透明胶纸法。

1）肛周查虫法：根据雌蛲虫在夜间钻出宿主肛门在肛周产卵的特性，检查者可在患者熟睡后 1 小时，将其肛门暴露，在电筒照明下仔细观察肛门周围，若发现白色小虫，可用透明胶纸黏附后贴于载玻片上镜检。也可用镊子将其夹取投入有生理盐水的试管中，蛲虫会产卵于生理盐水中，再将此虫转入有 70%乙醇的小瓶内，虫体被固定后镜下观察虫体，做进一步鉴定。也可在次日将生理盐水离心取沉渣镜检虫卵，虫卵形态更有助于虫种鉴定。

2）透明胶纸法：适用于蛲虫卵、带绦虫卵的检查。

（1）基本原理：雌蛲虫在患者肛周及会阴部皮肤上产卵，带绦虫孕节从肛门排出或主动爬出时，节片被挤破使虫卵黏附于患者肛周皮肤上，故利用胶纸粘取虫卵进行检查。

（2）试剂耗材：宽2cm透明胶纸带、载玻片、特种铅笔、显微镜。

（3）操作方法：①将透明胶纸剪成长约6cm的小段。②将一端向胶面折叠约0.5cm，再贴在干净的载玻片上。③载玻片一端写受检者姓名、编号等。④检查时，将胶纸揭下，用胶面粘贴肛门周围皮肤，然后将胶面平铺于载玻片上，低倍镜下检查。

（4）注意事项：①清晨起床后，在未排便之前检查；②胶纸与载玻片之间有许多气泡时，镜检前可揭起胶纸，滴少量生理盐水后将胶纸平铺再镜检。

【思考题】

1. 为什么要分离和鉴定肠道寄生虫？在临床诊断中有何意义？

2. 如何驱除带绦虫？如何在驱除带绦虫过程中防止感染？

3. 为什么对蛲虫患者要进行肛周查虫？

（陈建平）

实验121　鼠疟原虫感染动物模型的建立

【实验目的】

熟悉鼠疟原虫感染动物模型的建立方法及疟原虫保存技术。

【实验方法】

1. 鼠疟原虫的保种。

1）液氮保种。小鼠在感染鼠疟原虫4天后，摘除眼球取血，注入含肝素的试管，加入等体积的10% DMSO及20%小牛血清作为保护剂，或加入等量的甘油－山梨醇保护液（4.2%山梨醇生理盐水180mL加纯甘油70mL），充分混匀。按0.5~1.0mL分装入无菌塑料管内，盖严后放入纱布袋中，标明批号，先置于液氮罐的颈部（该处约−70℃），30分钟后，置于液氮中（−196℃）冻存。2年内多数原虫仍有活力。

2）动物保种。实验室鼠疟原虫每5~6天接种1次，转种前先自原有的种鼠尾静脉取血涂片，经染色计数各鼠的红细胞感染率，取其中感染率较高的2只作为种鼠。种鼠取血可采用心脏穿刺法或尾静脉取血法，穿刺部位应先用碘酒消毒。采用消毒的注射器抽取抗凝液0.1mL，然后在种鼠心脏搏动最激烈处刺入心脏，抽取血液约0.4mL，充分混匀。以腹腔注射法转种，每鼠0.2mL。

注意事项：转种时宜取2只种鼠血液分别转种，不能将2只种鼠血液混用。对保种动物每天至少观察1次，发现异常或死亡，应及时检测登记，并将死亡鼠及时处理。保种动物因意外而全部死亡，应在24小时内，尽快取肝脾加生理盐水研磨、转种。

2. 鼠疟原虫感染动物模型的建立。

取昆明小鼠10只备用。将实验室保存的感染鼠疟原虫的2只小鼠，采用心脏穿刺法取血。采用消毒的注射器抽取抗凝液0.1mL，然后在种鼠心脏搏动最激烈处刺入心脏，每只小鼠可抽取血液约0.5mL，充分混匀。经染色计数各鼠的红细胞感染率。然后按每鼠0.1mL腹腔注射法转种。对保种动物每天至少观察1次，接种感染5天后，采用心脏穿刺法取血，制作厚、薄血膜检查鼠疟原虫。

3. 薄、厚血膜的制作及其染色。

详见第九章第四节"寄生虫血涂片法"。

【思考题】

1. 疟原虫的感染阶段是什么？致病阶段有哪些？

2. 按蚊在疟原虫生活史中是终宿主还是中间宿主？

3. 疟疾典型发作与疟原虫生活史的哪个时期有关？疟疾典型发作的机制是什么？

4. 如何防止疟原虫的感染？我国疟疾防治的对策是什么？

（陈建平）

第十四章　寄生虫学综合设计性实验

寄生虫学综合设计性实验要求学生不仅掌握现代寄生虫学研究的各种方法的原理和实验技术，同时，还要求学生自主设计实验、独立完成实验、开展科学研究、分析实验结果和撰写实验报告。通过对寄生虫学综合设计性实验的学习，能够进一步复习和巩固寄生虫学和相关学科的理论知识，了解我国寄生虫学研究动态及热点问题，激发学生开展人体寄生虫学研究的兴趣，以及在更高层次上加深学生对寄生虫学防治知识和研究方法的了解和掌握。

实验 122　血吸虫感染的动物实验

【实验目的】

熟悉血吸虫感染动物模型的建立方法及检测技术。

【实验方法】

1. 血吸虫感染动物模型的建立。

（1）选阳性钉螺 4~5 只（为什么不能用 1 只钉螺？）放入小三角瓶内，加水至瓶口，用一小尼龙网盖于瓶口上但勿触水面，于 25℃左右静置 2~3 小时，尾蚴即可自钉螺体内逸出，集于水面，用放大镜可查见。

（2）将动物（兔或小白鼠）编号，腹部向上固定于木板架上，剪去腹毛，用清水润湿皮肤。

（3）取一洁净盖玻片放于载玻片上，用白金环蘸取三角瓶水上层尾蚴，置于盖玻片上数滴，在解剖镜下记数，根据实验需要确定尾蚴数。

（4）用镊子将上述已计数的盖玻片放于受染动物的腹部，约 10 分钟后，移去盖玻片，并镜检查看有无残存的尾蚴，以精确计算感染量。感染完毕将动物释放，饲养待用。

（5）感染动物的解剖时间视需要而定。如欲检获成虫，可于感染尾蚴 1 个月后解剖。解剖时将处死的感染动物固定于木板架上，腹部向立，用解剖剪沿中线将皮肤、肌肉切开，剥离（勿伤内脏），注意有无腹水外溢。

（6）牵开肠管暴露肠系膜静脉，仔细观察血管内有无成虫。用解剖针挑破血管，将成虫挑至盛有生理盐水的培养皿内，观察外形及雌雄合抱情况。

（7）观察肝脏、肠壁等组织的病变情况后，用剪刀取病变处肠黏膜组织一小块（半粒米大小），置于2张载玻片之间制作压片，低倍镜下观察。（与从粪便中得到的虫卵标本有什么不同？为什么？）

2. 感染动物粪便生理盐水涂片法。

1）涂片。

（1）取一清洁的载玻片，用左手的拇指和中指夹持载玻片的两端，右手用吸管在载玻片中央滴1滴生理盐水。

（2）右手用竹签挑取火柴头大小的粪便一小粒，不要有大块粪渣，均匀涂布于生理盐水中。其厚薄以透过涂片略能辨认书上的字迹为宜。

（3）取一盖玻片，用右手拇指和示指夹持盖玻片的两侧，使其一端与粪液接触，然后轻轻放下，勿使有气泡产生。

2）镜检。

（1）观察粪便涂片时，镜台不能倾斜，以免粪液下流污染镜台，同时影响观察。

（2）用低倍镜寻找虫卵，若有怀疑或为了观察细微结构，则换用高倍镜。换镜头前，需先将标本内虫卵移至视野中心，然后提高镜筒，再换用高倍镜。

（3）调焦距，先向下扭动粗螺旋，以物镜不接触载玻片为度，然后向上扭动细螺旋，调整到清晰焦点为止。绝对禁止盲目地向下扭动螺旋，以防损坏标本和镜头。高倍镜观察时只能用细螺旋调节。

（4）检查时必须按照一定顺序依次查完整张涂片，以免遗漏，可借助镜台推进器或用手按水平或垂直方向移动载玻片的顺序检查。

（5）观察时必须调好光线，以能看清标本结构为宜。

（6）镜检过程中应防止涂片干燥。当已干燥而不透明时，若有必要可再加生理盐水涂抹后继续观察。

（7）各种寄生虫卵均有一定的形态特征，即有一定的形状，大小、颜色、明显的卵壳和特有的内容物（如卵细胞、卵黄细胞、幼虫等）。但上述特征可因虫卵位置、死活及个体差异、发育情况、新鲜程度等有所变化。因此，必须分析实际情况，以做出正确的判断。

（8）粪便中常有很多与虫卵相似的杂质，如食物残渣、气泡、脂肪滴、动植物细胞、植物孢子、淀粉颗粒等。因此，必须仔细地与虫卵进行鉴别，以免发生错误。

3. 结肠黏膜寄生虫检查。结肠黏膜中可查到的寄生虫有日本血吸虫卵和溶组织内阿米巴滋养体等。

日本血吸虫卵的检查：从病变部位钳取米粒大小的肠黏膜1块，水洗后置2张载玻片之间，做压片检查。肠黏膜内虫卵死活及变性程度的鉴定，可作为临床诊断依据。如果有活卵或近期变性卵，表明受检者体内有寄生虫；若是远期变性卵或死卵（钙化卵），则提示受检者曾有血吸虫感染，但现在可能已无成虫寄生。死、活血吸虫卵的鉴定可用以下方法（表14-1）。

表 14-1　未染色血吸虫卵的鉴定

鉴别点	活卵	近期变性卵	死卵（钙化卵）
颜色	淡黄至黄褐色	灰白至略黄色	灰褐色至棕红
卵壳	较薄	薄或不均匀	厚而不均匀
胚膜	清楚	清楚	不清楚
卵内容物	卵黄细胞或胚团或毛蚴	浅灰色或黑色小点或折光均匀的颗粒或萎缩的毛蚴	两极可有密集的黑点网状结构或块状结构物

经氯化三苯基四氮唑（TTC）－茚三酮复染法染色后，血吸虫活卵可见紫红色、紫色至蓝紫色晶体颗粒或晶体，近期变性卵呈深蓝灰色，远期变性卵不着色。

4. 血吸虫卵沉淀孵化法观察血吸虫毛蚴。具体详见第十三章实验 118。

5. 环卵沉淀试验检测感染动物血清中抗体。血吸虫卵的抗原物质与血吸虫病患者血清内的特异性抗体结合后，在虫卵周围可形成沉淀复合物，即为阳性反应。

（1）在洁净的载玻片中央加 2 滴受试者血清，用消毒针尖挑取日本血吸虫干卵（100～150 个虫卵），加入上述血清中混匀。

（2）轻轻覆盖 18mm×18mm 盖玻片，四周用石蜡密封，置 37℃下 48 小时后镜检观察。

（3）如果在完整虫卵的外周出现半透明的泡状、指状或丝状沉淀物，即为阳性（壳破裂者不计）。统计环沉率，即计数 100 个成熟虫卵中出现沉淀物的虫卵数。凡环沉率大于 5％者，即可报告为阳性。其反应强弱判定如下：

"－"虫卵卵壳周围无沉淀物，或有"影泡状"沉淀物（外形不甚规则，低倍镜下略有折光，高倍镜下为颗粒状），抑或直径小于 $10\mu m$ 的泡状沉淀物皆为阴性。

"＋"虫卵外周泡状沉淀物（直径大于 $10\mu m$）累计面积小于虫卵面积的 1/2，抑或指状细长卷曲样沉淀物长度不超过虫卵的长径。

"＋＋"虫卵外周泡状沉淀物（直径大于 $10\mu m$）面积大于虫卵面积的 1/2，抑或细长卷曲样沉淀物长度超过虫卵的长径。

"＋＋＋"虫卵外周泡状沉淀物面积大于虫卵面积，抑或细长卷曲样沉淀物相当于或超过虫卵长径的 2 倍。

【实验报告】

分析实验结果，撰写实验报告。

【思考题】

1. 日本血吸虫与其他吸虫比较，在发育过程中有何异同之处？

2. 日本血吸虫的致病机制是什么？对人体致病的主要是血吸虫的哪几个阶段？主要致病阶段是什么？

3. 血吸虫病在临床表现上可分为哪几个期？晚期血吸虫病可分为哪几个类型？

4. 按血吸虫病患者不同的临床表现，如何考虑采取哪种实验方法进行病原学检查？

（袁冬梅　陈建平）

实验 123　市售蔬菜的混合虫卵检测

【实验目的】

熟悉市售蔬菜混合虫卵的各种检测方法及结果分析。

【实验方法】

1. 市售蔬菜混合虫卵的收集。

1）自然沉淀法：详见第十三章实验 114。

2）离心沉淀法：详见第十三章实验 114。

2. 市售蔬菜混合虫卵的常规检查法。

1）生理盐水涂片法：详见第十三章实验 119。

2）碘液染色直接涂片法：详见第十三章实验 119。

3. 改良加藤法用于市售蔬菜的混合虫卵的计数。详见第十三章实验 119。

【实验结果观察】

1. 确定市售蔬菜的混合虫卵种类。

2. 确定市售蔬菜的混合虫卵感染度。

【实验报告】

分析实验结果，撰写实验报告。

【思考题】

1. 为什么要做市售蔬菜的混合虫卵检测？有何意义？

2. 市售蔬菜的混合虫卵最可能有哪些虫卵？

（袁冬梅　陈建平）

实验 124　杜氏利什曼原虫的培养、核酸提取和 PCR 检测

【实验目的】

熟悉杜氏利什曼原虫的培养及杜氏利什曼原虫前鞭毛体 DNA 和动基体 DNA 的提取技术，掌握 PCR 诊断技术。

【实验方法】

1. NNN 培养基的制备。详见第四章第一节。

2. 199 培养基的制备。

1）试剂：199 粉 1 包、葡萄糖、$NaHCO_3$、青霉素、链霉素、小牛血清。

2）配制：900mL 水中加入葡萄糖 3.0g，和其他器材共同高压蒸汽灭菌。待水冷后加入 199 粉 1 包（约 10g），搅拌溶解 3 小时，加青霉素、链霉素各 100mg。于 199 液中加入 $NaHCO_3$ 调节 pH 值至 7.0 后过滤除菌。做无菌试验后 −20℃ 保存。使用时加入 100mL 小牛血清。如果是 199 液体培养基，可在无菌条件下直接取 900mL 上述无菌溶

液，加入 100mL 小牛血清，混匀即可。

3. 杜氏利什曼原虫前鞭毛体 DNA 提取方法。

1）基因组 DNA（nDNA）提取。将液氮保种的杜氏利什曼原虫前鞭毛体先转入 NNN 培养基，7～10 天后转入含 15％小牛血清的 199 液体培养基扩大培养。当原虫总数达 $5×10^9～1×10^{10}$ 时，按以下步骤制备 nDNA。

（1）4200rpm 离心 10 分钟，4℃收集前鞭毛体。

（2）用 NET 缓冲液（0.15mol/L NaCl、0.1mmol/L EDTA、20mmol/L Tris，pH 值 8.0）悬浮虫体洗涤 2 次，4200rpm 离心 10 分钟，4℃收集前鞭毛体。

（3）约 $1×10^9$ 个前鞭毛体溶于 0.7mL NET 缓冲液，加入 0.3mL 10％Sarkosyl，另加入蛋白酶 K 使终浓度为 100μg/mL，60℃孵育 1 小时，37℃孵育过夜，待消化完全后进行下一步操作。

（4）约每毫升上述裂解液加入 0.5mL 三蒸水，摇匀，4℃下 11500rpm 离心 60 分钟。

（5）收集上清液用于提取 nDNA。加入等体积饱和酚，摇匀，短暂离心使之分层，保留上清液。重复以上操作 2 次。

（6）小心吸取上清液至另一离心管，加入等体积饱和酚/氯仿（1∶1）抽提一次，离心；小心分离上清液至另一离心管，加入等体积饱和氯仿/异戊醇（24∶1）抽提一次，离心，小心分离上清液。

（7）上清液中加入 1/10 体积的 3mol/L NaAc，至少 2.5 倍体积的无水乙醇，－70℃放置 30 分钟。

（8）15000rpm 离心 30 分钟，弃上清液，沉淀溶于 100μL TE 缓冲液，加入 RNAseA（用前 100℃加热 15 分钟，缓慢冷却到室温）使终浓度为 50μg/mL，37℃孵育 3 小时。

（9）重复步骤（6）（7）（8）以去除 RNAseA，nDNA 沉淀最终溶于 100μL TE 缓冲液，－20℃保存备用。通过紫外分光光度法检测所获得 nDNA 纯度和含量。

2）动基体 DNA（kDNA）提取。用 199 液体培养基培养杜氏利什曼原虫，当虫体总数达 $5×10^9～1×10^{10}$ 时，按以下步骤制备 kDNA。

（1）4200rpm 离心 15 分钟，4℃收集前鞭毛体。

（2）用 NET 缓冲液悬浮虫体洗涤 2 次，4200rpm 离心 10 分钟，4℃收集前鞭毛体。

（3）约 $1×10^9$ 个前鞭毛体溶于 0.7mL NET 缓冲液，加入 0.3mL 10％Sarksoine，另加入蛋白酶 K 使其终浓度为 100μg/mL。60℃孵育 1 小时，42℃孵育过夜，待消化完全后进行下一步操作。

（4）约每毫升上述裂解液加入 0.5mL 三蒸水，摇匀，4℃下 11500rpm 离心 60 分钟（Backman 离心机，转子为 J－20，约等于 15000g）。

（5）弃上清液（可用于抽提 nDNA），将沉淀溶于 500μL 的三蒸水中。

（6）加入等体积饱和酚，摇匀，短暂离心，使之分层。

（7）小心吸取上清液至另一试管，加入等体积的饱和酚/氯仿（1∶1）抽提一次，离心；小心分离上清液至另一试管，加入等体积的氯仿/异戊醇（24∶1）抽提一次，离心，小心分离上清液。

（8）上清液中加入 1/10 体积的 3mol/L NaAc，至少 2.5 倍体积的无水乙醇，－70℃放置 30 分钟。

（9）15000rpm 离心 30 分钟，弃上清液，沉淀溶于 100μL TE 缓冲液，加入 RNAaseA（用前 100℃加热 15 分钟，缓慢冷却到室温）使终浓度为 50μg/mL，37℃孵育 3 小时。

（10）重复步骤（6）（7）（8）（9）以去除 RNAseA，kDNA 沉淀最终溶于 100μL TE 缓冲液，－20℃保存备用。通过紫外分光光度法检测所获 kDNA 的纯度和含量。

4. PCR 检测。

PCR 是十分灵敏特异的检测方法，杜氏利什曼原虫具有上万拷贝数且具有种株特异性的小环 DNA，以小环 DNA 为靶基因建立的 PCR 诊断技术应用于诊断黑热病，其特异度和灵敏度都很高，理论上可检测 0.1 个原虫/毫升血。可用于检测的标本有血液、各种穿刺物（包括骨髓、脾和淋巴结等）和皮肤标本等。

以小环 DNA 为靶基因建立的 PCR 检测的引物 K13A：5'－GTGGGG-GAGGGGCGTTCT－3'，K13B：5'－ATTTTACACCAACCCCCAGTT－3'。预期扩增片段长度 120bp。

反应体系：引物 K13A 和 K13B 各 1μL、kDNA 1μL、PCR buffer（10×）5μL、10mmol/L dNTP 2μL、3～5U/100μL Taq 酶 1μL，加三蒸水至 50μL。

反应条件：94℃预变性 5 分钟，然后 94℃变性 30 秒，55℃退火 30 秒，72℃延伸 40 秒，共 30 个循环，最后一个循环 72℃延伸 10 分钟。

扩增产物经 1%琼脂糖凝胶电泳鉴定。

【实验报告】

分析实验结果，撰写实验报告。

【思考题】

1. 为什么可以通过差速离心分离 kDNA 和 nDNA？
2. 杜氏利什曼原虫前鞭毛体培养应注意什么问题？

（袁冬梅　陈建平）

实验 125　弓形虫核酸的提取（SNET 法）

【实验目的】

熟悉弓形虫速殖子和包囊的 DNA 提取技术。

【实验原理】

弓形虫为专性细胞内寄生原虫，宿主范围广泛，可感染大多数温血动物（哺乳动物以及鸟类）。在提取弓形虫 DNA 的过程中，为了避免宿主细胞 DNA 的干扰，可以首先裂解宿主细胞，分离纯化弓形虫。SNET 法是改良的酚/氯仿抽提法，普遍用于哺乳动物基因组的纯化，该法同样适用于其他无细胞壁的细胞，如各种动物细胞。与酚/氯仿抽提法一样，SNET 法可应用于大标本（μg 及以上级别）DNA 的提取，所得的基因组较完整，满足后续基因操作的要求。该法耗时约一个工作日，步骤较多，操作成本也较高。

【实验材料】

1. 缓冲液和其他试剂。

（1）Hank 缓冲液：8.00g/L NaCl、0.40g/L KCl、0.12g/L $Na_2HPO_4 \cdot 12H_2O$、0.06g/L KH_2PO_4、0.35g/L $NaHCO_3$、0.35g/L 葡萄糖、0.02g/L 酚红，pH 值 8.0。

（2）0.25% 胰酶：溶于 Hank 缓冲液，过滤除菌。

（3）Ficoll-Paque PREMIUM。

（4）SNET 裂解液：1% SDS（或 Sarkosyl）、400mmol/L NaCl、25mmol/L EDTA、20mmol/L Tris-HCl、500μg/mL 蛋白酶 K（proteinase K）、1mg/mL RNA 酶（RNase），pH 值 8.0。

（5）PBS 缓冲液：137mmol/L NaCl、2.7mmol/L KCl、4.3mmol/L Na_2HPO_4、1.4mmol/L KH_2PO_4，pH 值 7.2。

（6）TE 缓冲液：10mmol/L Tris-HCl、1mmol/L EDTA，pH 值 8.0。

（7）其他试剂：Tris 饱和酚（pH 值 8.0）、氯仿、3mol/L 醋酸钠、无水乙醇、70% 乙醇。

2. 主要设备：水浴锅、匀浆机、低温离心机、紫外分光光度仪。

【实验方法】

1. 胰蛋白酶消化法分离巨噬细胞中的弓形虫。

（1）当感染弓形虫强毒株的小鼠腹部明显肿大时，可直接抽取腹水或预先注射 1mL 预冷的 PBS 缓冲液后再抽取。

（2）取出的腹水，在 3000g 离心沉淀后，用 1mL PBS 缓冲液洗涤。注意：所得细胞主要为感染了弓形虫的巨噬细胞。

（3）向沉淀中加入 20 倍体积的 0.25% 胰酶，在 37℃ 温育 30 分钟。

（4）用 1mL PBS 缓冲液洗涤沉淀，重复步骤（3）消化一次。

（5）用 1mL PBS 缓冲液洗涤 2 次，获得纯净的弓形虫速殖子，可用于注射接种小鼠或提取 DNA。

2. Ficoll-Paque 法分离脑组织中的弓形虫包囊。

（1）弓形虫弱毒株会在感染小鼠的脑部形成包囊。可在感染后 3 个月处死已感染的小鼠，取出大脑组织。

（2）大脑组织匀浆后，加入等量 PBS 缓冲液，混匀后，缓缓加在等体积的 Ficoll-Paque PREMIUM。

（3）2000g 离心 30 分钟后，用 PBS 缓冲液重悬沉淀，获得较纯净的弓形虫包囊，可用于灌胃接种小鼠或提取 DNA。

3. 提取 DNA。

（1）将从上述分离到的弓形虫速殖子再次在 3000g 离心沉淀后，计数后按每 1×10^8

加入 500μL SNET 裂解液。混匀后在 55℃下温育 30 分钟。

（2）取分离的弓形虫包囊 100 个，离心沉淀后去除上清液，加入 SNET 裂解液 100μL。混匀后在 55℃下温育 60 分钟。

（3）体外培养的弓形虫，在宿主细胞大部分破裂时，收集悬浮的虫体，3000g 离心沉淀后用 1mL PBS 缓冲液洗涤。再次 3000g 离心沉淀后，加入 500μL SNET 裂解液。混匀后在 55℃下温育 30 分钟。

（4）取 100mg 感染弓形虫的小鼠组织（如脑组织），用眼科剪剪碎，加入 SNET 裂解液 500μL，55℃下温育 60 分钟。

（5）取 400μL 感染弓形虫的小鼠的抗凝血液，3000g 离心 2 分钟后，去除上清液，加入 500μL SNET 裂解液，55℃下温育 60 分钟。为保证样品裂解完全，对澄清但黏稠的液体，可适当增加 SNET 裂解液用量。温育的温度和时间可自行调整，一般 37℃下需 1~2 小时，70℃下只需 20 分钟。

（6）加入 1/2 体积的 Tris 饱和酚和 1/2 体积的氯仿。震荡混匀后，6000g 离心 2 分钟。小心吸取上层水相，转移到新的离心管中。为保证蛋白去除干净，可重复步骤（10）一次。

（7）加入等体积的氯仿。震荡混匀后，6000g 离心 2 分钟。小心吸取上层水相，转移到新的离心管中。

（8）加入 1/10 体积醋酸钠和 3 倍体积冰冷的无水乙醇。混匀后在 −20℃放置 20 分钟。或者加入等体积的异丙醇，混匀后直接进行步骤（9）。

（9）4℃ 10000g 离心 20 分钟。

（10）确认底部白色或半透明的 DNA 沉淀后，倒去液体，加入 500μL 70％乙醇洗涤沉淀。吸去洗涤液。常温下待 DNA 自然干燥，呈无色透明。若 DNA 量比较大，洗涤时可吹打使沉淀散开后，4℃ 10000g 离心 5 分钟。

（11）加入 50μL TE 缓冲液，溶解 DNA。若 DNA 难溶，可在 37℃温育 10 分钟助溶。若仍有不溶的杂质，可离心后转移上清液到干净离心管中。

（12）紫外分光光度仪测量 OD_{260nm} 和 OD_{280nm} 或电泳检测。置 DNA 于 −20℃保存。

【实验报告】

分析实验结果，撰写实验报告。

【思考题】

1. 弓形虫感染方式有哪些？感染阶段有哪些？如何防治弓形虫病？

2. 提取弓形虫包囊和速殖子 DNA 应注意什么问题？

（袁冬梅　陈建平）